SHODENSHA
SHINSHO

「元気高齢者」のための最新医療

林 滋

祥伝

はじめに

　私はまさに団塊の世代である。長い間、わが国は本当に安定し、静かであった。戦後生まれの私は、空襲で爆弾から逃げ回る経験はまったくないし、ひもじい思いをしたことは一度たりともない。小学生時代の給食の冷たいミルクはまずかったが、直接受けた自然の大災害もなく、外敵の侵略もまったく気にしたこともなく、本当にありがたいことである。

　しかし、平成11年の、東日本大震災や原発の爆発は、私にとって驚天動地であった。計画停電で地域の街は真っ暗で、地下鉄のエレベーターは止まってしまい、3階分を上っていくのはけっこう大変であった。透析や人工呼吸器の患者さんや手術の真っ最中の患者さんは、命に係わるのでどうなるんだろうかと思いつつも、日常診療に追われていた。医師の特別招集にもかからず、だいたいそんな仕組みもできていなかったのだろう。無防備な国だ。地震は震度5強程度で、たしかに今まで一度も経験していない揺(ゆ)れで棚から物品が落ちてきたが、その程度ですんだ。

最近の日本を取り巻く状況は、以前とは様変わりである。昭和20年に原子爆弾が落とされ、平成30年には、ミサイルや原爆、はては水爆まで落とすと脅(おど)されているありさまである。実に情けなく、無力感で一杯である。しかし私の周(まわ)りは何ら変化がなく、特に医療関係者の間では話題になることはまったくない。夷狄(いてき)が侵入してきたらどう対処するのだろうか。

国の経済は戦後70年間、国民が営々(えいえい)と働いてきて、中国に抜かれてしまったが、世界第3位のＧＤＰを達成していることは間違いない。この経済力のおかげで今の医療制度が成り立っているのであり、私が医療を提供できているのもまさにこのおかげである。

しかし、日本のＧＤＰは１９９２年まで1～2％の成長であったが、１９９３年からマイナス成長になって、２０１８年では０・81％で、ＯＥＣＤ成長率ランキング第34位に甘んじている。明らかに経済政策の間違いである。

しかし、不思議なことに医療保険制度はさまざまな問題点を含んでいるものの、崩壊はしていないし、介護保険制度も今のところ順調に推移している。疾病構造は大きく変わり、感染症は激減し、脳血管障害、心疾患、がんが多くなってきている。巷には高齢者が多く見られ、シルバーカーを押しているお年寄りや、杖歩行の人もよく見かける。

さて、私は医学部を卒業して、地域医療を実践したくて昭和55年（１９８０）に地元で開業した。今年でほぼ40年となる。

その頃の医療の状況を振り返ってみると、１９７３年に老人福祉法が改正され、老人医療が無料化された。この影響は大きく、病院は老人患者で溢れかえり、病院がサロン化したと揶揄され、一方、田舎では老人病院が乱立し、点滴づけで社会から糾弾された。１９８２年に老人保健法が制定され、疾病の予防、機能訓練等の保健事業が始まり、１９８９年のゴールドプラン開始で市町村における在宅福祉対策の整備、１９９４年の健康保険法改正で在宅医療が制度として本格導入された。２０００年に介護保険法制定となる。これをきっかけに、民間サービス事業者がどっと参入し、福祉系事業者や医療系事業者が独占してきた業界に風穴を開けた。

日本の医療保険制度のこの変化にどの医師会も真摯に取り組んできたし、私自身も医師会活動を通して、医療保険福祉活動の重要性を身を以て体験し、啓発され、ケアマネの資格を取り、ケアマネを実践した。訪問リハビリ、デイサービスの世界にも飛び込んだ。特にリハビリはまったくの専門外であったが、患者が先生であり、非常に勉強になった。ところが、時代が高齢者の時代となり、リハビリの重要性がますます高くなり、はてはポリファーマシーとまで言われ始め、まったく同様な思いである。

振り返ってみると、私自身、医学生の時から面白い経験をしている。それは、父親が基礎医学者から内科開業医となって忙しくしていたが、父が留守の際に知り合いの患者さんの奥さんが家の中へ入って来て、なんとか主人の往診をしてほしいと頭を下げるわけである。とりあえずは診に行った。その当時は病院の当直は医学生がバイトでちょくちょくしていたと、先輩が言っていた。大らかな、いい（?）時代だった。

往診が訪問診療となり、今では、訪問診療はビジネス化しつつあり、これなしでは、病院入院期間の短縮化（要するに患者の追い出し）はできなくなっているし、入院医療費の節減に大いに役立っている。地域医療の強化、病院の再編成、病院の機能分化が進化し、病診連携が強く叫ばれている。

医師も診療室に閉じこもっている時代ではなくなり、私も医師会の経験から、医療活動が面白くなり、平成18年（2006）、NPO法人国際生活習慣病フォーラムを立ち上げ、年2回都心で学術講演会を主宰し、毎回6～7演題を著名な先生にお願いして行なっている。

昨年からは毎月「あるこもーね」という講演会とリハビリ実践をセットした集会をクリニックで開催している。毎回20～30名の地域の方たちに参加していただいている。今までの講演内容は「リハ栄養と骨粗鬆症」、「フレイル、ロコモ、サルコペニア」、「認知症について」、「慢性心不全の治療」、「在宅医療」、「リハビリの評価方法とリハビリ症例検討」、「高齢者の腰痛対策」、「緩和ケア」、「リハビリテーション医療の有用性（前半）」、「リハビリテーション医療の有用性（後半）」、「物忘れの最近の進歩」、「皮膚病変」、「皮膚病変（つづき）、高齢者と多剤投与（ポリファーマシー）の弊害」、「百寿者を知る：元気に暮らすには」、「高齢者の肺炎と高齢者の脱水」である。現在の地域医療で必要なものばかりである。

今では、私は保育園で３４０名ほどの園児の、それこそ0歳児から6歳児までの健康管理から、在宅では１００歳の方までのお年寄りの訪問診療をしている。機能強化型在宅療養支援診療所として、午前は診療、午後から往診に出かけて、今では生活の一部となっている。

今後超高齢社会の時代に突入し、少しでも微力ながら貢献できればと思っている。草の根的な運動が多くの人たちの共感を呼び、一人でも多くの高齢者の方たちの元気につながれば本望である。

２０１９年11月

林 滋(はやし しげる)

目次

はじめに　3

第一章　フレイル、ロコモ、サルコペニアにならない、元気高齢者を目指そう

1. フレイル　24
2. ロコモ　26
3. サルコペニア　29
4. 栄養　31
5. 嚥下障害　33
6. 体格と死亡率　35
7. まとめ　36

【コラム①】　オピオイドの副作用―アメリカの現状と日本では　38

第二章　リハビリテーション医療の有用性
――超高齢化社会に向けてますます高まる、リハビリテーション医療の必要性

1. 脳血管障害のリハビリ　44
2. がんのリハビリ　53
3. 循環器のリハビリ　60
4. 呼吸器のリハビリ　65
5. 運動器のリハビリ　74
6. 骨粗鬆症（こつそしょうしょう）のリハビリ　81
7. その他：神経筋疾患、関節リウマチ、内部障害
（心臓、呼吸器、腎尿路器、消化器など）のリハビリ　83

第三章　緩和ケア——最近の進歩と症例検討
——人生の最期も、心配なく過ごすには

1．緩和ケアとは　96
2．施設緩和ケアと在宅緩和ケア　97
3．緩和ケアチームを構成する多職種の役割　98
4．アドバンス・ケア・プランニング（ACP）とは　99
5．がん疼痛の薬物療法　101
6．症例検討、在宅看取り　108
7．まとめ　113
【コラム②】メタボ健診、対策と効果について　114
【コラム③】転倒骨折でたちまち寿命を縮めないために　119
【コラム④】前立腺がんの思い出　123

第四章　高齢者の腰痛対策
——腰痛では、なかなか入院させてくれない

1. 腰痛とは　128
2. 三大腰痛とは　128
3. 急性腰痛、慢性腰痛　129
4. 腰痛に影響を与える要因　130
5. 高齢者の腰痛の特徴　130
6. 高齢者にみられる危険な腰痛　131
7. 介護と腰痛　133
8. 職場の腰痛対策　134
9. 腰痛の診断　135
10. 腰痛の治療　136
11. 腰痛の運動療法　140

12. 症例報告（自験例）改善例 143
【コラム⑤】 高齢者とポリファーマシー 147

第五章 骨粗鬆症(こつそしょうしょう)
——骨折を防いで元気に暮らす

1. 骨粗鬆症とは 152
2. 骨粗鬆症の成因 153
3. 骨粗鬆症の診断 156
4. 骨粗鬆症の検査法 160
5. 疾患・病態と骨粗鬆症 164
6. 骨粗鬆症の予防 168
7. 骨粗鬆症の治療 174
8. 骨粗鬆症の医療連携とリエゾンサービス 180
9. 骨粗鬆症が心配になったら 181

【コラム⑥】 骨粗鬆症と骨折 183

第六章 在宅医療
――病気になっても家庭で過ごせるシステムです

1．在宅医療とは 186
2．在宅医療が必要となる社会的状況 189
3．在宅医療推進に関する各種制度の変遷 197
4．在宅医療の現状と課題 205
5．在宅医療を支援するシステム 218
6．在宅医療の実際 229
【コラム⑦】 糖尿病のコントロールとＨｂＡ１ｃ 233
【コラム⑧】 糖尿病発症は、がんのサイン？ 236

第七章 今、話題の地域包括システムと、訪問リハビリテーションとは
――超高齢化社会では、だれもがリハビリが必要となります

1. わが国の現状 240
2. 介護保険制度の成り立ち 240
3. 要介護状態の原因と生活習慣病 241
4. 地域包括ケアシステム 242
5. 地域リハビリテーション 242
6. 医療保険によるリハビリと、介護保険によるリハビリ 243
7. 訪問リハビリと通所リハビリ 244
8. 急性期、回復期、維持期のリハビリと訪問リハビリ、生活リハビリ 245
9. 東京都地域リハビリテーション支援センター 246
10. 高齢リハビリテーションの考え方 247

11. 地域包括ケアシステムと、かかりつけ医 248
12. リハビリテーションを提供する仕組み 249
13. 生活期リハビリテーションに関する実態調査より 254
【コラム⑨】 医療や連携の知識の不足したケアマネジャーの弊害 256
【コラム⑩】 介護保険制度は、持続可能か 260
【コラム⑪】 訪問診療雑感——在宅から施設へ、在宅介護の限界 265

第八章 認知症を知って、みんなで支える
——まだ薬には頼れない

1. 認知症とは 272
2. 主な認知症 276
3. 軽度認知障害(MCI) 300
4. プレクリニカル認知症 303
5. 認知症の診断 305

6. 認知症と生活習慣病 306
7. 認知症の治療 308
8. 認知症の予防 314
9. 認知症のケア(高齢者介護研究会(2015)より) 315
10. 認知症と運転免許 317
11. 認知症の人や認知症家族への支援 319
12. 結論 325
【コラム⑫】 薬剤と認知機能障害 327
【コラム⑬】 認知症治療薬は期待できるか 331

第九章 脳梗塞の予防と治療

——寝たきりは嫌だ。がんよりも長くて辛(つら)い

1. 脳梗塞とは 336
2. 脳梗塞の原因 338

3. 脳梗塞の症状 338
4. 脳梗塞の検査 339
5. 脳梗塞の予防 340
6. 脳梗塞の治療 348
7. 脳梗塞のリハビリ 350
8. 動脈硬化度別による脳梗塞発症に関する研究 351
9. 東京都の脳卒中の医療連携体制 356

第十章 百寿者を知って、目指すには？
——百寿者は日々の生活、医療、ケアの結果です

1. 百寿者の現状 360
2. 百寿者の研究で分かってきたこと 361
3. 老化研究の基礎と臨床の共通点を探る 364
4. 超百寿者の研究 370

5. 百寿者を目指すには 372
6. セミ・スーパーセンチナリアンの自験例 374

第十一章 慢性心不全
——慢性心不全の死亡率は末期がんに近い、というのは本当なのか

1. 疫学 378
2. 慢性心不全とは 378
3. 心不全の種類 379
4. 慢性心不全の症状 379
5. 心不全の診断 382
6. 心不全の治療 383
7. 高齢者の心不全 388
8. 心不全の運動療法 392

9. 心不全の終末期医療 396
10. 終末期心不全の症例 397

第十二章 高齢者の肺炎
——簡単に死なないために、肺炎をよく知っておこう

1. 主要死因別に見た死亡率の推移 400
2. 主要死因別死亡数の割合 400
3. 要介護高齢者の死亡原因 401
4. 65歳以上の高齢者の死亡原因順位の変遷 402
5. 市中肺炎の原因微生物 402
6. 肺炎とは 403
7. 肺炎の分類 404
8. 高齢者肺炎の注意すべき原因 407

9．高齢者に肺炎による死亡者が多い理由は　409
10．肺炎の治療　409
11．非定型肺炎の治療　412
12．肺炎の予防策　414
【コラム⑭】健康寿命延長の基礎研究より　419
【コラム⑮】高齢者長寿の秘訣　423
【コラム⑯】生活習慣病と遠隔診療　429
【コラム⑰】生活習慣病と過重労働　432
【コラム⑱】生活習慣病と認知症　435
【コラム⑲】地域医療連携を考えさせられる症例　438
【コラム⑳】超高齢社会到来に対するそなえ――いかに白寿を迎えるか　444

第一章

フレイル、ロコモ、サルコペニアにならない、元気高齢者を目指そう

１．フレイル

１）フレイルとは

高齢者がかかえる筋力低下による転倒の危険性の増大などの身体的問題のみならず、認知機能障害やうつ病などの精神・心理的問題、独居や経済的困難などの社会的問題までを含む概念である。

また、原因としては、①加齢に伴う活動量の低下と社会交流機会の減少、②身体機能の低下（歩行スピードの低下）、③筋力の低下、④認知機能の低下、⑤易疲労性（疲れやすい）や活力の低下、⑥慢性的な管理が必要な疾患（呼吸器病、心血管疾患、抑うつ症状、貧血）にかかっていること、⑦体重減少、⑧低栄養、⑨低収入・家族構成の弱体化などが挙げられている。

２）フレイルの進行

①加齢に伴う変化や慢性的な疾患によってサルコペニアとなり、筋肉量・筋力の減少によって基礎代謝量が低下すると、１日のエネルギー消費量が減って、食欲が低下し、食事の摂取量が減少して低栄養となる。

②また、サルコペニアは、筋力の低下、易疲労性や活力の低下を引き起こし、身体機能の低下につながる。認知機能の低下など精神的な面の低下も加わると、活動量が低下し、社会的な活動も制限され、日常生活に支障をきたすようになる。

③日常生活に介護が必要な状態となると、ますますエネルギー消費量は低下し、食事量が低下して低栄養となる悪循環を繰り返しながら、フレイルは進行する。

3）フレイルサイクルを経て、寝たきりへ

低栄養から、体重減少、筋力低下を経てサルコペニアになり、基礎代謝の低下、エネルギー消費の低下、さらには食欲の低下、食事摂取量の減少となり、これがさらに低栄養を増悪（ぞうあく）させる。これをフレイルサイクルという。

また一方では、低栄養から体重減少になり、虚弱状態となって身体機能が低下し、さらに筋力も低下し、サルコペニアとなる。徐々に運動量が減り、運動機能も障害され、ロコモとなる。こうなると転倒しやすくなり、骨折して、ついには寝たきりとなる。

要介護状態となり、一人での生活は困難となる。

4）フレイルの評価方法

体重減少（6カ月で、2〜3kgの体重減少）、筋力低下（握力が男性で26kg以下、女性で18kg以下）、疲労感（ここ2週間わけもなく疲れたような感じがする）、歩行速度（通常の歩行速度が毎秒1・0m以下）、身体活動（軽い運動・体操をしていない、または定期的な運動・スポーツをしていない）のうち、一つも該当しなければフレイルでなく、1〜2項目ならプレフレイル、3項目が該当すればフレイルと診断される。

5）フレイルの3つの要因

①身体的要因としてサルコペニア、ロコモティブシンドローム
②精神的要因としてうつ、認知症
③社会的要因として孤独、閉じこもり
が挙げられる。

2．ロコモ

ロコモティブシンドローム（略称：ロコモ、和名：運動器症候群）とは、筋肉や

骨、関節などの運動器の障害のために移動機能が低下した状態のこと。

1）ロコモの原因

①運動器の疾患：変形性膝関節症、骨粗鬆症、関節リウマチ、変形性脊髄症、背柱管狭窄症、骨折、四肢・体幹の麻痺、腰痛、肩こりなど。

②加齢に伴う運動器の機能低下による：四肢・体幹の筋力低下、体力・全身耐久性の低下、筋短縮や筋萎縮による関節可動域制限、関節や筋の痛みなど運動器の疾患や、加齢に伴う運動器の機能低下によって、立位・歩行機能やバランス機能、手足の巧緻性、歩行速度、反応時間、深部感覚などが低下し、屋内外の移動やトイレ・更衣・入浴・洗面・整容などの日常生活活動に介助が必要な状態となる。

　身体が思うように動かないことで外出するのが面倒となり、家に閉じこもりがちとなると、運動の機会が減り、さらに運動器の機能低下が進み、容易に転倒しやすくもなり、怪我や骨折のリスクも高くなる。

2）ロコチェック

ロコチェックとは、骨や筋肉、関節などの運動器が衰えていないかを7つの項目でチェックできる簡易テストである。7項目のうち、1つでも当てはまればロコモティブシンドロームの心配がある。チェック項目は以下の7つである。

①片脚立ちで靴下がはけない、②家の中でつまずいたりすべったりする、③階段を上るのに手すりが必要である、④家の中でのやや重い仕事が困難である、⑤2kg程度（1Lの牛乳パック2個程度）の買い物をして持ち帰るのが困難である、⑥5分くらい続けて歩くことができない、⑦横断歩道を青信号で渡り切れない。

7つの項目のうち、1つでも当てはまる項目があれば、運動器が衰えているサインである。ロコモティブシンドロームの心配があるので、当てはまる項目がゼロとなるように、ロコモーショントレーニング（ロコトレ）を行なうこと。

3）ロコモ予防体操

参考までに、どこでもよく行なわれている、簡単な体操を説明する。

関節可動域訓練、スクワット（足を横にしっかりと広げ、腰をゆっくりと下げる）、ストレッチ（手を机などについて片足を伸ばす）、ウォーキング（背筋を伸ばして歩く）が基本で、このほかに体幹を動かす（立位で脇腹をねじる）、股関節を動かす（片足立ちで、反対の足をゆっくりと回す）動作をうまく組み合わせて行なえばよい。

3. サルコペニア

1）原因によるサルコペニアの分類

一次性サルコペニアと二次性サルコペニアに分けられ、一次性サルコペニアは加齢性サルコペニアといい、加齢が原因で起きてくるサルコペニアである。

二次性サルコペニアは、①活動に関連するサルコペニアで、寝たきり、不活発な生活などによる、②疾患に関連するサルコペニアで、重症の臓器不全、炎症性疾患、悪性腫瘍や内分泌疾患によるもの、③栄養に関連するサルコペニアで、吸収不良、消化管疾患、薬剤によるものなど、に分類される。

2）サルコペニア診断の手順

サルコペニアの診断は、歩行速度もしくは握力の測定で行なわれる。すなわち、高齢者を対象とし、歩行速度が毎秒０・８ｍ以上、または、握力が男性で26kg以上、女性で18kg以上ならサルコペニアではない。

これ以下ならば次へ進み、筋力が男性で7・0kg／㎡以下、女性で5・7kg／㎡（BIA：バイオインピーダンス法）以下、あるいは5・4kg／㎡（DXA法：2強度X線吸収測定法）以下ならばサルコペニアと判定され、これ以上ならサルコペニアではないと判定される。

しかし、測定機器がない場合は以下の簡便法で判定される。

①筋肉量低下：上腕周囲長21㎝以下、下腿周囲長28㎝以下

②握力：男性39kg以下、女性20kg以下

③身体機能低下：歩行速度毎秒0・8m以下

以上の基準値のうち、①と②もしくは③どちらかが当てはまれば、サルコペニアと診断される。

3）サルコペニア肥満

サルコペニア肥満は、加齢による筋肉減少と肥満（BMIが25以上）が同時に合わさったもので、筋力の低下（握力低下）、身体機能の低下（歩行速度の減少）があり、

肥満からくる糖尿病、心疾患、脳卒中などの動脈硬化疾患のリスクが高まっている。サルコペニア単独、肥満単独よりも疾患のリスクが高まっている。

4）やせのサルコペニアとサルコペニア肥満の治療

①やせのサルコペニアに対しては、エネルギーを1日200〜750㎉アップして、かつレジスタンス運動を行なう。

②サルコペニア肥満に対しては、カロリーを減らしながらタンパク質（1日に体重1kg当たり1g以上）を摂取する。かつ、レジスタンス運動と持久力トレーニングを行なう。

4．栄養

1）サルコペニア対策としてのリハビリテーション栄養（リハ栄養）

リハ栄養とは、若林秀隆（横浜市立大学）によれば栄養状態を含めて国際生活機能分類（次ページの図）に従って評価を行ない、障害者や高齢者の機能、活動、参加を最大限発揮できるような栄養管理を行なうことである。

ICF（国際生活機能分類、2001）の生活機能構造モデル

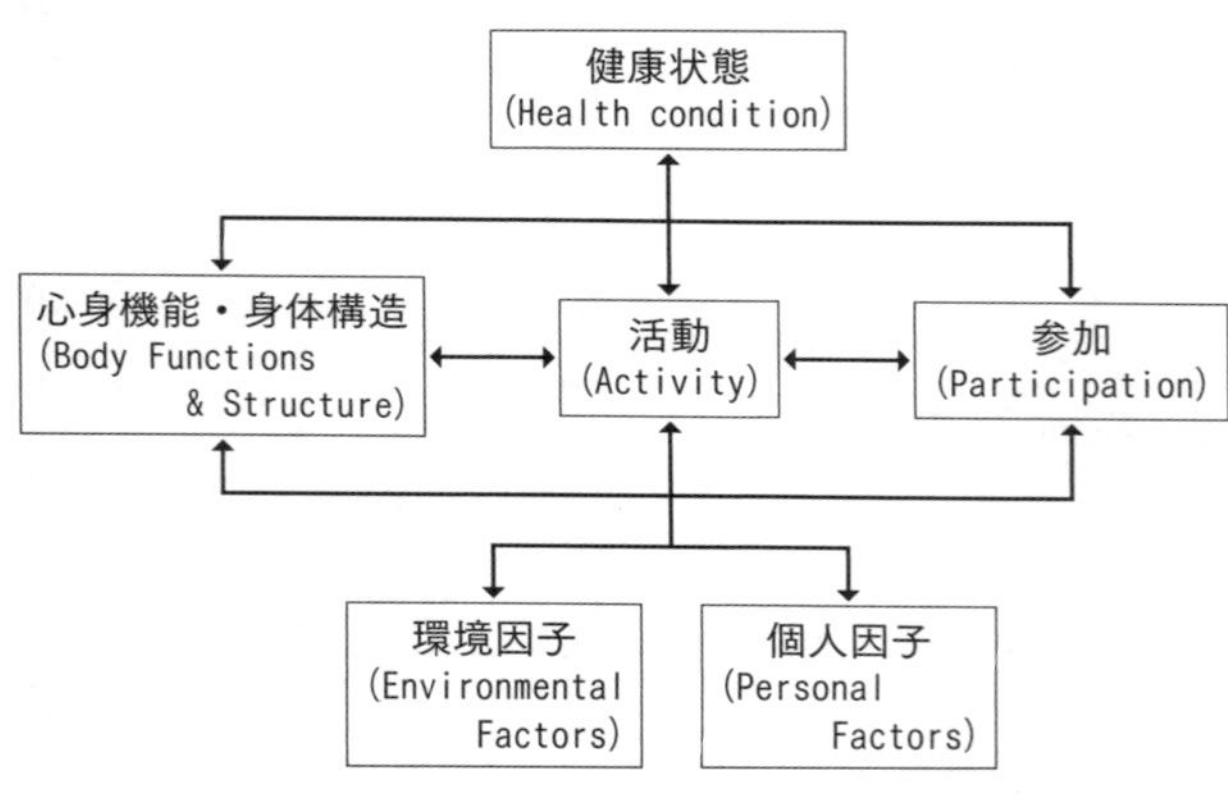

すなわち、心身機能・身体機能を評価し、日常生活が送れる状態かを評価し、社会参加の視点も取り入れて評価し、これらを改善、実現できるように栄養を工夫し、リハビリを行なうことである。

分かりやすく説明すると、健康状態とは、病気、怪我、妊娠、ストレスなどを、心身機能・身体構造とは、心と体の動き、手足などの身体部分を、活動とは、身の回りの行為、仕事などを、参加とは、家庭内役割、仕事、地域社会への参加などを、環境因子とは、福祉用具、家の構造、人的環境（家族、友人）、社会環境（医療制度、介護保険）などを、個人因子とは年齢、性別、ライフスタイルなどを意味しており、これらを考慮し、評価してリハビリ栄養を行なうことである。

2）リハ栄養評価のポイントとして以下のことを重視する。すなわち、

①栄養障害を認めるか、原因は、程度は、
②サルコペニアを認めるか、原因は、程度は、
③摂食・嚥下障害を認めるか、
④現在の栄養管理は適切か、血清アルブミン値（3・8g／dl）、貧血：ヘモグロビン（11・0g／dl）はどうか、
⑤機能改善を目標としたリハを実施できる栄養状態か、を考えて栄養管理とリハビリを行なうことである。

5．嚥下障害

1）老人性嚥下機能低下

加齢に伴い嚥下関連筋群のサルコペニアが進行して嚥下機能が低下した状態を、老

人性嚥下機能低下（presbyphagia）という。老人性嚥下機能低下は、国内では略して「老嚥」と呼ばれが、これはあくまで嚥下のフレイルであって、嚥下障害ではない。

2）老嚥のメカニズム

高齢者は、味覚・嗅覚低下、感覚閾値低下、唾液分泌低下、喉頭低下、咽頭腔拡大、咳反射低下、歯牙数減少、義歯不適合、多剤内服による副作用、低栄養、嚥下筋力低下、舌圧低下、嚥下筋のサルコペニアにより老嚥になりやすくなる。

3）嚥下機能に影響する薬物

嚥下機能に影響する一番の内服薬は、脳機能を抑制する薬剤で、覚醒レベルの低下をまねき、誤嚥を誘発する抗精神病薬及び精神安定剤や、抗けいれん剤がある。

次に影響するのは、口腔内乾燥をきたすもので、口腔内乾燥は、食べものの味覚を悪化させ、咀嚼機能の低下をもたらし、嚥下するまでの咀嚼回数は増加し、嚥下までの時間が延長する。たとえば利尿剤、三環系抗うつ剤、交感神経遮断剤、抗ヒスタミン剤、抗精神病薬がこれにあたる。

第三に高齢者では、薬剤に対する副作用が出やすく、不随運動をきたして、摂食・

嚥下機能を低下させることがあるので注意が必要である。代表的なものには、抗精神病薬や抗パーキンソン病薬などがある。

その他、咽頭筋の収縮力を低下させる抗コリン剤、三環系抗うつ剤、Ca拮抗薬なども嚥下機能を低下させる薬剤である。

4）嚥下障害をきたす原因疾患

高齢者によくみられる、嚥下障害の原因として、脳梗塞・脳出血などの脳血管障害、パーキンソン病や重症筋無力症などの神経・筋疾患、炎症、腫瘍、中毒、外傷などがある。

食べ物が飲み込めなくなったり、しばしば誤嚥が多くなる。嚥下障害をきたす疾患は、高齢になるほど合併することが多くなり、高齢者では、認知症との合併例が多く認められ、認知症状の進行とともに嚥下障害が多くなり、増悪する。

6．体格と死亡率

高齢者（65〜79歳）男性1万1230例、女性1万5517例を11年間追跡し総死

高齢者のBMIと死亡率の関係（総死亡率に対する危険度）

〈日本人65-79歳の11年間の追跡〉

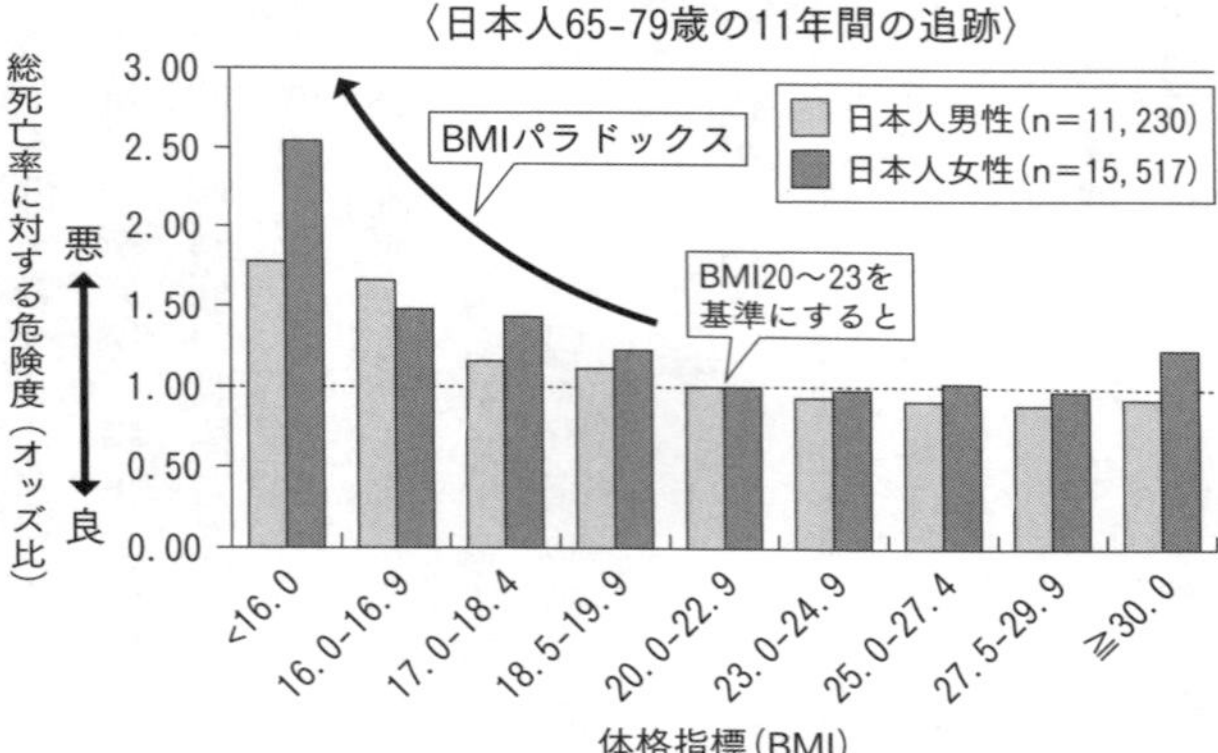

Tamakoshi A ら Obesity（Silver Spring）. 2010；18：362-9 引用改変

亡に対する危険度（オッズ比）を見たところ、ＢＭＩが20〜29・9を1とすると、ＢＭＩが20を下回ると徐々に上昇し、16以下では、男性で1・8倍、女性で2・5倍に跳ね上がる。すなわち、痩せが高度になると死亡率が高くなる。

7. まとめ

フレイルは低栄養、筋力低下等により身体的に虚弱となり、認知機能、精神的機能も低下し、経済的、社会的に要援助者となる。ロコモは運動器の面からみたフレイルであり、サルコペニアは筋肉の衰え（おとろ）の面からみた概念である。

　これを予防するには、まず、きちんと状態を把握（診断）し、栄養面を十分考慮し、適切な運動を付加すること。すなわち、痩せの強い人は摂取カロリーを200～700kcal増やし、血液のアルブミン値、貧血（ヘモグロビン）を改善し、レジスタンス運動と持久力運動を行なうこと。老人性嚥下機能障害は老嚥といい、嚥下のフレイルであり、栄養障害の誘因となる。嚥下障害の原因疾患を治療し、服用している薬の副作用に十分気をつけること。

＊＊＊＊＊＊＊＊＊＊＊＊＊＊＊＊＊＊＊＊＊

【コラム①】　オピオイドの副作用――アメリカの現状と日本では

　がんの緩和ケアが在宅医療でも行なわれるようになってきており、がん末期の患者の苦痛を和らげるのには大いに役立っている。しかし、そのための薬剤・オピオイドは麻薬であり、副作用は眠気、せん妄・幻覚、呼吸抑制、口内乾燥、掻痒感、排尿障害、ミオクローヌス、痛覚過敏といろいろあり、時には死亡することもありえる。

　マリファナが一部で合法化されている米国では、麻薬に対する抵抗が日本よりは低くなっていて、２００７年頃から鎮痛剤の依存症や過剰摂取による中毒死の増加が社会問題となっている。２０１５年には５万２０００人、２０１６年には過去最高の５万９０００人が死亡している。欧州でもオピオイドを処方する医者が増えていて、２０１５年の欧州の薬物過剰摂取による死者は８４４１人で、その81%がオピオイド系鎮痛剤によるものであった。

　２０１７年、トランプ大統領は、オピオイド危機について国家非常事態の宣言を発した。その背景として、近年30〜65歳の女性の中毒者が急増しており、1999年には4314人だったのが、2017年には1万8110人に増加し、さらには、2000年からのオピオイド関連死亡者数は50万人を超えて、第二次世界大戦で死亡したアメリカ人の数を超えた。米国では、製薬業界は医師への過剰な接待を行ない、医師から処方された患者が依存症に陥る事例が増えている。

2015年、トヨタの女性役員が麻薬取締法違反の容疑のため逮捕された。中身が「ネックレス」と記載されていた米国からの国際宅配便の小包に、麻薬である「オキシコドン」錠剤57錠が入っていて、密輸の疑いであった。皮肉にもこの事件をきっかけに国内でオキシコドンが知られるようになった。

幸いにも、日本ではオキシコドンの消費量は先進国の中では最も低くなっている。2007年の国際麻薬統制委員会（INCB）レポートでの主要各国の医療用麻薬消費量（41ページの図）では、アメリカが世界的に最も多くのオピオイド鎮痛薬が使用されており、次いでカナダ、ドイツ、オーストリア、フランス、オーストラリア、イギリス、イタリアなどの欧州が続いている。日本はアメリカの20分の1程度であった。

わが国の医療用麻薬総量（モルヒネ、フェンタニル、オキシコドン）の推移では、2000～2002年は25・9g／日／100万人であったが、2008～2010年では111・8gと4倍強に増加している。特に使いやすいフェンタニルの使用量が増えている。

がん末期以外にも使用するようになってきており、トラマドール配合錠とアセトアミノフェンの配合錠が、非がん性疼痛および抜歯後の疼痛にも適応が拡がり、整形外科領域でもますます使用量が増えている。

日本では、欧米ほど必要な疼痛患者に十分な麻薬が使用されていないとされていて、学会でも使用の適応拡大、使用事例の拡大が勧(すす)められており、今後非がん性慢性疼痛に対しても使用されるようになると、安全性や乱用、依存性について問題が発生してくる心配もある。

WHOでは、がん末期からではなく、初期の段階から麻薬を使用するよう推奨しているが、著者の経験では、がん患者はすぐには麻薬使用を受け入れたくないようである。また、がん拠点病院からの患者を在宅医療として受け入れているが、初期の段階から麻薬を積極的に使用している事例を私は知らない。おそらく患者が麻薬を使用するのはがん末期、と思い込んでいるようである。

＊＊＊＊＊＊＊＊＊＊＊＊＊＊＊＊＊＊＊＊＊＊＊＊＊＊＊＊＊＊＊＊＊

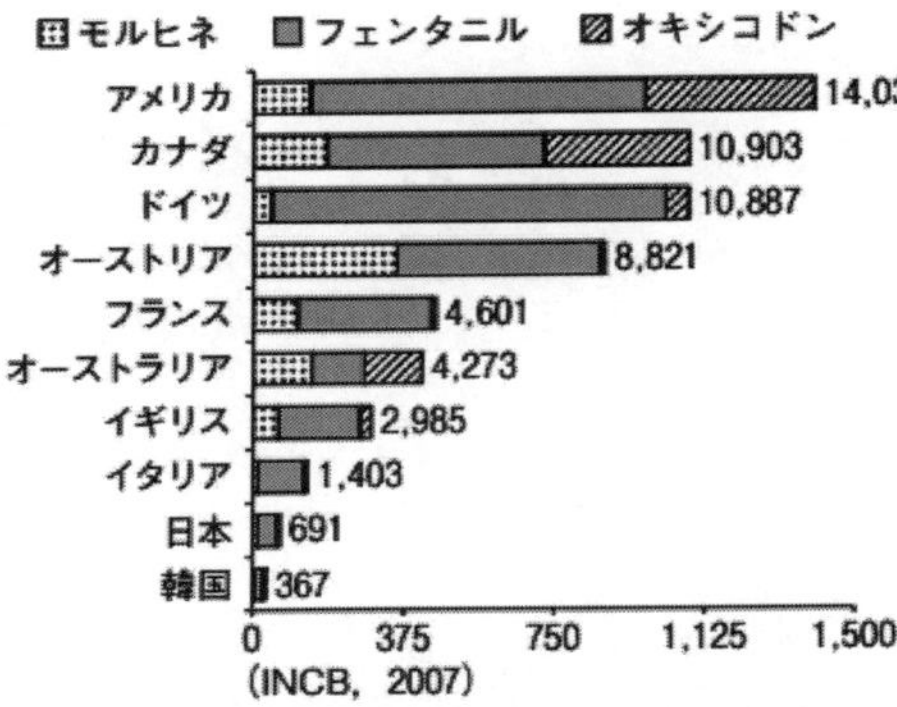

図　主要各国の医療用麻薬消費量

(国民100万人/1日あたりの消費量 2004～2006年平均)

第二章　リハビリテーション医療の有用性

――超高齢化社会に向けてますます高まる、リハビリテーション医療の必要性

1．脳血管障害のリハビリ

1）脳卒中とは

脳卒中には血管が詰まって発症する脳梗塞（こうそく）と、血管が破れて出血を起こす脳出血と、脳表面の動脈瘤が破れて出血するくも膜下出血がある。

脳梗塞には3種類あり、比較的太い脳動脈が血栓（けっせん）によって詰まるのが脳血栓で、心臓内で生じた血液の塊（かたまり）が脳動脈に詰まるのが脳塞栓、一時的に細い脳動脈が詰まり、じきに症状が改善するのが一過性脳虚血（きょけつ）性発作である。

2）脳卒中の症状

脳卒中による身体機能障害は意識障害、認知症、失語症、失認、失行（しっこう）、抑うつなどの認知障害、嚥下障害、眼球運動障害、構音（こうおん）障害などの脳神経障害、片麻痺（へんまひ）、運動失調などの運動障害、さらにしびれ、痛みなどの感覚障害、便秘、失禁などの自律神経障害と、きわめて多種多様である。

3）リハビリテーションの役割

身体的、精神的、社会的など観点から病気や障害を受けた患者が、正常な日常生活を営(いとな)むための能力を獲得できるように治療および訓練を行なうのが、リハビリの概念である。

その実現のために、医師が、診察し、医学的な検討を行なって、患者の失われた機能を適切に診断し、機能回復を予測し、適切な機能訓練を行なう。その際に医師は、薬を処方し、理学療法士、作業療法士、言語聴覚士にリハビリの指示を出し、必要に応じて義肢(ぎし)・装具の作製の指示を出す。

4）リハビリテーションの流れ

脳卒中リハビリテーションは急性期、回復期、維持期（生活期）に分けられ、急性期は、発症直後から上半身を起こして座っていられる程度に回復するまでの期間であって、通常は発症直後から数週間である。廃用症候群の予防と早期からのリハビリの自己学習による早期自立を目指すことを最大の目標とする。

回復期リハビリテーションは日常生活に必要な動作や機能が回復するまでの期間で、およそ数週間から数カ月位である。急性期と回復期は、医療保険がカバーする。

維持期リハビリテーションは、自宅や施設に戻って、回復期に取り戻した機能の維持を図り、日常生活の自立と社会復帰を目指す時期で、数カ月から6カ月以降になる。獲得した機能をできるだけ長期に維持することが、目標となる。

この間は、居宅に訪問リハビリ師（理学療法士や作業療法士等）による訪問リハビリを受けたり、リハビリ施設（デイサービスやデイケア）に通うことになる。現在の得られた機能を維持することが目標となる。この間は、介護保険で行なうことになる。

5）リハビリテーションはチーム医療で行なう

脳卒中病棟での脳卒中発症直後からの集中リハビリテーションをはじめ、多職種参加によるチームリハビリが主流となっている。チーム医療はリハビリテーションの医師による機能評価、目標設定、疾病管理、リスク管理、リハビリテーション治療計画、リハビリテーション処方に基づき、理学療法士、作業療法士、言語聴覚士、看護師、社会福祉士、義肢装具士などが、それぞれの専門性を生かしてリハビリテーションを実施する。

さらに、定期的にチームカンファレンスが行なわれ、在宅復帰のための環境整備、社会資源の活用、介護者や家族への指導も行なわれる（宮井一郎：神経治療２０１６）。

６）脳卒中リハビリテーションの内容

急性期のリハビリテーションの目的は、日常生活動作の自立と廃用症候群の予防である。

（1）急性期

①関節拘縮の予防と褥瘡（じょくそう）予防
②口腔ケア、摂食・嚥下訓練
③座位訓練
④その他の訓練：自己関節可動域訓練、床上起居移動動作訓練、移乗動作訓練、端座位・車いす座位訓練・ポータブルトイレ移乗訓練などを行なう。

（2）回復期

端座位（ベッドの端に座る）、もしくは車いす上で30分程度の座位がとれるようになれば、回復期訓練として訓練室でのリハビリテーションに移行する。

①マット動作訓練
②座位バランス訓練
③移乗動作訓練
④車椅子駆動訓練
⑤ファシリテーション（末梢から刺激を加えて、患者が容易に運動できる条件を作る手法）
⑥起立訓練
⑦立位バランス訓練
⑧歩行訓練

などを行なう。

（3）維持期

回復期訓練がおおむね数カ月を経過すると、維持期のリハビリに移行する。維持期では、筋力、体力、歩行能力などを維持・向上することを目標とする。そのために、訪問リハビリ、外来リハビリ、地域リハビリを行なうようにすることが勧められている。

外来で行なうリハビリは、理学療法（座位、歩行、関節可動域運動等）、作業療法（手指や腕等を使う動作）、言語療法（発音、発語、会話、嚥下等）、物理療法（牽引、電気、温熱療法等）を行なう。地域リハビリテーションとは、障害を持った人が人として生き生きと生活できるよう、保健・医療・福祉が一体となって、協力し合って、必要なサービスを提供することである。

すなわち、退院時に必要なら介護保険の認定を受け、ケアマネジャーを決めて、在宅に復帰する準備を整え、訪問リハビリ、デイサービス、デイケア等のサービスを提供することとなる。

復職を希望する場合には、就労能力を適切に評価し、職業リハビリテーションが必要かを判断する。

7）脳卒中リハビリテーションの社会的状況

わが国では、2000年に回復期リハ病棟が導入され、医師、看護師、理学療法士、社会福祉士らがチームでリハ・ケアを行なう体制となった（宮井一郎：神経治療2016）。

２００６年には疾患別リハビリテーションが導入され、医療保険によるリハ実施時間の上限が1日６単位から9単位（1単位は20分）に増加した。急性期のリハビリは脳卒中ケアユニットで、維持期のリハビリは介護保険で行なわれるようになった。

脳卒中は、人口10万人あたり年間２００人発症し、軽症や機能が回復する患者は半数で、残り半数、すなわち１００人が回復期の対象となる。回復期のリハ病棟の平均在院日数は約３カ月で、年間４回転するため、10万人当たり25床が必要と考えられる。２０１５年には回復期病床は10万人当たり60床に増加しており、その結果、脳卒中患者の入院割合は47・３％に低下している。

この間に回復期リハ病棟が急増し、リハビリの質を担保するために、２００８年より医師、看護・介護職、療法士、社会福祉士の配置、重症患者受入数、リハビリ供給量、ＡＤＬ（日常生活動作）改善度、在宅復帰率などの評価項目が導入され、達成すると報酬面で優遇されるようになった。その結果、全国の平均在宅復帰率が70％以上を達成している。

維持期のリハビリについては、２０１５年の介護報酬改定から、地域における活動・参加を重視した評価が加えられ、地域包括ケアシステムの構築に向けた準備が進んでいる。

8）寝たきりゼロへの10カ条（平成3年厚生労働省資料より）

平成3年に厚生労働省よりありがたい標語が発表されているので掲載する。

第1条「脳卒中と骨折予防寝たきりゼロへの第一歩」

【原因や誘因の発生防止】

第2条「寝たきりは　寝かせきりから　作られる　過度の安静　逆効果」

【作られた寝たきりの防止】

第3条「リハビリは　早期開始が　効果的　始めよう　ベッドの上から訓練を」

【早期リハビリテーションの重要性】

第4条「くらしの中での　リハビリは　食事と排泄　着替えから」

【生活リハビリテーションの重要性】

第5条「朝起きて　先ずは着替えて　身だしなみ　寝・食分けて　生活にメリとハリ」

【寝・食分離をはじめ、生活のメリハリの必要性】
第6条「『手は出しすぎず　目は離さず』が介護の基本　自立の気持ちを大切に」
【主体性・自立性の尊重】
第7条「ベッドから　移ろう移そう　車椅子　行動広げる　機器の活用」
【機器の積極的活用】
第8条「手すりつけ　段差をなくし　住みやすく　アイデアを生かした　住まいの改善」
【住環境の整備促進】
第9条「家庭でも社会でも　よろこび見つけ　みんなで防ごう　閉じこもり」
【社会参加の重要性】
第10条「進んで利用　機能訓練　デイサービス　寝たきりなくす　人の和　地域の和」
【地域の保健・福祉サービスの積極的利用】

2．がんのリハビリ

1）がん医療におけるリハビリテーションの現状

1970年代になって、欧米でがん治療における医学的リハビリの重要性が認識され、乳がん術後や喉頭がん術後における機能障害に対するリハビリプログラムが開発され、現在では、がんのリハビリテーションはがん治療の重要な一分野と位置付けられている。

2006年「がん対策基本法」で、がん医療の均てん化（どこでも質の高いがん医療が提供されること）とともに、がん患者の療養生活の質の維持向上が謳われ、2012年から2期目の「がん対策基本計画」で、がん患者の療養の質の維持向上のために運動機能の改善や生活機能の低下の予防を図るよう指摘された。

それに従って、リハビリ専門医養成コース、リハビリ療法士養成コースができ、専門家が育成されている。最近では、がんのリハビリに取り組む医療機関が徐々に増えてきている。

2）リハビリテーションが対象となる、がんによる障害の種類

①がんそのものによる障害：がんの骨転移、脳腫瘍による麻痺や言語障害、脊髄腫瘍やがん転移による麻痺や直腸・排尿障害、腫瘍の浸潤による末梢神経障害のために起こる、しびれや筋力低下。

②がん治療の過程で生じる障害：全身性の機能低下、廃用性症候群、脳腫瘍術後にみられる運動機能障害、舌がんや頭頸部がんの術後の嚥下・発声障害、乳がん術後の上腕神経障害や婦人科がん術後の下肢リンパ浮腫、肺がん術後にみられる肺炎など。

3）がんのリハビリテーション病期別によって目的が異なる

①予防的リハビリ：がん診断後早期に実施し、機能回復はまだないが予防のために行なう。

②回復的リハビリ：機能障害のある患者に対して、最大限の機能回服を目指して行なう。

③維持的リハビリ：がんが増大し、機能障害が大きくなる患者に対して運動能力の維持向上に努める。自助具の使用、動作のコツ、関節可動域改善、筋力低下防

止、褥瘡予防を図って廃用性症候群の予防訓練も行なう。
④緩和的リハビリ：がん末期の患者に対して、その希望を尊重しつつ、身体的、精神的、社会的の質の高い生活が送れるよう援助する。

4）がんリハビリテーション医療の実際

①周術期のリハビリ：以前は手術を行ない、合併症が起こってから、リハビリを開始していた。現在では、手術前及び後からリハビリを開始し、手術後の合併症を予防し、後遺症を最小限にとどめて、術後の回復を早めるために行なう。
②放射線、化学療法中・後のリハビリ：抗がん剤や放射線による治療を行なうと、がん関連倦怠感とよばれる疲労感や運動能力の低下が見られ、さらに治療が終了した後も体力や持久力の低下が起こる。

このような状態の改善に運動療法が有効であることが判明し、現在ではリハビリを積極的に行なうようになっている。しかも、運動療法は、抗がん剤や放射線の治療中に開始すると、より効果が高いといわれている。

ウォーキングや自転車エルゴメーターを使った有酸素運動（楽に運動ができて

呼吸も楽で、やや汗をかく程度）で20～30分間の運動を週3～5日行なうので十分で、また、軽い筋力トレーニングやストレッチを取り入れると、より効果が増す。

③骨転移のリハビリ：がん患者が四肢や体幹の痛みを訴えた場合は、速やかにレントゲン、ＣＴ、ＭＲＩ、骨シンチグラムを撮って骨折の有無を診断する必要がある。骨転移は早期に発見しないと病的骨折や脊髄圧迫症状の影響で麻痺や膀胱・直腸障害が発生し、患者の余命が短くなり、ＱＯＬが著しく低下する。

骨転移に対しては保存治療が原則であるが、整形外科医とも密に連携、検討し、疼痛の軽減、病的骨折を防止するための基本動作、ＡＤＬ訓練を行なう。病的骨折のために、再手術を行なうこともある。

④終末期（緩和ケア）のリハビリ：がんの進行とともに体力が低下し、腹水、胸水が溜まり、四肢の浮腫も増大し、悪液質（さらなる食欲低下や、全身性の機能低下）になって、患者の日常生活動作（ＡＤＬ）も著しく障害されてくる。

患者の多くは最後まで食事動作、排泄、会話は可能であり、これらの症状をできるだけ軽減するために、離床（りしょう）を促し、筋萎縮や筋力の低下を予防するリハビリが必要となる。

また、緩和的リハビリの時期に半数以上の患者にみられるのが呼吸困難で、これは時には死の恐怖を伴うものでもあり、呼吸困難が強ければ、酸素療法も同時に行ないつつ、体位の工夫（座位）、腹式呼吸、足踏みなどを取り入れる工夫も必要である。

⑤在宅療養でのリハビリ：がんのリハビリは、痛みの軽減やがんの進行に伴う症状の改善にも効果がみられるため、積極的な治療を受けない患者に対しても、ホスピスや緩和ケア病棟を中心に提供されている。一方、在宅でがんの療養生活を希望する場合には、日常生活動作（ＡＤＬ）を維持・向上するために、訪問リハビリやデイケアを行なうことになる。病状が変化するので、継続的に医師の訪問診療や訪問看護が必要で、リハビリについては、理学療法士、作業療法士、時には言語聴覚士が患者宅を定期的に訪問してリハビリを行なう。この場合、介護保険が適用されるため、ケアマネジャーを中心に、ケアカンファレンスを実施し、

患者、家族の希望を取り入れ、多職種が連携して実施することが重要となる。

5）肺がんの放置療法でリハビリの効用の症例

ORさん、90歳男性。病名は大学病院で肺がん（詳しくは、左下葉扁平上皮がんステージⅢからⅣ）と診断された。PD‐L1発現も50％未満で、オプジーボの効果は見込めず、主治医は殺細胞性抗がん剤治療を提案するも副作用の点などから本人および家族は希望せず、近くの病院に一時通院していたが、いずれ緩和ケアも行なうということで、当クリニックを紹介されて来院した。いわゆる肺がんの放置療法である。診断されたのが平成30年8月で、当院受診は平成31年1月である。

来院時胸部レントゲンにて、左肺門部に直径6㎝大の大きな腫瘤陰影が見られた。苦しさも痛みも訴えていない。時々、血痰が見られる。発熱、呼吸苦なく比較的元気である。背骨が重苦しいと言っている。薬は気管支拡張用の吸入薬とロキソニン（痛み止め、WHOラダーの第1段階ラダーに相当）を服用しているだけである。

目標は痛みをできるだけ緩和し、寝たきりでなく日常生活を長く送れることである。うつもなさそうで飄々（ひょうひょう）とした印象である。栄養とリハビリが重要であるので、

ＡＤＬ維持のための自己リハビリを指導した。令和1年7月でもＡＤＬは自立、入浴直後に転倒したというので、リハビリをやや強化した。麻薬は一切必要としていない。６月に撮った胸部レントゲン写真でも腫瘤の大きさは６㎝でほとんど変化なし。

６）がん末期の患者のリハビリ実施症例

がん緩和ケアの症例：64歳、女性。病名は卵管がんの症例で、卵巣摘出術後、抗がん剤を投与し、一度効果があったが徐々に効果が減弱し、在宅療養生活に戻ってから、訪問診療、訪問看護を続け、訪問リハビリを導入した。

がん最期でのリハビリ導入の目的は、最期まで人間らしくＡＤＬを保ち、トイレが自立可能なこととした。このときはすでにＩＶＨを入れていたため、経口摂取はなく、四肢の関節可動域訓練、下肢の筋力増強訓練、まだ歩行可能だったので、見守りで室内歩行訓練、バランス訓練を処方した。貧血が強くなり、腹水も溜まってくるとかなり疲労感があったが、励ましつつ、リハビリを続けた。

家族の精神的な支えがあったことは、ありがたかった。痛みに対しては、緩和ケアで対応した。お腹が張って、体を動かすのが辛くなってリハビリもくじけそうになるが、本人の意思により、トイレで排泄したいという希望のためにも最期までリハビリを行なった。

3．循環器のリハビリ

1）循環器リハビリの現状は不十分である

２００４年の調査では、92％の循環器病院で経皮的冠動脈形成術が行なわれたが、その後の循環器リハビリの実施率はわずか９％であった。その後、２００９年の調査では、経皮的冠動脈形成術は96％の実施率であったが、リハビリは21％に留まっていた。心筋梗塞症等の急性期の循環器病の治療法が進歩し、患者の入院日数が大幅に短縮し（現在は81日から15日へと減少した）、リハビリを行なう期間が減ってきている。また、リハビリを行なう経営的なメリットが少ないことも、普及を妨げている。

2）循環器リハビリは有効だが、十分知られていない

循環器リハビリの効果はどうであろうか。

心不全の入院患者を対象とした研究で、リハビリ実施群では、非実施群と比較して

6分間歩行の改善、重症心不全の減少、再入院率の減少が認められており、有効性は確立されている。

しかしわが国では、循環器病リハビリの有効性に関する研究はあまり進んでおらず、もっぱら欧米のデータが根拠となっている。また、循環器病リハビリの認知度はというと、かなり低く、2010年の一般の人を対象にした調査では70％の人が知らないと答えている。

医療関係者でも脳卒中のリハビリと比べると、関心が低いことが挙げられ、循環器病リハビリの教育システムの不十分さも関係している。

3）循環器リハビリの有効性

8940例を対象としたメタアナリシス（複数の論文の結果を統合し、より高い見地から分析し、結論を導き出すこと）を実施し（2004年）、リハビリにより虚血性心疾患患者の総死亡率が通常治療と比較して20％低下し、心死亡率も26％低下し、また非致死性心筋梗塞発症も21％減少傾向を示すことが報告されている。

また、心不全患者のリハビリに関するメタアナリシスでは801例を運動療法群

（395例）と対照群（406例）とに無作為割付けし、約800日観察した結果、生存率、無事故生存率とも運動療法群のほうが有意に良好であった（2004年）。これらの結果により、急性心筋梗塞や慢性心不全治療のガイドラインにおいて、循環器リハビリが推奨（すいしょう）されている。

4）循環器病リハビリが行なわれる病気や、その目的は

対象疾患は、急性心筋梗塞、狭心症、開心術後、中等度以上に進んだ慢性心不全、大血管疾患（大動脈瘤、大動脈解離）、末梢動脈閉塞性疾患（下肢の動脈が狭くなった状態）である。リハビリの目的は、①身体機能の回復：心臓病で低下した体力を元の状態にする、②運動処方の設定：最適な運動内容の指導を受ける、③再発予防：同じ病気が再発しないよう予防法を実践することである。

5）病院でのリハビリの内容は

一般的には急性期、回復期、維持期のリハビリに分けられている。

急性期は1～2週間、回復期リハビリは、急性期病棟からリハビリ病棟に移ったり、急性期病院を退院後、専門のリハビリ病院に転院して行なわれる。およそ5カ月

が過ぎると維持期に移行し、在宅のリハビリとなる。介護サービスとしてのリハビリを受けることもできる。

この間、急性期と回復期の終了時に運動負荷試験、たとえば6分間歩行試験や心肺運動負荷試験（Cardiopulmonary exercise test：CPX）を受けることにより、運動耐容能や運動能力などを客観的に評価することができる。

検査は、自転車エルゴメーターでペダルをこいで、運動をしながらマスクを装着し、呼気ガス中の酸素と二酸化炭素の量を計測する。医師の立会いのもとで安全に行なわれることは言うまでもない。CPXでは運動時における心拍出量や肺うっ血の有無が評価でき、労作時呼吸苦の原因は肺か心臓か、あるいは被験者（患者）の体力がどの程度低下しているかが分かる。

6）自分で行なう方法は

実際に行なう場合は、ウォーミングアップ、有酸素運動（持久性運動）、低強度レジスタンス運動（筋力が低下している場合には、有酸素運動と併用する）、クールダウンを行なうが、自覚症状の有無や心電図などの検査を行なって問題がなければ開始する。

ウォーミングアップではストレッチ体操などの準備運動に引き続き、徐々に心拍数を高めていく。持久性運動（歩行、サイクリング、水泳など）では予測最大心拍数の50～70％、心拍予備能（最大心拍数－安静時心拍数）の40～60％、自覚症状としてややきつい程度の目標値の運動を1日に20～60分間、週3～5日行なう。最大酸素摂取量の85～90％と50％程度の強度の運動を交互に行うインターバルトレーニングも効果的といわれている。

レジスタンス運動はゴムバンドやトレーニングマシンを使用して手足や体の筋力を増強する。負荷量は個々に応じて慎重に設定し、8～15回を1セットとして1日1～3回、週に3～4回程度実施する。クールダウンでは、速度を落とした歩行、ストレッチ体操などを行ない、徐々に安静時の心拍数や血圧に戻るようにする。運動負荷を設定する上で、中止基準が設けられており、必ず確認しながら行なうこと。

7）運動負荷の中止基準

日本心臓核医学会によると、

①自覚症状として中等度以上の胸痛の出現
②息切れ、下肢疲労など、運動継続が困難な場合
③心拍数：年齢別予想最大心拍数の85％以上、すなわち（２２０－年齢）×０・85
④心電図での虚血性変化：高度な虚血性ＳＴ変化（ＳＴ上昇または０・２mV以上の水平型あるいは下降型ＳＴ低下）
⑤重篤（じゅうとく）な不整脈の出現：心室性期外収縮の頻発（多源性心室性期外収縮、Ｒ on Ｔ型心室性期外収縮、全心拍の20％以上）、高度な徐脈性不整脈
⑥血圧の過度の上昇：収縮期血圧が２５０㎜Hg以上を連続して記録、または２回以上連続して10㎜Hg以上血圧が低下し、かつ、負荷前値より下がった場合
⑦その他、医師が適時判断する必要がある、となっている。

4．呼吸器のリハビリ（呼吸リハビリステーションに関するステートメントより）

1）現状はどうか

わが国の呼吸リハビリは、肺結核の後遺症や肺気腫による閉塞性換気障害を対象としたものが多く、欧米ではCOPD（慢性閉塞性肺疾患）によるものが多い。呼吸リハの実施率は1994年の調査では、米国55・6％、欧州73・9％に対し、日本では20・4％であった。2001年の調査では33・0％まで増加したが、まだ欧米の実施率には及ばない。

リハビリの実施法も各施設でバラバラで、2003年呼吸リハビリに関する運動療法のマニュアルが作成されて、徐々に統一されたリハビリが実施されるようになってきた。最近では、機能低下の予防、回復、維持に重点が置かれ、さらには健康増進にも介入するようになってきている。

2）課題は何か

呼吸リハビリの定義は、「呼吸器に関連した病気を持つ患者が、可能な限り疾患の進行を予防、あるいは健康状態を回復・維持するため、医療者と協働的なパートナーシップのもとに疾患を自身で管理して、自立できるよう生涯にわたり継続して支援していくための個別化された包括的介入である」というもので、呼吸リハビリ実施の要点は、運動療法、セルフマネジメント教育、栄養管理、心理社会的サポート、リハビリ開始時期、維持期（生活期）での評価である。

また、運動療法の限界も知るべきで、ＣＯＰＤ患者でも運動療法の効果が見られるのはおよそ6割で、４割は運動療法のみでは呼吸困難の改善やＡＤＬの維持向上に十分な成果は得られない。また、リハビリ非有効例に対しての効果的なリハビリ方法は確立されていない。

呼吸リハビリのゴールは、患者の生活状況がより正常な状態に近づくことであり、単に呼吸困難等の症状のコントロール、社会復帰までという考えではなくなってきている。

３）呼吸器リハビリの有用性

呼吸器リハビリの有用性はＣＯＰＤ患者に対する研究が基になっている。

リハビリにより、呼吸困難の軽減と運動耐容能の向上、生活の質の改善、ＡＤＬの改善、抑うつ・不安の改善が得られることが報告されている。２００６年の報告では、２３８６人のＣＯＰＤ患者を対象として20年にわたる追跡調査で、１週間に４時間以上歩行、あるいは自転車に乗る習慣のある人は、ほとんど動かない人に比べて5年生存率では約20％、10年生存率では約30％高いことが報告された。さらに、経過中に身体活動が高い人が身体活動量が低下すると、死亡率が高くなるということが指摘され、身体活動を高いレベルで維持することの重要性が認識された。

4）評価法

呼吸リハビリを実施するにあたっての評価法は？

リハビリを実施するに当たっては、患者の状態、目標の設定、リハビリプログラムの立案、目標達成の評価を行う事が重要である。主要な評価項目としては、病歴、身体所見（心電図・胸部レントゲンを含む）、呼吸機能（スパイロメトリー結果）、安静時・運動負荷時の経皮的酸素飽和度（SPO2）、6分間歩行試験、シャトル・ウォーキング試験（＊）、栄養評価（BMI、血清アルブミン値等）を把握することが必要である。

＊シャトル・ウォーキング試験：10ｍのコースを用いた運動耐用能を評価する簡易

運動負荷試験のこと。

5）併存症とは

呼吸器リハビリを受ける患者は高齢者が多いため、呼吸器疾患以外に併存する疾患も多岐にわたる。すなわち、心血管障害、高血圧症、骨粗鬆症、がん、低栄養状態、睡眠障害等がある。また、合併症としては、気管支喘息、間質性肺炎、気管支拡張症、肺高血圧症、気胸、肺がんがあり、これらはリハビリの強度、頻度などに影響があるので、リハビリ実施の際に十分考慮する必要がある。

6）病期別リハビリ

①急性期のリハビリは、急性呼吸器疾患、慢性呼吸器疾患の増悪(ぞうあく)期が対象となる。排痰動作、ベッド上での四肢、体幹部の運動、ベッド上座位保持、起床動作、室内移動動作へと移行し、次に維持期へとつなげていく。

②維持期（生活期）のリハビリは、ＡＤＬ保持のための持久力、筋力向上、呼吸動作の改善を目指して行なわれる。

③周術期・術後回復期のリハビリは、ベッドからの早期の離脱をめざし、廃用症候群を予防し、術前のADL回復を図るために、痛みに配慮しながら筋力トレーニング、関節可動域訓練等を行なう。

④終末期のリハビリは、患者、家族の意思・希望を事前に話し合って確認し、本人の苦痛、咳嗽(がいそう)、呼吸困難の軽減、拘縮・褥瘡を予防するために、リラクゼーション、ポジショニング、関節可動域訓練等を患者の状態に合わせて行なう。

7）栄養管理

COPDを含めて慢性呼吸器疾患では体重減少が高頻度に認められ、特にCOPDでは、体重が減少すると予後が悪化することが知られている。呼吸リハビリにおいては特に栄養状態が重要な因子となっている。

そのために適切な栄養状態の評価が必要で、項目としては、身長、体重、BMI（体重〔kg〕÷身長〔m〕÷身長〔m〕で求める）、標準体重比、食習慣、上腕周囲長、上腕三頭筋皮下脂肪厚、下肢周囲長、血清アルブミン、血清トランスフェリン、総リンパ数、総コレステロールなどを測定する。

一般にリハ栄養のポイントは、①栄養障害を認めるか、あるとしたら何が原因か、②広義のサルコペニア（加齢で生じる筋量と筋力の低下＝ミオペニア）を認めるか、何が原因か、③摂食・嚥下障害を認めるか、④現在の栄養管理は適切か、今後の栄養状態はどうなりそうか判断する、⑤機能改善を目標としたリハ（レジスタンストレーニングや持久力増強訓練）を実施できる栄養状態かを判断することである。

さらに、ポイントを絞ると、①やせた人のサルコペニアでは、エネルギーを1日200～750㎉アップして、かつレジスタンス運動を行なう。②サルコペニア肥満ではカロリーを減らしながらタンパク質を（1日体重1kgあたり1g以上）摂取する。かつ、レジスタンス運動と持久力トレーニングを行なう。③飢餓の時（1日の消費エネルギー＞1日の摂取エネルギー）は、レジスタンス運動は禁忌である。

8）呼吸リハビリにおける地域連携とは

わが国における在宅呼吸ケアの進歩は、在宅酸素療法（HOT）が保険適応となった1985年以来、34年の歴史があり、一方で、国は2025年を目途に地域包括ケアシステムの構築を進めている。呼吸リハビリを在宅レベルでも継続するためには、この地域包括ケアシステムの中に組み入れる必要がある。

そのためには呼吸専門医、かかりつけ医、患者・家族、訪問看護師、訪問リハビリ師、薬剤師等が連携、協働して参加する必要がある。しかし、現在でもCOPD等の患者が利用できる施設や人材が不十分で、地域での医療と介護の連携面での理解が不十分である。今後は、呼吸専門医とかかりつけ医、訪問看護師、訪問リハビリ師との連携体制のさらなる構築が求められている。

一人のCOPD患者を在宅での生活の質を維持しつつ、十分な医療を提供するためにはどう対処したら良いのか。

病院での入院治療が終わり、退院し、在宅に帰る際には、介護認定を受けている必要があり、在宅でのHOTを継続するには、かかりつけ医、訪問看護師、訪問リハ師、ケアマネジャーが、できれば退院前にカンファレンスを開き、必要な医療と介護サービスを決める必要がある。

在宅酸素提供業者にも速(すみ)やかに連絡する必要があるし、在宅に帰ってから急性増悪した場合の再入院時のベッド確保、ベッドが空いていない場合に備えて別の病院も連携しておく必要も出てくる。

また、状況によっては、訪問薬剤師や栄養士の訪問も必要になるであろう。一人の患者に対して多くの職種が関わり合うのは実際には時間調整だけでも手間がかかり、かなりの困難が伴う。なかなか理想通りにはいかないのである。

9）COPD末期患者の在宅リハビリ症例

ヘビースモーカーでCOPD、慢性細気管支炎の男性で外来通院していたが、平成29年（88歳）頃より肺炎をたびたび発症して入退院を繰り返し、平成30年から発熱が多くなり、そのつど往診を行なっていた。COPDが悪化し、在宅酸素療法開始となり、体重減少と下肢の筋萎縮、歩行の不安定化が目立つようになってきた。

転倒が多くなったところで、ケアカンファレンスを開き、今まで提供していた訪問看護に加えて、訪問リハビリを行なうこととなった。リハビリ導入の目的は、できるだけADLを保ち、特に室内を歩いて移動できることと排泄の自立であった。

ベッドの上で寝たきりとなると、本人は著作活動できなくなるため、動けることは一番重要な希望であった。しかし、誤嚥性肺炎後の微熱が取れなくなり、喀痰（かくたん）がいよいよ多くなって不眠となり、衰弱が進行してきた。血圧が下降気味で平成31年4月、急に呼吸が停止してお亡くなりになった。最期まで室内の移動はできて、机での仕事はできていた。

5．運動器のリハビリ

1）運動期リハビリとは

運動器のリハビリテーションは、骨折、関節リウマチ、骨粗鬆症、変形性膝関節症のような関節が悪化した状態、頸椎、胸椎、腰椎が悪化した脊椎疾患、スポーツによる運動器の障害、また腰痛、肩こりなど、ごくありふれた運動動作に障害を来した状態のときに、医師の指示のもとで運動療法や物理療法（温熱療法、電気療法、超音波療法など）を行なう。痛みを軽減し、筋力増強や関節の動きの改善（可動域の改善）を図る。立ち上がり、歩行、階段などの日常生活維持に必要なさまざまな動作（食事、更衣、排泄）、手指の巧緻動作の獲得や、さらには社会生活維持やスポーツ活動への参加を目指す。

２）運動期リハビリの対象疾患

①スポーツ障害：膝前十字靭帯損傷、膝半月板損傷、反復性肩関節脱臼、投球肩・肘障害、足関節捻挫、アキレス腱断裂、その他各部位の有痛性傷害など。

②変性疾患：変形性膝関節症、変形性股関節症、変形性脊椎症、脊柱管狭窄症、椎間板ヘルニア、腱板断裂、肩関節周囲炎など。

③骨折：大腿骨近位部骨折、骨粗鬆症性椎体骨折、橈骨遠位端骨折、上腕骨骨折、鎖骨骨折、その他各部位の骨折など。

④その他：関節リウマチ、脊髄損傷、切断、頸椎症、腱損傷など。

３）運動器リハビリの四つの主要対象疾患

（１）大腿骨近位部骨折（大腿骨頸部骨折および大腿骨転子部骨折）のリハビリ

（日本骨折治療学会資料より）

骨粗鬆症がある高齢者によく起こる骨折で、年間約15万件発生している。詳しく述べると、大腿骨頸部／転子部骨折に関する全国的調査では、２００７年における推計発生数は男性３万１３００人、女性11万６８００人、合計14万８１００人であった。発生数は15年間で男性は1・7倍、女性は2・0倍増加した。女性に圧倒的に多く約1：4である。若年者では極めて稀であるが、高齢者では、転倒や場合によっては大腿部を壁にぶつけたり、立ち上がっただけで骨折することがある。治療は手術がほとんどである。麻酔管理法や手術方法の進歩によって、今日、多くの大腿骨頸部骨折や大腿骨転子部骨折を手術的に治療することが可能になっている。

そもそもこれらの骨折の手術をする目的は、患者をもう一度歩けるようにして、寝たきりにならないようにすることである。しかし、大切なのは術後のリハビリである。どのようなリハビリを行なうのか。

①ベッド上坐位保持訓練、②車いすへの移乗、③立位保持訓練、④平行棒内歩行訓練、⑤歩行器歩行訓練、⑥松葉杖歩行訓練、⑦T杖歩行訓練、手引き歩行へと順を追って進めていき、並行して関節可動域訓練、筋力増強訓練を行なう。

大腿骨近位部骨折の死亡率は、欧米では11～35％程度で、日本では10％以下である。日本のほうが欧米に比べて良好だが、より高齢の人、入院期間の長い人、受傷前の歩行能力が低い人、認知症のある人、男性、心臓疾患のある人などで死亡率が高くなっている。大腿骨近位部骨折のリハビリによる回復の程度は、骨折前に屋外歩行が可能であった患者でも、半年から1年後に元通りに近い歩行能力を獲得できるのは、全体の50%程度である。

(2) 変形性膝関節症のリハビリ

変形性膝関節症は、加齢、肥満、膝関節周囲の筋力の低下によって膝にかかる負担が増加し、膝の軟骨や半月板に損傷を来し、膝の痛みや関節可動域が制限された状態である。

治療の基本は保存療法で、病気をよく理解することが必要である。そして、最も大事なのは運動療法を行なうことである。

その主体は、①関節可動域訓練、②筋力トレーニング、③生活指導である。特に、筋力トレーニングとして膝関節周囲筋力を鍛えることが重要で、歩行、階段昇降、椅子からの立ち上がりなどの日常動作の維持・向上に役立つ。膝伸ばし運動、外転筋（太ももの外側の筋肉）運動、内転筋（太ももの内側の筋肉）運動を行なったり、また、タオルやセラバンドなどを利用して、日常生活の中で自分で簡単にリハビリを行なうことができるし、重要である。

(3) 腰部脊柱管狭窄症のリハビリ

腰部脊柱管狭窄症は、加齢などにより神経の通り道である脊柱管が狭くなって、中を通る神経や血管が圧迫され、血流が悪くなり、腰や下肢に痛みやしびれが起こる疾患である。

さらに、腰痛、間欠性跛行、排尿・排便障害が起こる。しびれや痛みの症状は座っていれば出にくいが、歩いたりすると出やすくなり、休むと楽になる(間欠性跛行という)。また、前かがみになると症状が軽くなる特徴がある。

40代以上の男女における推定患者数は240万人で、40歳以上の3・3%に相当する。

リハビリは、痛みを軽くするとともに腰痛予防にも非常に大切な治療法で、牽引、コルセット装着、運動療法からなる。急激な痛みやしびれが起こった場合は、それ以上症状を悪化させないために安静が必要である。急性期が過ぎたら、筋のストレッチや筋力強化、血流の改善を促すため適度な運動療法を行なう。腰背部の筋のストレッチや股関節周囲の筋肉のストレッチを行なう。

さらに、腰を安定させる腹部の筋力強化のために、腹部筋力トレーニングを行なう。

（4）肩腱板断裂のリハビリ

肩腱板断裂は肩を強打したときに多く発生するが、50歳から60歳代では自然に腱板が切れて肩が痛み出すこともある。肩の挙上が困難となったり、挙上の際に軋轢音がすることもある。

まずは痛みの軽減や肩関節可動域の維持を目的として保存治療を行なう。痛みによって関節の動きが制限されているために、肩関節を多方向へ伸ばすストレッチを行なう。まずは無理をしないで、痛みを見ながら徐々に行なう。次に、肩関節周囲筋の筋力増強トレーニングを行なう。

4）大腿骨頸部骨折のクリニカルパス（クリティカルパス＊）

地域の医療連携の一環として早くから導入されていたものに大腿骨頸部骨折のクリティカルパスがある。連携医療の標準化、患者・家族の連携医療への理解度向上、在院日数短縮等の効果が得られ、連携医療の質と向上に地域連携クリティカルパスが、エビデンス的には中等度ともいわれているが、有用な手段であることが示されている。

簡単に言うと、骨折発症から、入院、手術前、手術後、術後1～2週間までのタイムスケジュールに従って行なう検査、処置、手術、看護、リハビリ、病状説明、退院計画・指導の工程表である。単に一病院内の治療工程ではなく、地域医療連携、地域医療ネットワークの一環としてとらえられており、地域連携クリティカルパスへとつながっていくものである。すなわち、手術後早期にリハビリを行なって、回復期病院へ転院し、その後は介護保険の適応となって、維持期のリハビリ施設または在宅へ復帰し、通所リハビリ、訪問リハビリへと途切れなくリハビリが継続されることとなる。

＊クリティカルパスとは質の高い医療を効率的、かつ安全、適正に提供するための手段として開発された診療計画表のこと。

6．骨粗鬆症のリハビリ

1）運動は、はたして骨密度（骨量）増量に効果があるのか？

骨粗鬆症は閉経後の女性に高率に発症し、さらには骨折によるＡＤＬの障害、寝たきりへと進行する可能性がある。骨粗鬆症に対する運動療法については閉経後女性では骨密度を上昇させることが推奨グレードＡで、また、骨折を抑制することは推奨グレードＢであると、骨粗鬆症の予防と治療ガイドライン２０１５年版で述べられている。

実際の臨床研究を見てみる。次ページの図１は４８０名の42～88歳（平均58・９歳）の女性を対象とした運動の実施（週２～３回の軽いジムでの運動、水泳、エアロビクス、テニス、バレーボール等）の有無と骨量との関係を閉経周辺時期、閉経５年未満、10年未満、10年以上の４群間で比較したもので、閉経後10年以上経過した群で、運動を行なっている人の骨量は81・３％で、行なっていない人は74・６％人であり、前者は有意に骨量が高値であった。運動が骨量を維持するのに役立っていることを示すものである（M.Nagata, J Physiol Anthropl,21：229-234,2002)。

［図1］閉経後年数と骨量の変化率

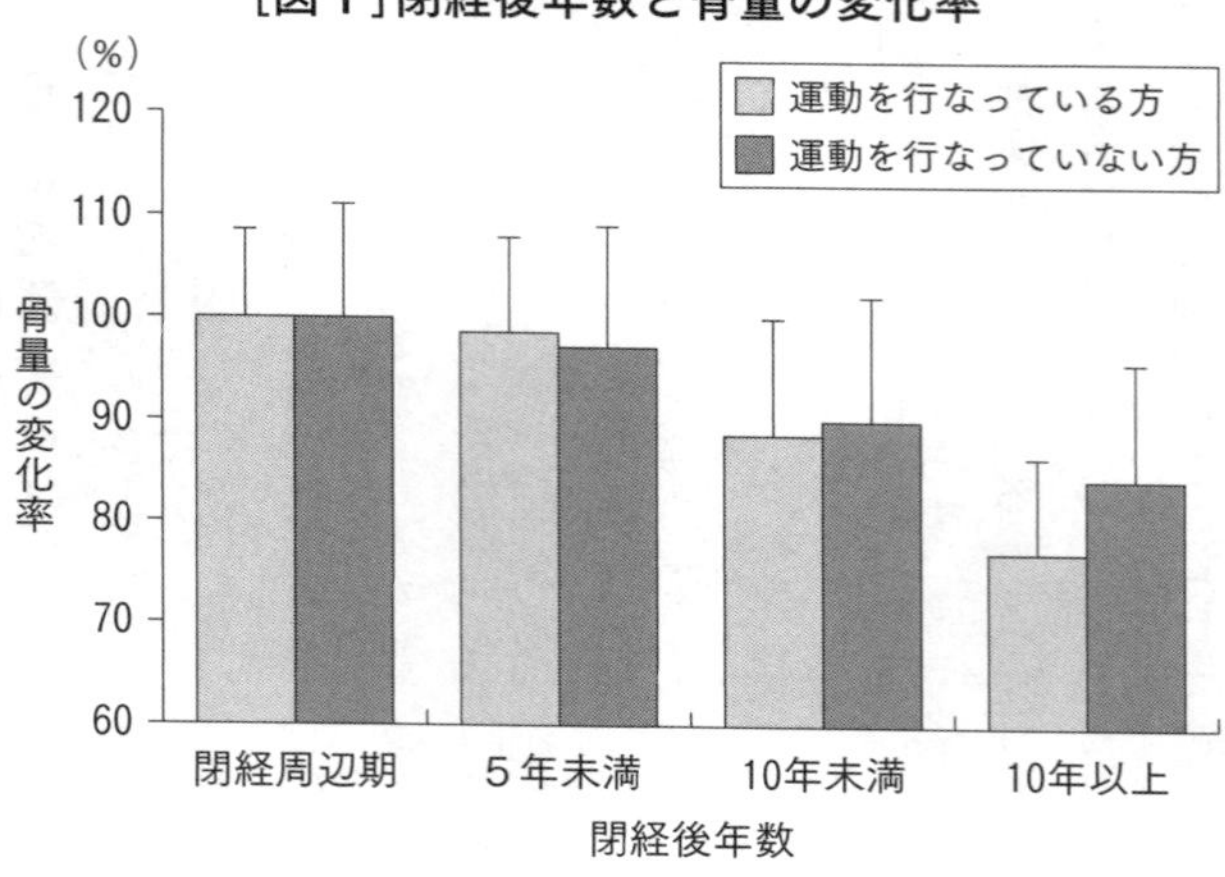

2）運動の種類としては、レジスタンス（筋力増強を含む）運動、有酸素運動、歩行や太極拳などの軽い動的荷重運動や、ジョギング、ダンス、ジャンプなどの強い動的、および衝撃荷重運動単独、もしくは組み合わせが骨密度の上昇をもたらし、さらに水中訓練、およびダイナミックフラミンゴ療法などのバランス訓練はバランス機能の改善と転倒回数の軽減に有用であるといえる。

（木村慎二：Jpn J Rehabil Med 53：908-913,2016）

7．その他：神経筋疾患、関節リウマチ、内部障害（心臓、呼吸器、腎尿路器、消化器など）のリハビリ

1）神経筋疾患のリハビリ

（1）代表的な疾患として

パーキンソン病、筋萎縮性側索硬化症（ALS）、進行性核上性麻痺、大脳皮質基底核変性症、重症筋無力症、多発性硬化症／視神経脊髄炎、脊髄小脳変性症、多系統萎縮症、多発神経炎、筋ジストロフィーなどがある。

これらの疾患の多くは、厚生労働省の定める特定疾患、いわゆる神経難病で、専門医や専門の病院での適切な診断、治療と、症状に合わせたリハビリテーションメニューを作成し、早期からのリハビリテーションが行なわれている。

パーキンソン病とは、脳の中の黒質と呼ばれる部位に存在するドパミン神経が脱落してドーパミンが枯渇した状態の病気である。パーキンソン病では振戦（手足の震え）、動作緩慢（動作の鈍さ）、筋固縮（筋肉の固さ）、歩行障害、姿勢反射障害（小刻みで足をすった歩き方、転倒しやすさ）が特徴的に見られ、症状は進行性に悪化す

る。

筋萎縮性側索硬化症（ＡＬＳ）とは、筋肉を動かす運動ニューロンが選択的にやられて、手足・のど・舌の筋肉や呼吸の筋肉が動かせなくなる病気である。しかし、体の感覚、視力や聴力、内臓機能などはすべて保たれている。

神経筋疾患の特徴は、①症状・障害が進行する疾患で、②高齢者に多くみられ、③定期的に医療を受ける必要があり、④障害に応じたリハビリテーションは必須であり、⑤在宅での長期にわたる医療と療養が必要であり、専門医、かかりつけ医、看護師、リハビリ師等の多職種連携が最も必要である。

（2）神経筋疾患の対策

発病初期は障害が軽度であるが、症状は徐々に進行性に増悪する。療養生活は長期にわたるため、在宅生活を続けながらリハビリテーションを行ない、症状の軽減・維持・向上を図る必要がある。

医師の指導の下、リハビリ師の訓練を受け、習熟したら自己で目標を持ってリハビリを継続することが必要となる。定期的な医師の診察が必要で、増悪時には短期的に入院し、集中的なリハビリが行なわれる。入退院を繰り返すことが多く、薬の調整、合併症の治療を行なうとともに、廃用症候群の予防のために、適切な装具の利用や療養生活環境の指導、構築を行なう。筋萎縮性側索硬化症、筋ジストロフィーなどでは在宅人工呼吸器の導入、嚥下障害に対する対応、場合によってはコミュニケーション手段の導入も必要となる。

（3）リハビリの目的は

廃用性による身体能力の低下を防ぎ入院前の生活を維持改善することと、動作練習、動作方法の工夫、機能補助具などを用いて能力障害の維持や改善を行ない、今までの日常生活動作を維持向上することが目的となる。

2）関節リウマチのリハビリ

（1）炎症活動期のリハビリテーション

リウマチの活動期におけるリハビリテーションの原則は、疼痛の鎮静と変形・拘縮の予防である。

具体的には①補装具を工夫して関節保護を行ない、②関節可動域の維持（朝のこわばりが取れてから、関節の曲げ伸ばしを痛みが残らない程度に自分で手伝いながら、1日2~3回するとよい）を行ない、③筋力の維持（最も痛みを感じない位置で関節を固定し、曲げる方向および伸ばす方向にゆっくり力を入れる運動）を行なう。

（2）炎症非活動期のリハビリテーション

リウマチの活動性が落ち着いている時期には、関節可動域訓練や運動療法が主体となるが、関節が変形しないように工夫してリハビリを行なうことが重要である。生活機能の改善に結びつけられるように運動療法を行なうということである。

プール内での運動は、下肢への負荷を減らし、リラックスした全身運動ができるので勧められる。リウマチ体操（＊）は、関節可動域と筋力を改善するために棒やゴムチューブなどを用いて行なう体操で、患者自身が目標を定めて毎日行なうことで効果が高められる。

＊リウマチ体操：ストレッチが主体で、最大伸展、屈曲ができるように工夫されている。四肢、体幹の繰り返し運動によって筋力がつき、頸椎運動は原則として行なわ

ない。ゆっくりしたリズムで1回15分程度、1日2～3回、足の痛みが強い場合は、椅子に座って行なったり、椅子に手をついて行なうこともできる。音楽に合わせて行なうと楽にできる。

3）内部障害（心臓、呼吸器、腎尿路器、消化器など）のリハビリ

（1）内部障害とは

内部障害とは世界保健機関（WHO）により提唱された国際障害分類試案の機能障害の一つに属し、心臓、呼吸、腎尿路、消化など内部機能障害の総称と定義されている。一方、わが国の身体障害者福祉法では現在のところ、心臓機能障害、腎臓機能障害、呼吸機能障害、膀胱・直腸機能障害、小腸機能障害、ヒト免疫不全ウイルスによる免疫機能障害、肝臓機能障害の7つを内部障害（内部機能障害）と規定している。

（2）内部障害の内訳

2006年の内部障害患者数は107万人で、その内訳は心臓機能障害59・5万人、腎臓機能障害23・4万人、呼吸機能障害9・7万人、膀胱・直腸機能障害13・5

万人、小腸機能障害0・8万人、ヒト免疫不全ウイルスによる免疫機能障害0・1万人である。肝臓機能障害は2010年4月に新たに追加された。

（3）障害の種類別に見た身体障害者数の推移

90～91ページの図2のように昭和45年から内部障害が統計上に出てきて、当初は6・6万人だったが、その後は年代とともに著増し、平成3年には45・8万人、平成18年には107万人に達した。高齢化とともに生活習慣病が増加し、その合併症として内部障害が増えた。

（4）内部障害のリハビリとは

内部障害者は長期の安静・臥床（がしょう）などにより身体・精神活動の抑制を強（し）いられることが多く、その非活動性は能力低下をもたらし（廃用症候群）、内部障害や運動機能障害がさらに悪化するという悪循環に陥（おちい）りやすいので、その悪循環を断（た）ち切るために積極的に運動を行ない、フィットネスを維持向上させる必要がある。さらに、薬物療法・食事療法・患者教育・カウンセリングを加える包括的リハを行なうことが重要である。

（5）内部障害リハビリの有効性

心疾患、呼吸器疾患に対するリハビリテーションは、今まで述べたようにその有効性は明らかである。

腎障害患者ではどうだろうか。腎障害患者における適度な運動は、腎機能には悪影響を及ぼさずに運動耐容能、筋力の向上および生活の質の改善をもたらすという結果が示されている。

２０１４年の報告では、慢性腎臓病（ＣＫＤ）の６３６３人（平均年齢70歳）を歩行群（１３４０人）と非歩行群（５０２２人）の２群に分けて10年間観察し、死亡率を比較したところ、歩行群は特別な運動療法でない歩行のみであっても、ＣＫＤ患者の10年間の全死亡リスクが33％低下していたし、週当たり運動実施回数が多いほどそれらのリスクがより低下したことが示されている。また、生活習慣病である高血圧、糖尿病、高脂血症に対しても運動療法の有効性が示されている。

高血圧のリハビリについては、運動、食事、体重管理、ストレス管理および禁煙などの包括的リハビリを行なうことで、収縮期血圧10㎜Hg、拡張期血圧５㎜Hg程度の降

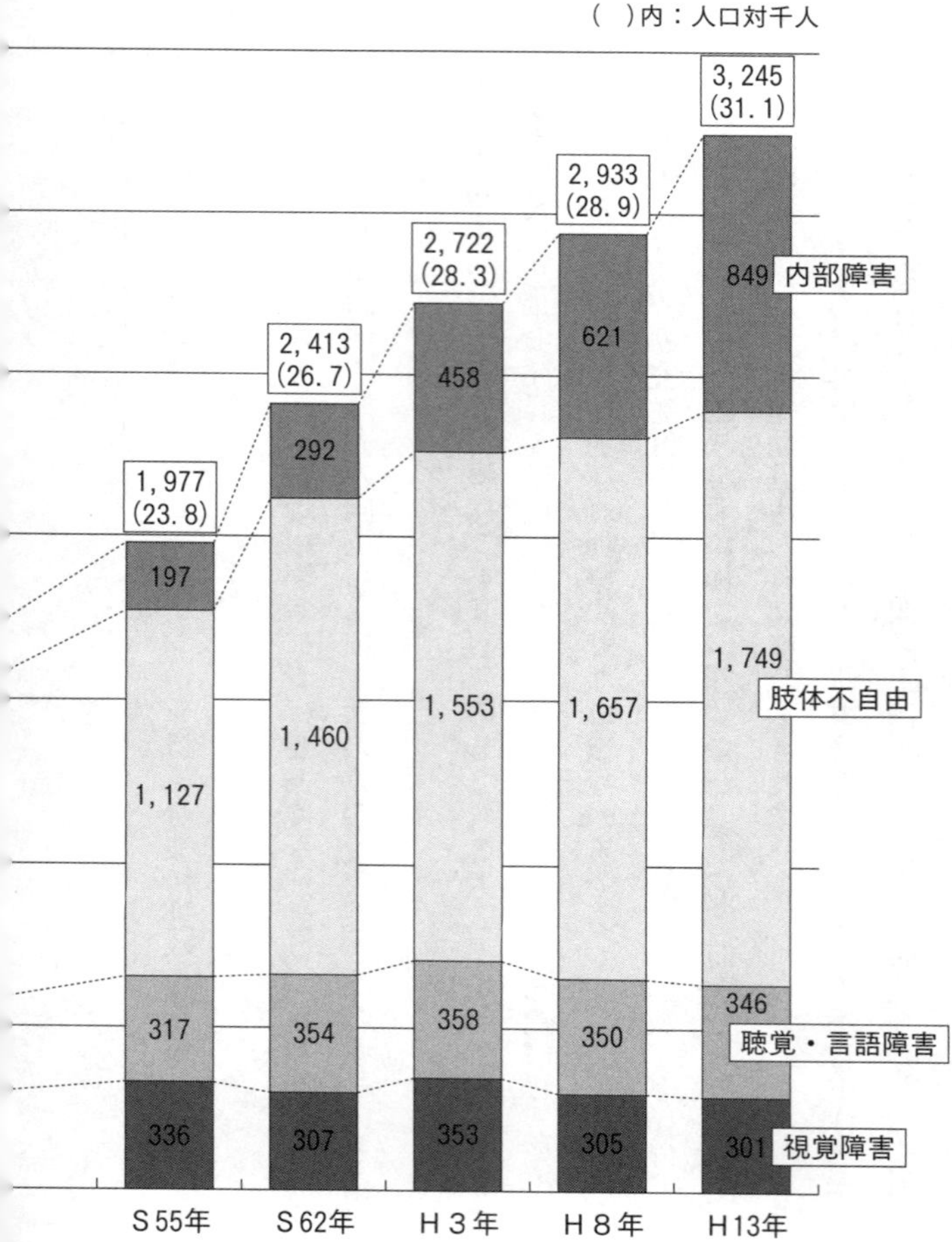

	S55年	S62年	H３年	H８年	H13年
合計	1,977 (23.8)	2,413 (26.7)	2,722 (28.3)	2,933 (28.9)	3,245 (31.1)
内部障害	197	292	458	621	849
肢体不自由	1,127	1,460	1,553	1,657	1,749
聴覚・言語障害	317	354	358	350	346
視覚障害	336	307	353	305	301

[図2]障害の種類別に見た身体障害数の推移

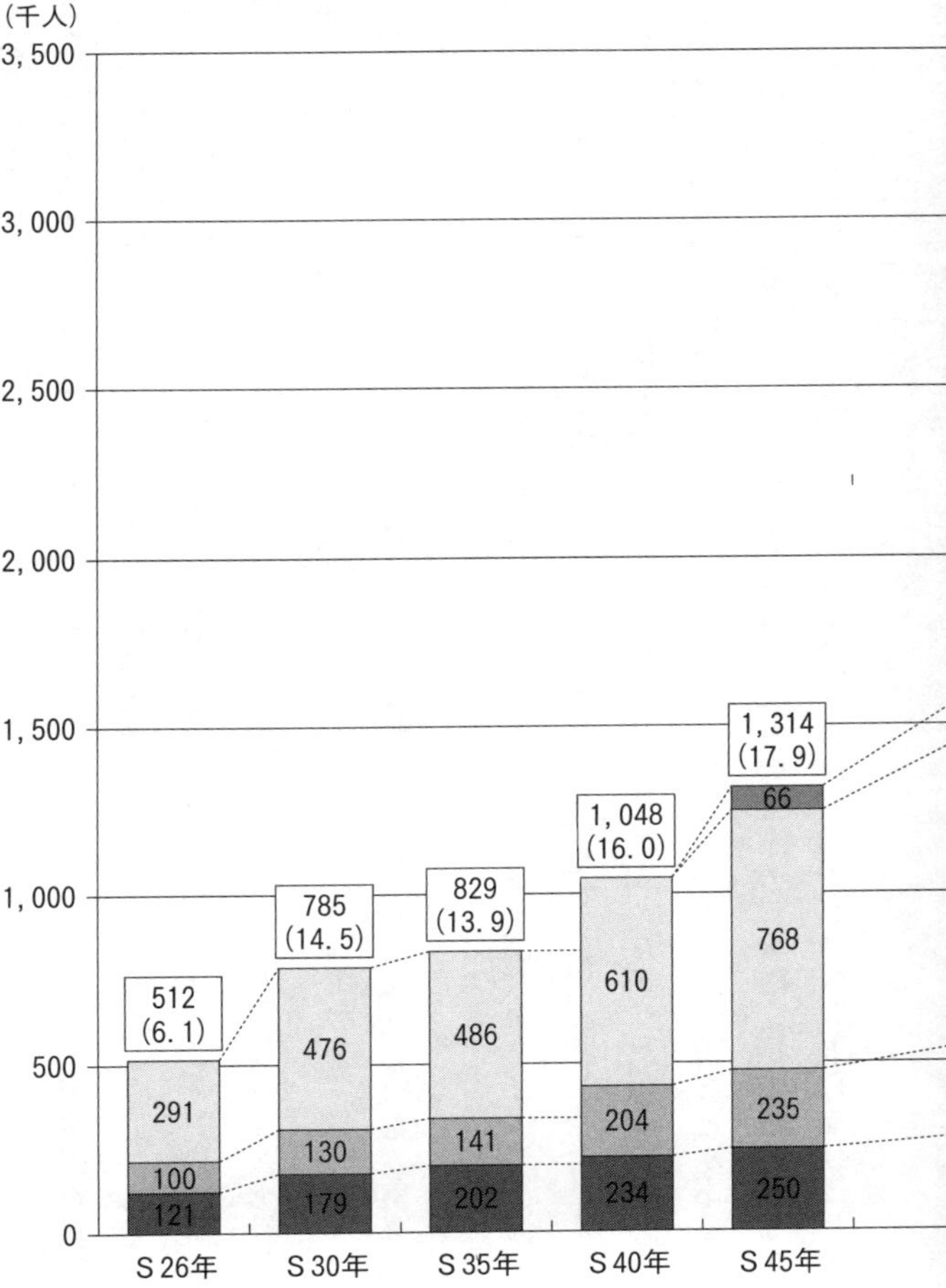

圧効果が認められるという。

　また、日本高血圧学会治療ガイドラインでは心血管病変のない高血圧患者に対しては、有酸素運動を毎日30分以上行なうことを指導するべきと運動療法が推奨されている。実際の臨床研究では、２０１４年の米国の大規模研究「ヘンリーフォード運動試験」に参加した、運動をする習慣をもつ平均年齢53歳の男女５万７２８４人を対象（61％の３万５１７５人は高血圧）に平均観察期間は４・４年（中央値）で少しきつめのウォーキング（運動量として９メッツ）を実施した群は、高血圧の発症が30％減少したことが明らかとなった。

　脂質異常症のリハビリの効果として、血中の中性脂肪（トリグリセライド）を減少し、ＨＤＬ-コレステロール（善玉コレステロール）を増やし、血中脂質を改善する、内臓脂肪を減らす。筋肉量が増大し、血糖の代謝が促されてインスリン感受性が高まる、さらには動脈硬化性疾患やメタボリックシンドロームの予防・改善などがある。

また、実際のリハビリとしては、運動強度は中等度の強度で最大酸素摂取量の50％を目安とし、時間、頻度は１日30分以上、できれば毎日、週１８０分以上行なうことが推奨されている。

糖尿病（2型糖尿病）のリハビリの効果としては、運動により、心肺機能の改善、血糖値の改善、脂質代謝の改善、血圧降下、インスリン感受性の増加（インスリンがよく効くようになる）が認められている。運動療法と食事療法を併用するとさらに高い効果が期待できる。２０１０年、イタリアの臨床研究では、６０６人の糖尿病患者（平均58・8歳）を運動群３０３人と非運動群３０３人に分けて12カ月観察した結果、ＨｂＡ１ｃが０・30％低下し、血圧が４・２㎜Hg低下し、ＨＤＬ-コレステロールが３・７㎎／dl上昇し、ＬＤＬ-コレステロールが９・６㎎／dl低下した。

糖尿病の運動療法としては有酸素運動と、筋力トレーニング（レジスタンス運動）がある。中等度の強度（ややきついと感じるくらい）の有酸素運動が有効で、筋力トレーニングを組み合わせると、より効果が高められる。

歩行、ジョギング、水泳などの全身運動が勧められ、歩行では、1回15～30分間、１日２回。日常生活での歩行と合わせると、歩行での運動療法は１日１万歩程度が目安である。

現在では、これらの疾患は生活習慣病として、運動を含めて総合的に治療するようになっているのは言うまでもなく、今後も、内部障害のリハビリテーションの重要性は、ますます高まると考えられる。

第三章

緩和ケア——最近の進歩と症例検討

——人生の最期も、心配なく過ごすには

1．緩和ケアとは

緩和ケアとは、患者の身体的・精神的苦痛を和らげることにより、生活の質の改善を目的とした治療のことで、具体的には、がんなどの進行性の疾患の病気・程度によらず苦痛の緩和を目指す医療やケアのことである。

最近の考え方では、早期からすべての医療者によって緩和ケアが実施され、在宅での緩和ケアも選択肢の一つである。

緩和ケアは二つの方法、緩和ケア病棟（すなわちホスピス）と緩和ケアチームによって実施される。ホスピスとは、がん、心不全、呼吸不全などの末期の患者を対象とした入院施設で、医師や看護師のほかに薬剤師、栄養士、理学療法士、心理療法士、ソーシャルワーカー、ボランティアなど、さまざまな職種の人がチームを組み、全人的（＊）に医療とケアに取り組む医療施設である。

一方、緩和ケアチームとは、多職種で構成される、緩和ケアを専門とする医療チームのことである。厚生労働省が定める緩和ケアチームのメンバーは、身体症状を担当する医師、精神症状を担当する医師、緩和ケアに精通した看護師、薬剤師、栄養士、理学療法士、ソーシャルワーカー、カウンセラー（臨床心理士）なども緩和ケアチームに参加していることがある。

＊全人的とは、人を身体や精神などの一側面からのみ見るのではなく、人格や社会的立場などを尊重して総合的な観点から接すること。

2．施設緩和ケアと在宅緩和ケア

ホスピス・緩和ケアを提供する形態としては、前出の緩和ケア病棟、緩和ケアチーム、専門外来、在宅緩和ケアがある。

施設緩和ケアは、主に医療機関で提供されるホスピスのことで、多職種からなる緩和ケアチームによって行なわれる。

これに対して、在宅緩和ケアは在宅の末期患者に向けて、訪問診療、訪問看護、訪問薬剤、訪問リハビリ、訪問栄養管理、在宅介護サービスなどを通して提供されるもので、地域包括ケアの一部でもあり、緩和ケアの視点から見れば地域緩和ケアネット

[図1]地域緩和ケアネットワーク(厚生労働省)

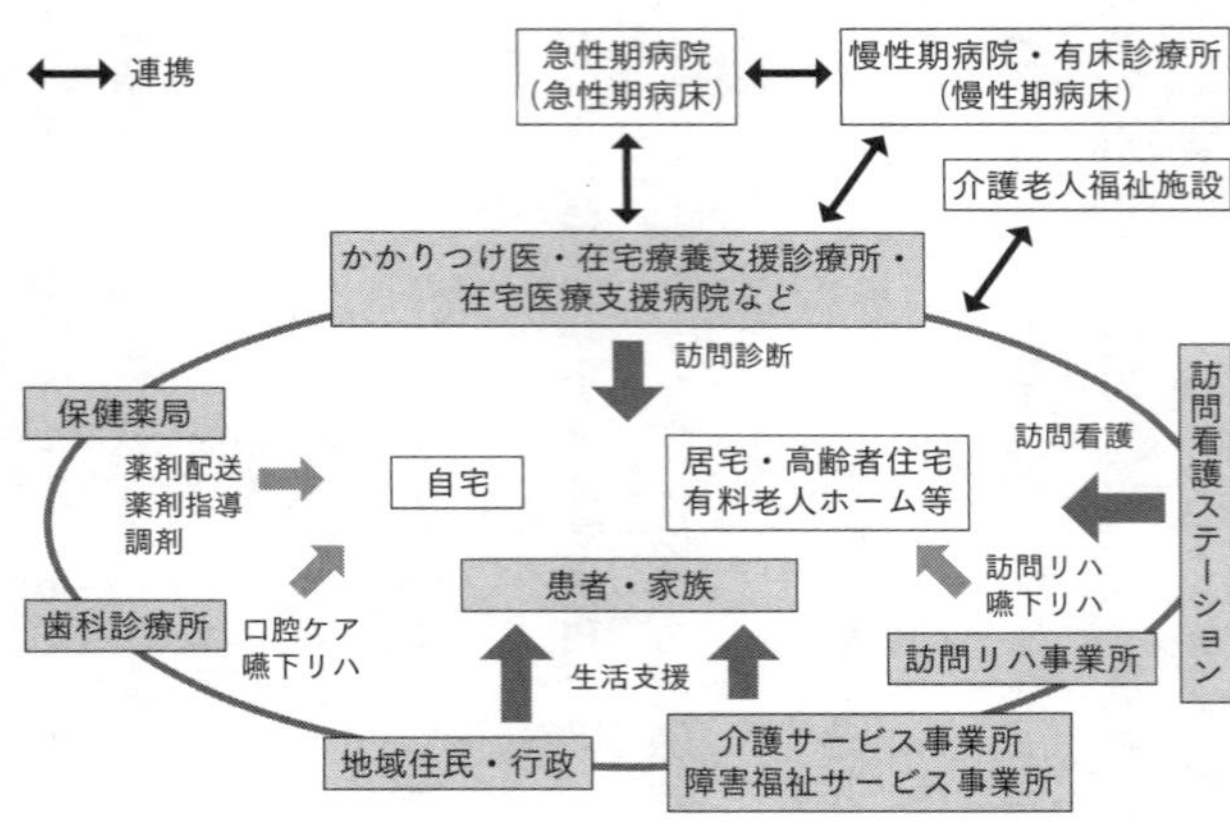

ワークを構成して提供される(図1)。

3. 緩和ケアチームを構成する多職種の役割

医師は、身体的苦痛、精神的苦痛の緩和を行なう。原病の治療を継続しつつ、病期や抗がん剤の効果によっては打ち切りとなるので、事前の取り決めが必要となる。

看護師は、身体的、精神的な苦痛の相談に乗り、症状全体の把握とケアを行なう。がん性疼痛(とうつう)看護認定看護師、がん放射線療法看護認定看護師と病棟看護師、訪問看護師などがおり、ホスピスでも在宅でも対応できるようになっている。

薬剤師は、痛みなどの症状を和らげるための薬についての助言や薬の服用法、副作用のチェック、対策を行なう。在宅では、訪問薬剤師が患者宅に訪問して同様の業務を行う。

理学療法士・作業療法士は、たとえばがん等の末期でも、関節の拘縮（こうしゅく）、筋力低下や萎縮の防止をとおして、日常生活動作、療養の質の低下を防止する。管理栄養士は、食事を食べやすくする工夫や栄養管理を行なう。臨床心理士は、不安や気分の落ち込みなど心の問題相談を受け、サポートする。在宅緩和ケアにおいては、患者に身近に接している家族や介護保険サービスでのヘルパーの役割も重要である。

4. アドバンス・ケア・プランニング（ACP）とは

アドバンス・ケア・プランニング（Advance Care Planning：ACP）は一般的に、「将来に向け、あらかじめ早い段階から、意思決定能力低下時も、患者が語ったり書いたりしたものにより、患者自身の意思が尊重され、家族や医療スタッフも、患者にとって最善のケアが選択されると思えるような対話のプロセス」と、定義される。すなわち、患者の意思決定を支えるための事前医療・ケア計画のことである。
２０１７年12月に、厚労省が行なった調査では、ＡＣＰを知らないと回答したのは、国民75・5％、医師41・6％、看護師42・3％、介護職員51・7％で、緩和ケアの普及のためにはこれからの正確な情報提供、啓発活動が必要といえる。

事前指示書（アドバンスディレクティブ）とは、患者もしくは健常な人が将来的に判断能力を失った場合に備えて、自分に行なわれる医療やケアのあり方を事前に意思表示しておくために作成する文書のことである。

具体的な内容は（1）心肺停止の場合に、心肺蘇生を実施する／実施しない、を選択、（2）心肺停止の状態でない場合に苦痛緩和を最優先とする医療処置を行なう（例：経口的な水分・栄養補給、疼痛や苦痛軽減のための薬の使用、体位交換、処置、清拭など）、侵襲性（体・心へのダメージ）の低い医療処置を行なう（例：上記に加えて、治療目的の投薬、非侵襲的陽圧換気療法など）、侵襲的治療も含む医療処置を行なう（例：気管に管を入れて人工呼吸器につなぐ、除細動など）のどれかを選択、（3）人工経管栄養を、行なわない／一定期間試みる／行なう、の選択、「中心静脈カテーテル」や「輸血」、「透析」、「経鼻胃管」、「胃ろう」をどうするかを選択する、となっている。

5．がん疼痛の薬物療法

1）痛みの性質による分類

痛みには侵害受容性疼痛と神経障害性疼痛があり、前者には体性痛及び内臓痛がある（103ページの図2）。

2）痛みのパターンによる分類

①持続痛：「24時間のうちに12時間以上経験される平均的な痛み」として、患者によって表現される痛みのこと。

②突出痛：持続性の有無や程度、鎮痛薬の有無にかかわらず発生する一過性の痛みの増強のこと。特徴として、痛みの発生からピークまでの時間が3分程度で、平均持続時間が15~30分で、ほとんど（90％）が1時間以内に終息する。

3）WHO3段階除痛ラダーと、鎮痛剤使用の5原則

WHOの3段階除痛ラダーを（図3）に示す。

疼痛の軽い第一段階では、NSAIDs（非ステロイド性鎮痛薬）やアセトアミノフェンを使用し、痛みが強くなったら第二段階として弱オピオイドのコデイン、ドラマールを、激しい疼痛に対しては第三段階として、モルヒネ、オキシコドン、フェンタニルなどの強オピオイドを使用する。鎮痛剤使用の5原則は、①経口的に（by mouth）、②時刻を決めて規則正しく（by the clock）、③除痛ラダーに沿って効力の順に（by the ladder）、④患者ごとの個別的な量で（for the individual）、⑤その上で細かい配慮を（with attention to detail）となっている。

4）がん疼痛の薬物の種類

①がん鎮痛薬の一覧（図4）：非オピオイド薬、弱オピオイド薬、強オピオイド薬よりなる。

②オピオイド鎮痛薬の種類と投与方法（図5）：徐放性製剤としては、モルヒネ徐放剤、オキシコンチン、速放製剤としてはモルヒネ剤、オキノーム、バッカル、舌下錠、静注薬としては、アンペック、オキファスト、フェンタニル、貼付

[図２]痛みと症状の分類

痛みの種類		痛みの性質	効果等
侵害受容性疼痛	内臓痛	腹部腫瘍の痛みなどで深く鈍い痛み	オピオイドが有効
	体性痛	骨転移など局在の明確な痛み、ズキッとした痛み	突出痛に対するレスキューによる緩和がポイントである
神経障害性疼痛		神経叢浸潤、骨髄浸潤などによる痛み、ピリピリ、ジンジンとした痛み	難病性で鎮痛補助薬が必要となる

[図３]WTOの3段階除痛ラダー（日本ペインクリニック学会）

<table>
<tr><td></td><td></td><td rowspan="2">強オピオイド：モルヒネ、オキシコドン、フェンタニル、タペンタドール、これらで症状管理困難な場合はメサドンを使用する。鎮痛剤使用基本五原則に従って使用、副作用対策に十分気を付ける</td></tr>
<tr><td></td><td>弱オピオイド：コデイン、トラマドール、オピオイドに抵抗感を持つ患者には使用しやすい</td></tr>
<tr><td colspan="3">NSAIDs、アセトアミノフェン
副作用対策を忘れずに、オピオイドと作用機序が違うため副作用がない限りオピオイドと併用する、有効限界あり</td></tr>
<tr><td>第一段階</td><td>第二段階</td><td>第三段階</td></tr>
</table>

[図4]がん鎮痛薬一覧

薬剤群	代表薬	代替薬
非オピオイド鎮痛剤	アスピリン アセトアミノフェン イブプロフェン インドメタシン	ジフルニサル ナプロキセン ジグロフェナク フルビプロフェン
弱オピオイド (第1段階から第2段階で使用する)	コデイン	ジヒドロコデイン アヘン トラマドール
強オピオイド (第2段階から第3段階で使用する)	モルヒネ	メサドン ヒドロモルフォン オキシコドン ペチジン フェンタニル

[図5]オピオイド鎮痛薬の種類と投薬方法

		モルヒネ	オキシコドン	フェンタニル
経口	徐放製剤	MSコンチン モルペス MSツワイスロン カディアン ピーカード パシーフ	オキシコンチン	
	速放製剤	モルヒネ水 (オプソ) モルヒネ散 錠剤	オキノーム	頬粘膜吸収錠： イーフェンバッカル 舌下錠： アブストラル
静注		アンペック (注射)	オキファスト	フェンタニル (注射)
経皮				デュロテップM Tパッチ
座薬		アンペック		

［図6］レスキュー薬の特徴

速放製剤	効果発現時間	持続時間	利点	注意事項
モルヒネ オキシオドン	30～40分	4時間前後	切れ目の痛みに良い適応、経験的に1日用量の1/6投与、最高用量の上限がない	速効性がない、便秘の悪化
フェンタニル	～15分	1～2時間	内服困難で使用可能、便秘になりにくい、速効性のため突出痛に良い適応	用量設定が必要、投与間隔、回数に工夫が必要、やや高額

剤としてはデュロテップMTパッチ、坐薬としてはアンペックがある。

5）レスキュー薬

レスキュー薬とは、緩和ケアにおいて、突出痛が出た時や出そうな時に徐放製剤に追加する速効性薬剤のことである。突発性の痛みからの救出という意味でこう言われている。レスキュー薬のまとめは図6に示す。

6）オピオイドの副作用と対策

（日本緩和ケア学会ガイドラインより）

①嘔気・嘔吐：吐き気・嘔吐は、オピオイド鎮痛薬を初めて使用したときや薬の量や種類を変更したときに数日～

２週間程度見られることがある。オピオイド鎮痛薬を使い始めると同時に、吐き気止めを少なくとも１～２週間は併用すると嘔気が和らぐ。

②便秘：便秘はオピオイドを投与された患者に高頻度に起こり、耐性形成（効かなくなる）はほとんど起こらないため、下剤を継続的に投与するなどの対策が必要になる。

③眠気：オピオイドによる眠気は投与開始初期や増量時に出現することが多い。対策は痛みがなく強度の眠気がある場合は、オピオイドを減量する。眠気のためにオピオイドの増量が困難な場合は、オピオイドローテーション（＊）を検討する。

＊オピオイドローテーション：オピオイドの種類を変更することで、副作用の改善や鎮痛効果の増強などを目的に行なわれる。

④せん妄（もう）・幻覚：がん患者においては、さまざまな要因でせん妄（＊）などの認

知機能障害が出現することがあり、原因を鑑別する必要がある。オピオイドによるせん妄・幻覚は投与開始初期や増量時に出現することが多く、オピオイドの減量やオピオイドローテーションが必要となる。

＊せん妄：周囲を認識する意識の清明度が低下し、記憶力、見当識障害、言語能力の障害などの認知機能障害が起こる状態。通常、数時間から数日の短期間に発現し、日内変動が大きい。

⑤呼吸抑制：用量依存的な延髄の呼吸中枢への直接の作用によるもので、二酸化炭素に対する呼吸中枢の反応が低下し、呼吸回数の減少が認められる。対策は、酸素投与、患者の覚醒と呼吸を促すこと。また、重篤（じゅうとく）な場合には、薬物療法としてオピオイド拮抗薬であるナロキソンを使用する。

６．症例検討、在宅看取り

症例１：84歳女性、病名：肝内胆管がん

経過：平成26年10月、体調不良で某医療センターを受診し、ＡＬＰの異常を指摘され、精査、肝胆嚢腫瘍、肺転移、多発リンパ節転移と判明した。大学病院消化器外科へ転院し、手術の適応はなく、11月から抗がん剤投与となった。６クール合計12回抗がん剤を投与したが、肝機能、ＡＬＰが再上昇し、体力も衰え、副作用のため、食欲不振、体動時の呼吸苦も出てきて、平成27年２月で治療中断、その後大学病院通院が困難となり、平成27年5月から訪問診療開始。腹水、黄疸、衰弱も強く、痛みが徐々に出て、緩和ケア開始。嘔吐、下血があり、意識も朦朧としてきて、死亡２日前に「自宅での母親の死を迎えたくない」という家族の強い希望により、近くの病院に救急搬送、死亡した。看取りなし。

症例２：51歳、男性、病名：下咽頭がん、慢性アルコール中毒、うつ病

経過：26歳頃よりアルコール依存症といわれ、治療を行なっていた。平成21年メン

タルクリニック通院。平成23年外傷性くも膜下出血、脳挫傷で大学病院医療センター入院。平成23年3月アルコール性肝障害で精神科病院に入院。平成24年6月アルコール依存症、うつ病のため近く精神科の病院に入院。

平成27年6月下咽頭がん（ステージ4）でリンパ節転移ありといわれて来院、大学病院耳鼻科受診を勧め診断を確定。当方でも放射線療法を勧めたが、本人の強い希望により結局、積極的な治療は受けないことに決め、自宅療養となる。

同年8月から訪問診療開始。左側頸部（けいぶ）の腫瘤が増大し、痛みが出てきたため緩和ケア開始。飲酒喫煙は本人の意のままとする。10月に入り、頸部の腫瘤はいよいよ増大し、9・5×10㎝、痛みが強くなり、麻薬増量（デュロテップ、オキノーム、オキシコンチン）、11月に入り腫瘍部位から出血あり、呼吸苦も出て12月からHOT（在宅酸素療法）開始。12月22日死亡。看取（みと）り実施。

症例3：80歳、男性、病名：肺がん

経過：平成27年5月、易疲労（いひろう）感と貧血のため検査し、Hb6・3g／dlと胸部レントゲンで左中肺野に陰影を認めた。胸部CTにて左の肺腫瘍が疑われ、5月26日大学病院呼吸器外科紹介。外来で精査後、6月29日入院、7月3日左肺がんの病名で、胸腔鏡下で左肺上葉切除実施。Adenocarcinoma,Stage IB.この間貧血が著明なため、血液内科で精査したが診断確定できず、経過観察となる。

同年12月頃より、体力低下、息切れが強くなる。平成28年2月から肩や背部痛が出現、NSAIDsが効かず、3月になると背部痛、腰痛が夜中に激痛となる。往診でオキノーム、オキシコンチン等で疼痛緩和を図るもコントロールできず、一進一退の状態。

4月になり激痛の原因再検査のため大学病院再入院、検査の結果胸椎の骨折が激痛の主因と結論され、転院後テリボン注射、ステロイドおよびフェンタニル投与。貧血は精査の結果、骨髄異形成症候群と診断された。現在痛みが徐々に軽減し、通院治療かつ経過観察中。一時は看取りになるかと思われたが、大学病院との連携により改善させることができた。

症例４：64歳、女性、病名：卵管がん（胃内視鏡検査、大腸内視鏡検査、骨密度異常なし）

経過：以前から円形脱毛があり皮膚科で治療を行なっていた。平成27年８月、５カ月ぶりに来院、脱毛が著明に進行したため、血液検査を行なった。状況からして、悪性疾患も疑われ検査し、ＣＡ１２５：４５９、ＣＥＡ６：９、ＣＡ19―９：53・４であった。まず胸部、腹部、骨盤部ＣＴを撮り、上記のように診断された。がん専門病院紹介した。

その後の経過：10月６日～10月29日、腹腔鏡で卵管がん診断確定、抗がん剤投与。平成28年１月４日、再入院、卵巣等摘出、その後術後の抗がん剤治療開始。経過良好、平成29年３月ＣＥＡ１６６と上昇、５月、ＣＥＡ３３０まで上昇し、再発。別の抗がん剤（カルボプラチン、ゲムシタビン）投与。その後通院、入院を繰り返す。

平成30年３月、イレウス腹痛有り、近くの総合病院入院、平成30年５月訪問看護開始、ＩＶＨの管理実施、この間、がん専門病院、練馬総合病院、在宅薬局（ＩＶＨの材料供給）と綿密に連携を取りながら経過観察。平成30年５月、訪問診療開始、この時点で、再発卵管がん、腹膜播種、下肢血栓性静脈炎、本人の希望により近在の大学病院腫瘍内科のセカンドオピニオンを受ける。

セカンドオピニオン：現状ではこれ以上の有効な薬剤はなし、ＰＤ—１（オプジーボ）も保険適用になっていない。

この間の症状：常時嘔気嘔吐有り、ＩＶＨのため食事は一切なし、黄疸が顕著となる、イレウスはなく安定、胸痛、肩甲骨の痛みが発症、平成30年9月から在宅緩和ケア開始。オキノーム散、ＮＳＡＩＤｓより開始。オキノーム単独では痛みのコントロールが不安定なため、デュロテップ貼付剤併用。ご主人の不安も強く、訪問看護師からもいわゆるＡＣＰとして精神的なサポート実施。

12月11日、ＩＶＨが詰まって点滴が落ちなくなり、緊急で同総合病院を受診し、回復する。その後黄疸が強くなり、徐々に衰弱有り。12月27日、院内検討会実施、特に年末、年初対策と、看取りの準備。訪問診療、訪問看護訪問日の調整、年初急変時の対応、特に板橋区医師会主治医・副主治医制度の確認（主治医がいない時は副主治医が往診する体制、ファーストコールは主治医）。12月27日夜、突如呼吸停止し、緊急往診し、死亡確認、看取り実施。

7．まとめ

緩和ケアとは、患者の身体的・精神的苦痛を和らげることにより、生活の質の改善を目的とした治療のことである。がんだけでなく、心不全、呼吸不全等の末期の患者を対象とし、医師、看護師等が多職種で取り組み、全人的に医療と介護を提供するもので、施設型と在宅型がある。

緩和ケア実施の際には、患者の意思決定を支えるための事前医療・ケア計画（アドバンス・ケア・プランニング：ＡＣＰ）を行ない、自分に行なわれる医療やケアのあり方を事前に意思表示しておくための事前指示書（アドバンスディレクティブ）を作成することができる。

がん疼痛の薬物療法は、ＷＨＯの３段階除痛ラダーに沿って行なわれることが重要で、現在使われているオピオイド、その副作用についても解説した。在宅での緩和ケア実施症例４例を提示した。

＊＊＊＊＊＊＊＊＊＊＊＊＊＊＊＊＊＊＊＊＊＊＊＊＊

【コラム②】　メタボ健診、対策と効果について

平成20年からメタボリックシンドローム（内臓脂肪症候群）を減らし、高血圧、糖尿病、脂質異常症（主に高脂血症）などを早期に見つけ出し、脳卒中や心筋梗塞等を減らす対策がとられた。

これは、日本人の５大死因が、平成20年当時、悪性新生物（30・０％）、心疾患（15・９％）、脳血管疾患（11・１％）、肺炎（10・１％）、不慮の事故（３・３％）となっていて、国民の健康長寿をかなえるための施策として期待されたためである。そのためには脳卒中や心筋梗塞などを起こしやすい対象者を洗い出さなくてはならない。

さて、どうするか。研究者たちが統計を駆使してあぶり出したのが、以下の条件である。まず、腹囲で男性85㎝以上、女性90㎝以上、または、ＢＭＩ（体重を身長で２回割り算をして算出）が25以上なら、次のステップへ進む。血糖（空腹時血糖１１０㎎／dl以上またはＨｂＡ１ｃ５・５％以上）、脂質（中性脂肪１５０㎎／dl以上またはＨＤ

Lコレルテロール40㎎／dl未満）、血圧（収縮期血圧130mmHg以上または拡張期血圧85mmHg以上）、これに喫煙の有無が考慮されて、メタボ該当者、非該当者、予備群に分類される。

女性の腹囲が90㎝以上という条件となっているが、なぜ85㎝以上では駄目なのかという議論が起きたと聞いている。今、思うと女性の90㎝以上は、それなりの納得感がある。

しかし問題は、メタボ該当者、メタボ予備群対象者に対する特定保健指導である。血糖、脂質、血圧の異常値を示す項目数により、積極的支援と動機付け支援に分けられる。前者は、初回個人面談（20分以上）でライフスタイルに合わせた目標を設定。電話相談やメールにより途中経過の確認と生活習慣の改善の支援など、3カ月間の継続した保健指導が行なわれ、6カ月後に評価される。後者は、個別面接またはグループ支援を原則1回行ない、対象者が自らの生活習慣を振り返り、行動目標を立てて行動に移し、その生活が継続できることを目指す支援だ。6カ月後に通信等（電話・eメール・ファックス・手紙など）を利用して評価が行なわれる。

ここまで読んでみてお気づきになったであろうか。メタボ健診は大変分かりづらい。さらに、メタボは自覚症状がないため、検診受診者が真剣に取り組まないことが多い。また、積極的支援や動機づけ支援の内容は、企業で忙しく働いている人に対して、お節介にも以後、途中にも介入してくる仕組みとなっている。当然保健指導の実施率は低くなると予想される。

厚生労働省のデータによると、平成27年度のメタボ健診（特定健康診査）・特定保健指導の実施状況は、特定健康診査の対象者数は約5396万人（平成26年度約5385万人）、受診者数は約2706万人（平成26年度約2616万人）である。

実施率は50・1％（平成26年度と比べて1・5ポイント向上）となっている。また、特定保健指導の対象者数は約453万人（平成26年度約440万人）で、健診受診者に占める割合は16・7％（平成26年度16・8％）。

特定保健指導の終了者数は約79万人（平成26年度約78万人）で、保健指導対象者に占める割合は17・5％（平成26年度と比べ0・3ポイント減少）となっている。この結果、メタボリックシンドロームの該当者及び予備群は、平成20年度比で2・74％減少。

メタボ健診の効果についての分析では、「積極的支援」を受けた参加者は、2008年度と比べて2011年度では、腹囲は男性で1・48㎝、女性で2・66㎝、それぞれ減少した。同じく体重は男性で1・25kg、女性では1・65kg、それぞれ減少した。さらに、血糖値の平均値を示すHbA1c値は、2008年度と比べて2011年度では、男性で0・07%、女性で0・02%それぞれ増加したが、大きな増加は抑えられたことが判明した。血圧値（収縮期血圧）は男性で2・12mmHg、女性で3・31mmHg、それぞれ減少した。中性脂肪値は男性で35・75mg/dl、女性では27・51mg/dlそれぞれ減少した。

さて、生活習慣病健診と死亡率との関連についてデンマークでの研究では、残念ながら因果関係はなかったという。統計学的に意味のあるランダム化比較試験を採用した研究で、30～60歳の成人男女を、健診を受ける約1万2000人（介入群）と、健診を受けない約4万8000人（対照群）にランダムに割り付け、両方のグループを10年にわたって追跡し、5年間で約4回の保健指導を実施し、食事習慣や運動、喫煙、飲酒の習慣を改善した。しかし、前述のように、死亡率に有意差は出なかった。

メタボ健診実施にあたって、明らかな有効性を示すエビデンスがないにもかかわらず、国と一部の研究者の意向により実施され、２００８年から２０１４年までに約１２００億円もの税金が費やされた。

国のデータを読むといかにもデータが改善されたように見えるが、本来の目的は、脳卒中や、心疾患を減じて、健康を確保するためのものである。国民の死亡率に直接関与しているこのような疾病を減じて初めて効果が評価されるべきものと思われる。

日々、日常診療に関わっている筆者としては、エビデンスが不十分なメタボ健診は今ひとつ意欲がわかない。特に保健指導については、受診者がなかなかやりたがらないのでこちらも困ってしまう。

＊＊＊＊＊＊＊＊＊＊＊＊＊＊＊＊＊＊＊＊＊＊＊＊＊

＊＊＊＊＊＊＊＊＊＊＊＊＊＊＊＊＊＊＊＊＊＊＊＊＊＊＊

【コラム③】　転倒骨折でたちまち寿命を縮めないために

高齢者の健康にはリハビリが重要であると、近年見直されてきた。

健康上の問題で日常生活が制限されることなく生活できる期間、すなわち健康寿命は現在（2010年）、男性70・42歳、女性73・62歳で、平均寿命との差異は男性9・13年、女性12・68年となっている。特に女性は健康でない状態が長くなっている。

一方では、高齢者医療におけるリハビリの役割、有用性は増してきているが、介護予防、生活習慣病予防、腰痛予防、サルコペニア・ロコモティブシンドローム予防に、リハビリは欠かせないものとなってきた。

ポリファーマシーという言葉が最近急に脚光を浴びてきた。さまざまな要因によって必要以上の医薬品を使用している状態、と理解されている。転倒のリスクについてみると、服薬数が3―4剤では転倒の頻度は20％程度だが、5剤以上になると40％に倍増する。しかし、医療・介護関係者でもその重要性はまだ不十分理解されていない。

最近こんな経験をした。87歳女性である。病名は高血圧、糖尿病、頻脈性心房細動である。平成28年7月、電話がかかってきた。苦しいから往診してくれ、と言う。往診してみると、脈拍84～144で不整脈がみられ、血圧122／80で安定している。頻脈と不整脈があるので発作性心房細動のようであり、救急対応が必要と判断し、近くの大学病院へ行くよう、救急車の手配をした。4日入院して、頭記のように診断され、軽快して退院した。在宅生活は限界のようで、家族の意向もあり、サービス付き高齢者住宅に入所した。これから在宅訪問診療開始となった。

当初は、BMI（身長体重比、正常範囲は22～25で、20以下では痩せが心配である）は18・2、Hb（血液のヘモグロビン値：11以下は貧血）は9・9g／dl、Alb（血中アルブミン値：3・8～5・2が正常で、3・8以下だと栄養不良がある）は3・5㎎／dl、HbA1c（ヘモグロビンA1c：4・6～6・2が正常で、6・5以上なら糖尿病が疑われる）は6・7%、BUN（血中尿素窒素：8・0～22が正常で30以上だと腎不全が疑われる）で31・0であった。

高齢者ならごくありふれた所見であるし、調べれば骨粗鬆症もある。服薬は、胃、心臓、抗不整脈薬、降圧剤、頻尿、貧血などで7種類である。栄養状態が悪く、ともかく食事が十分に摂れない。両下肢の筋萎縮が強く、床に座り込んだら一人では立ち上がれない。リハ栄養の開始である。目標は、栄養状態に留意して、歩行ができることと転倒防止である。

訪問リハビリ開始。成果は徐々に現われ、1カ月後には室内だが、杖歩行が可能となった。リハビリの意欲もあり、2カ月ほどで杖を使えば近所のラーメン店に行かれるようにまで回復し、近所のスーパーマーケットに一人で出かけ、階段を手すりをついて昇る訓練を自らやっていた。約1年訪問リハをやって、回復したのでデイサービスに通うことになった。デイサービスでマージャンを楽しんだり、みんなでやるリハビリも続けてはいた。しかし、集団リハビリで個々の状況をみて行なうリハビリではない。

平成30年7月、ＢＭＩ17・1、Ｈｂ10・6、ＡＩｂ3・7、ＢＵＮ34・2、Ａ1ｃ7・0％で、データ的には高齢でもあり、なかなか改善したとは言い難い。

この間、服薬は便秘薬、抗不安薬、骨粗鬆症薬が増えて合計10種類になった。平成

30年12月にはとにかく減薬ということで、必要最小限6種類までにした。

　平成31年、徐々に体力の低下もあって、ＡＤＬが低下し、歩行がやや不安定となってきた。転倒がかなり多くなってきていた。自己リハビリもやらなくなっていた。３月のある日、突然息子さんから電話があった。母が床に倒れた状態で起き上がれず、非常に痛がっているという。早速緊急往診。状態が悪く救急車対応とした。最初と同じ大学病院に入院した。

　さて、どうなったか？　16日後、息子さんからその後の状況報告があった。腰椎の圧迫骨折で痛みが強く、集中治療室へ入り、食事も摂れなくなり、本人も特別な医療は希望せず、ＩＶＨとなった。６月になって、大学病院の主治医から報告があった。病名は急性心不全、心房細動、細菌性肺炎、十二指腸穿孔、腰椎圧迫骨折。肺炎があったので抗生剤を投与し多少効（き）いたが、胸水（きょうすい）が溜まり心不全が増悪し、腎障害、吐下血が加わり、結局急性心不全で入院45日目に亡くなった。90歳。

　リハビリを勝手に止めては駄目なんです。

＊＊＊＊＊＊＊＊＊＊＊＊＊＊＊＊＊＊＊＊＊

＊＊＊＊＊＊＊＊＊＊＊＊＊＊＊＊＊＊＊＊＊＊＊＊＊＊＊

【コラム④】　前立腺がんの思い出

最近、前立腺がんが急増しているという。

男性の部位別がん罹患数は、２０００年では胃がん（９万１００６人）、大腸がん（７万７３６５人）、肺がん（７万６９１３人）、前立腺がん（７万３１４５人）の順であったが、その後、前立腺がんのみが急増し、２０１１年では胃がんがトップであるが、大腸がん、肺がん、前立腺がんはほとんど同じ罹患数となってしまい、国立がん研究センターのがん登録・統計の予測によると、２０１５年には前立腺がんがトップ（９万８０００人）になるという。ちなみに女性のがんの１位は乳がんであり、欧米と似た状況になってきている。

前立腺がんは典型的な高齢者がんで、近年高齢化が進んでおり、前立腺がんが増える要因となっている。しかし、年齢以外に生活習慣的な要因（食事、運動、肥満など）も報告されており、さらには、運動不足、動物性脂肪摂取もリスクといわれている。

前立腺がんを早期に見つけるのはそれほど困難ではなく、血中の前立腺特異抗原（ＰＳＡ）の測定が有力であり、今では、人間ドックや自治体の健診に組み込まれている。ＰＳＡ測定後異常があれば、超音波検査、ＭＲＩを行なって、生検をして確定される。ＰＳＡ値は４以上は異常であり、原則精密検査となる。しかし、困ったことには、４・０以下でも前立腺がんが含まれている（約20％）。生検によるがんの陽性率は、ＰＳＡ４～10で37・６％、10～20で58・４％、20～30で80・６％となっている。

前立腺がんの症例を2例提示したい。

１例目は、83歳男性のＡさんである。高血圧、脂質異常症、糖尿病で私の外来に通院し、区の健康診査も１年ごとくらいには受けていて特段の異常は見出（みいだ）せなかった。平成22年、この頃夜間頻尿が気になるというので、前立腺を疑い、ＰＳＡを検査したら４・81であった。その後ＰＳＡは６・47、４・80、10・２、10・３、10・６、12・４と上昇傾向がはっきりしてきたので、近くの大学病院泌尿器科を紹介し前立腺の生検の結果、がんと判明、その後は泌尿器科で本人の希望もあり、経過観察となった。

本人は定期的に通院していたが、血液を見るだけで自覚症状もなく、そのうち通院を中断してしまった。

それから8年経過して、泌尿器科にはまだ通院しているものと思っていたが、平成30年夏頃よりどうも元気がないという。転びやすくなり、貧血が目立ち、精密検査を行なったところ、PSA7080と急上昇していた。CTでは前立腺がん、多発骨転移と判明、ただちに以前の泌尿器科へ再紹介し、緊急入院で、輸血、ホルモン療法を開始した。本人も症状がなく、痛みもないので軽く考えていたようであるが、ホルモン療法が効いてもらいたいと思っている。

2例目である。特に生活習慣病としては高尿酸血症があり、風邪などで当クリニックにかかっていた男性。平成23年、56歳の時、PSA1・6で経過観察となり、平成24年6・02と軽度上昇したところで、大学病院に紹介した。本人はロボット支援手術を希望したため、他の病院に転院し、そこで、平成25年に手術をし、直前のPSA8・7から直後1・5に低下したものの、2カ月後2・56へと軽度上昇した。平成25年はホルモン療法中で0・8と順調であった。その後平成28年までは手術をした病院に通院していたが、その後こちらには消息不明となっていた。

平成31年1月、ひょっこり奥さんが来院し、平成30年12月に本人が亡くなったという。平成25年の手術時にすでに大腿骨に転移があったという。ホルモン剤をいろいろ試したがどうも十分効かなかったようで、背中にも転移し、某大学病院で保存手術と放射線治療を行なったが、本人は民間療法に頼ったという。高額なお金を支払ったが、まったく効かなかったというが、奥さんの忠告にも耳を貸さずお亡くなりになった。

前立腺がんでも元気で暮らしている人はけっこういるが、この2例が印象に残ったので思い出として心に刻(きざ)みたい。

＊＊＊＊＊＊＊＊＊＊＊＊＊＊＊＊＊＊＊＊＊＊＊＊＊＊

第四章

高齢者の腰痛対策

——腰痛では、なかなか入院させてくれない

1．腰痛とは

腰痛とは病気の名前ではなく、腰部を中心とした痛みや、張った感じなど症状の総称である。医療機関にかかる腰痛患者の85％は非特異的腰痛（原因が特定できない腰痛）で、15％は特異的腰痛（原因が特定できる腰痛）である。

原因としては、椎間板ヘルニア（4～5％）、脊柱管狭窄症（4～5％）、脊椎圧迫骨折（4％）、さらに割合は低くなるが、感染性脊椎炎、がんの脊椎転移（1％）、大動脈瘤、尿路結石などの内臓疾患（1％未満）となる。

2．三大腰痛とは

高齢者がかかる三大腰痛症は、変形性脊椎症、腰部脊柱管狭窄症、脊椎圧迫骨折である。

1）変形性脊椎症は、脊椎骨（背骨）の変形や、椎間板（脊椎の間にある軟骨組織）が加齢により変性して姿勢の変化が起きて、脊椎周囲を支えている筋肉が緊張し、筋肉疲労が起きて疼痛が発生すると考えられている。

２）腰部脊柱管狭窄症は、背骨のなかにある神経（脊髄）を収めている鞘にあたる部分が加齢により変性し、変形したりして狭くなり、中に収まっている脊髄（神経の束）が圧迫されて痛み、しびれや麻痺が生じた状態の病気である。狭窄の部位と程度により、臀部や下肢に症状が出て、姿勢や歩行により、症状が悪化したり、改善したりする特徴がある。

特に、脊柱管狭窄症では、前傾姿勢（前かがみ）をとると痛みが軽くなったり、長く歩くと足が痛くなったり痺れが強くなり、これ以上歩けなくなる（間欠性跛行）ことがしばしば認められる。

３）脊椎圧迫骨折は、加齢により脊椎（背骨）の強度が低下し、転倒、しりもち、くしゃみなどの少しの衝撃などにより、脊椎が押し潰されるように骨折した状態のこと。骨折の多くの原因は骨粗鬆症によるものである。

３．急性腰痛、慢性腰痛

急性腰痛はいわゆるぎっくり腰のことで、病名としては腰部椎間板の断裂・ヘルニア、腰部椎間板症、腰椎圧迫骨折があり、物を持ち上げたり、腰をひねったときに、急激に起こる腰痛で、動けなくなることもある。

慢性腰痛は、少なくとも6カ月以上持続する腰痛のことをいい、病名としては腰部椎間板ヘルニア、変形性脊椎症、椎間関節症、腰部脊柱管狭窄症などがある。

4．腰痛に影響を与える要因

①動作要因として、強度の身体的負荷、長時間の静的作業姿勢、前屈（お辞儀）、ひねり、後屈捻転（ねんてん）（うっちゃり姿勢）、急激または不用意な動作が、

②環境要因として、振動、寒冷、床面の状態、

③個人的要因として、年齢及び性、体格、筋力、心理的状態が挙げられる。

5．高齢者の腰痛の特徴

高齢者の腰痛は慢性腰痛が多く、その原因は加齢によるのが特徴といえる。

個々の疾患について述べると、主として加齢性変化によるものは、腰椎椎間板変性

症、変形性腰椎症、無分離脊椎すべり症、強直性脊椎骨増殖症、腰部脊柱管狭窄症が挙げられる。必ずしも高齢者でなくても見られるものとして、脊椎分離すべり症（外傷または生まれつきによる）、腰椎椎間板ヘルニア（外傷による）、強直性脊椎炎（リウマチ性疾患が原因）、結核性脊椎炎、化膿性脊椎炎（結核菌や細菌による）がある。

整形外科領域以外の腰痛の原因としては、腎・泌尿器系で腎結石、尿路結石、腎盂（じんう）腎炎（じんえん）など、婦人科では子宮がんや子宮筋腫など、血管系では腹部大動脈瘤、閉塞性動脈硬化症などがある。中には、次に述べるように生命に危険な腰痛もある。

6. 高齢者にみられる危険な腰痛

1）大動脈解離

動脈硬化が原因で、大動脈の内膜に亀裂（きれつ）が生じ、背中から腰に掛けてハンマーで叩かれたような激痛に見舞われる。破裂すれば急死するので、救急対応となり、診断にはCT検査が必要で、緊急手術となる。現在では、24時間態勢で緊急手術ができる地域の拠点病院が整備されている。

２）化膿性脊椎炎・化膿性椎間板炎

脊骨、腰骨や椎間板に、細菌感染を起こし、高熱と激しい腰痛が発生する。高齢者、糖尿、ステロイド薬服用者などでは感染を起こしやすく、罹患しやすい。熱が出にくい場合もあるので、診断には血液検査（ＣＲＰ、白血球増多など）や腰部ＭＲＩ検査が必要となる。

３）悪性腫瘍の骨転移

肺がん・乳がん・前立腺がん・多発性骨髄腫（骨転移全体の２〜３割）、腎臓がん・肝臓がん（骨転移全体の１割程度）などが特に転移を起こしやすく、腰痛症状が出てくる。

４）膵炎、膵臓がん、尿管結石、尿路感染症

膵臓や腎臓は、背中の方に位置している臓器なので、炎症により腰痛症状が出る場合がある。尿管結石では小さな石が腎臓から尿管を伝わって落ちてくるときに激痛が発生する。この時当初は腰痛として感じることがある。腎盂腎炎などで炎症が強い場合には、発熱、背部の叩打痛（腰を叩くと強く痛みが出る）、確定診断には超音波、

CT、MRIなどの画像検査や、血液検査・検尿・尿細菌培養検査が必要となる。

7. 介護と腰痛

1）腰痛災害の発生状況

厚生労働省の「介護業務で働く人のための腰痛予防のポイントとエクササイズ」によると、平成21年の業務上疾病の発生件数は7491件で、そのうち腰痛は4870件と、全体の6割以上を占めている。

2）介護の際に腰を痛めやすい姿勢

移乗介助やトイレ介助、入浴介助などで前傾姿勢や中腰、腰をひねる動作をするのは介護の仕事に付きものである。腰をかがめた状態で介護を行ない、その姿勢をとり続けると、腰痛の要因になる。

3）腰痛にならないための対策

腰を曲げるのではなく、腰を落とす。持ち上げるのではなく、スライドさせる。被介護者にできる限りのことはやってもらう。

グッズを活用する。エクササイズをする。

8. 職場の腰痛対策

職場での腰痛対策の基本は、対象物、対象者、姿勢や動作、職場環境、作業者の健康、作業時間、職場の管理体制が挙げられる。

作業所の環境整備、たとえば床が滑りやすいとか、段差などは転倒することで腰痛の発生を促すので改善すること。足元は明るくすること。腰痛は、湿度が高いとよくないので湿度を快適に保つこと。また、室温を快適な温度に保つことも、腰痛は冷えると悪化しやすいので有効である。

次に、作業動作の改善・工夫が重要である。作業者の性別・年齢・体力を十分考慮し、無理な作業動作を避けて、自動化・省力化をすること。重い対象物を持つときは、できるだけ体に近づけること。

作業台や椅子(いす)の高さに気をつけ、床の物を持ち上げるときは、膝を多少曲げて直接腰に力がかからないように工夫すること。

適宜休憩をもうけ、作業量も多くならないように計画すること。服装も作業しやすい服装にして、ハイヒールやサンダルは禁止すること。

職場での腰痛体操やストレッチの実施や、腰痛予防の教育、労働者の健康診査も実施するようにすること。

9. 腰痛の診断

腰痛はさまざまな原因で発症するため、また病態により治療法も異なるため、正確な診断が必要となる。症状の部位と経過、合併症状の有無、神経学的診察所見、およびレントゲン、CTやMRIなどの画像検査により、総合的に診断される。感染や腫瘍が疑われる場合には血液検査が、また腰部脊柱管狭窄症が疑われる場合には、脊髄造影検査も行なわれる。

①単純レントゲン：正面、側面、必要に応じて斜めからの撮影を行なう。斜位では腰椎分離症を評価することが可能となる。

②CT：レントゲンで異常があり、さらに詳しく立体的に脊椎を評価したい場合

や、脊椎に異常を疑う場合にはCTをとる。
③MRI：MRIは骨髄と軟部組織の評価に適している。MRIでは圧迫骨折の新旧の区別ができたり、腫瘍の有無を確認したり、椎間板の変性やヘルニアの状態を評価したり、脊柱管内に収まっている神経の圧迫有無・程度を評価したりする。

10．腰痛の治療

薬物療法、神経ブロック注射療法、コルセットなどの装具療法、牽引などの理学療法、運動器リハビリテーション、手術治療がある。しかし、高齢者の腰痛に対しては薬物療法を行ないつつ一般的な保存療法として理学療法（運動療法、物理法）、装具療法、日常生活動作の指導を行なうのが一般的である。

1）薬物療法

ここに挙げた薬剤は一例であり、参考として述べる。
①非ステロイド性抗炎症薬：ロキソプロフェン（ロキソニン）、ジクロフェナク

（ボルタレン）は、局所の炎症を抑え、痛みを軽減する働きがある。長期の服用で、胃炎や胃潰瘍、腎機能障害などの副作用が出ることがあるため、胃の薬と併用することが一般的である。また腎機能障害も見られるので、腎機能が低下した人は腎機能が落ちてきていないか、検尿をしたり、血液検査（尿素窒素、クレアチニン等）を行なうことが必要である。

②筋弛緩薬：チザニジン（テルネリン）、エペリゾン（ミオナール）、クロスフェネソンカルバミン酸（リンラキサー）は、筋肉の緊張を和らげる効果がある。腰痛では痛みにより周囲の筋肉が緊張して痛みが増幅することがあり、筋弛緩薬は有効である。

③抗不安薬：エチゾラム（デパス）には、筋肉の緊張を軽減するとともに、痛みによって生じる精神的な緊張を軽くする働きがある。

④抗うつ薬：ノリトリプチリン（ノリトレン）、アミトリプチリン（トリプタノール）、デュロキセチン（サインバルタ）、ミアンセリン（テトラミド）などは、脳や脊髄での痛みの信号の伝わり方を変えることで、脳での痛みの感じ方を軽く

することができます。ただし、効果がはっきりしない時は、いつまでもだらだらと服用しないこと。

⑤抗けいれん薬：プレガバリン（リリカ）、ガバペンチン（ガバペン）は、ビリビリとした神経の痛みを抑える働きがある。

⑥オピオイド製剤：トラマドール（トラムセット：配合錠）、トラマール、ブプレノルフィン（レベタン、ノルスパン）は、弱いオピオイド鎮痛剤で、脳や脊髄のオピオイド受容体に作用して痛みを和らげることができる。腰痛が強く一般の鎮痛薬が効かない時に服用するもので、長期服用は副作用に十分気を付けること。

2）神経ブロック注射療法

①腰部硬膜外ブロック

脊髄の周りを囲む硬い膜（硬膜）の外側の空間（硬膜外腔）に、局所麻酔薬を注入して、痛みの神経を遮断（ブロック）する方法である。このブロックは、外来で1〜2週間に1回の頻度で行なうことができる。

②腰部椎間関節ブロック

脊椎は、椎骨が縦に連結していて、椎間関節とは、上下の椎骨が連結する関節のことで、ぎっくり腰の原因の1つに、この関節の捻挫（椎間関節症）がある。椎間関節ブロックは、椎間関節に局所麻酔薬を注入することで、椎間関節の周囲の神経が遮断されて痛みが軽くなる効果が得られる。

このほかにも専門的な治療（脊髄後枝内側枝高周波熱凝固法、脊髄刺激電極埋め込み術）があるが詳細は専門書を参考にしていただきたい。

3）コルセットなどの装具療法

高齢者のいわゆる腰痛は生活関連疾患であり、心理的・社会的要因も大きく、治すというよりはコントロールして、生活の質を改善することが主目的でもある。腰椎椎間板ヘルニア、変形性脊椎症、腰椎分離症、腰椎すべり症、腰部脊柱管狭窄症、骨粗鬆症などでは、病態に合わせてダーメンコルセットや腰部固定帯等を使用する。軟性コルセットがほとんどであるが、症例や時期によってはプラスチックを利用した半硬性コルセットを使用することもある。

4）物理療法、電気療法、温熱療法及び牽引などの理学療法、急性炎症症状を除き運動療法の前処置として用いられることが多い。目的は疼痛閾値の上昇、筋緊張の緩和、循環の促進である。患者の満足感を重視することが望ましいといえる。

5）手術治療

慢性腰痛で痛みが強くなると、手術も選択肢になると思われる。しかし、腰痛に対する手術療法（脊椎固定術）の有効性については、重度の慢性腰痛に対して、脊椎固定術を行なうことは疼痛軽減および機能障害を減じる可能性がある。

また、腰痛治療において脊椎固定術と集中的リハビリテーションとには明確な差はない。生活の質が悪化するのでなければ多くの人は保存的治療で様子を見ているようである。手術の後遺症も気になる。

11．腰痛の運動療法

腰痛に対する運動療法の位置づけについては、腰痛診療ガイドライン（２０１２）

によれば、腰痛は発症から4週間未満を急性腰痛、4週間以上3カ月未満を亜急性腰痛、3カ月以上を慢性腰痛と分類している。原因別には、脊椎由来、神経由来、内臓由来、血管由来、心因性の5つに分類している。腰痛の大部分（80～90％）は非特異的腰痛である。

運動療法の種類は①ストレッチング、②筋力強化、③伸展運動と屈曲運動、④エアロビクス、⑤モビライゼーション、⑥モーターコントロールアプローチがある。慢性腰痛に対して運動療法が最も有効性が高いという。急性期や亜急性期には運動療法の効果は弱く、場合によっては禁忌（タブー）である。

1）ストレッチング

ストレッチングの効果は柔軟性、疼痛軽減、血行循環の改善がある。個別の筋のストレッチングとして、①腰背部・大臀筋、②大腿四頭筋、③腸腰筋、④ハムストリングス、⑤ヒラメ筋・腓腹筋を鍛えることが効果的である。

2）モーターコントロール・アプローチ

モーターコントロール・アプローチとは、運動をするために必要な骨格系、筋系、神経系の機構を相互に調整する能力のことで、腰痛によってこれらの機能が失われているため、これを正常化する治療法である（相羽宏・慈恵会医科大学）。インナーユニットという体幹の深部筋を強化するトレーニング法である。

インナーユニットは、上部が横隔膜、下部が骨盤底筋群、腹部の周囲を腹横筋と背面の多裂筋で構成されている。インナーユニットの筋群を意識してトレーニングを行なう。高齢者には、座位保持、背中を伸ばして壁に押し付ける、両上肢をベッドの床面に押し付ける運動を行なう。次の段階では上下肢を床に着けて体重を支える静的保持運動である。左手左足のみで支えたり、両腕とつま先だけで体重を支える運動等がある。

3）いわゆる運動療法

1）と2）に加えてエクササイズとしてウォーキング、水中運動、エルゴメータを取り入れることも勧められている（松平浩・東京大学）。

生活習慣病の運動療法として広く勧められているものと同じであるが、年齢、腰痛の病名、腰痛の程度、性別によってメニューが異なるのは当然である。1例として、良姿勢で1日20分程度の早歩きを週3回以上行なうのが、最も簡便で利用しやすいメニューであろう。

12. 症例報告（自験例）改善例

1）OMさん（88歳、女性）——病名は高血圧症、脂質異常症、坐骨神経痛、リウマチ性多発筋痛症で、元気に外来通院していたが、平成30年6月頃、息子さんが来院し、母が1年くらい前から急激に物忘れが目立ってきたという。家事をやらなくなり、調理も面倒がってやらなくなったという。

そこで物忘れのテストをしたところ、HDS-Rは27点、MMSEは28点で、まだ大丈夫であると判明した。息子さんは安心した。

しかし、7月を最後にいつのまにか通院しなくなっていた。10月のある日、息子さんが母親を連れてきた。母親は息子さんに摑(つか)まってよちよち歩きで今にも倒れそうである。話を聞くと昨日体をひねった拍子に腰が痛くなったという。1日明けてほとんど歩けなくなってしまった。顔に生気がなく、鬱(うつ)っぽく、話の要領が得なくなっていた。物忘れテストを再度やってみるとHDS-R20点、MMSE27点であった。認知症が始まってきていそうなレベルであった。痛みが強いため、近くの病院に入院の紹介をしたが、昨今は腰痛だけではなかなか入院させてもらえない。しかたなく、在宅療養となった。

病院の整形外科には時々かかっていて、徐々に腰痛が和らいできた。しかし、歩行状態はなかなか改善せず、今でも車いすか、見守りでの杖歩行レベルである。平成31年4月、久しぶりに認知症のテストをやってみた。今度はHDS-R20点、MMSE20点で前回より悪化し、そろそろ認知症レベルになっていた。要介護度は3と判定された。なかなかリハビリをやってもらえなくやきもきしているが、寝たきり状態だけは回避できた。家族やリハスタッフのサポートの下、在宅でリハビリを許可し、7月になって屋内での伝い歩きレベルまで回復してきた。最近では本人も多少笑顔を見せるようになった。

高齢者では体のバランスを崩しただけで腰痛が発症し、それがキッカケとなって、認知症が発症することはよくあることである。

2）自験例　悪化例

MKさん（88歳女性：高血圧症、骨粗鬆症）——元来丈夫で、あまり病気はしてこなかった。しかし年と共に体が弱ってきて、一人暮らしを止めて、妹のマンションに同居することになった。平成30年のある日、高血圧で通院していた妹さんから往診の依頼があった。姉が元気がなく、腰痛で動かなくなっているという。

伺（うかが）ってみると、食事も摂（と）れなくなって、下肢の筋肉はやせ細り、ベッドから起き上がるのにも妹の介助が必要になっていた。このままでは足や腰に褥瘡（じょくそう）ができると直感した。腰痛や全身の管理が必要なので病院入院を手配したが、やはり腰痛だけでは入院できないという。骨折でもすれば即入院は間違いないが、腰痛だけというのはいかんともしがたい。

妹さんやケアマネと相談して、在宅療養、在宅訪問診療となった。訪問リハビリの導入も受け入れてくれたので、リハビリを開始。

しかし、「リハ栄養」という言葉があるように、栄養不良だとリハビリの効果がなかなか出てこない。本人はいわゆるサルコペニアである。体が衰弱してくると食事が喉を通らなくなり、ますます衰弱するという悪循環になる。また、心配していたように、仙骨(せんこつ)部に褥瘡ができ始めた。いよいよ訪問看護の出番である。みんなが協働でMKさんをサポートした。数カ月経って、トイレに伝い歩きで行けるようにはなったが、褥瘡はまだ完治せず、介護者の妹さんが疲れ果ててしまった。そんな状況を見て、本人もいつもマイナス思考になってしまい、意欲が出てこない。

そこでケアカンファレンスを開き、やはり妹さんの意見に従って施設入所となった。

後日談。平成30年になり、近くの特養に入所していたが老衰死したと連絡があった。みんなで協力して頑張ったが、坂を転げ落ちるように悪化していった印象である。高齢者の腰痛は甘く見てはいけない。

＊＊＊＊＊＊＊＊＊＊＊＊＊＊＊＊＊＊＊＊＊＊＊＊＊＊

【コラム⑤】 高齢者とポリファーマシー

高齢になるといろいろ病気になり、そのために薬を多く服用するようになる。薬には必ず副作用があり、これに悩まされることはたびたびある。

高齢者医療における薬の問題点としては、次の3点がある。一つは多剤投与。次に長期投与による薬物副作用の問題。さらには必要な薬がきちんと服薬されていないという問題である。

最近、ポリファーマシーという言葉が言われるようになった。

単に服用する薬剤数が多いことではなく、薬物有害事象のリスク増加、服薬過誤（間違って服用する）、服薬アドヒアランス（＊）低下等の問題につながる状態のことを表わしている。薬物有害事象は薬剤数にほぼ比例して増加し、6種類以上だと2～

3剤服用者に比べて約2倍の有害事象が見られる。一方、平成28年社会医療診療行為別統計によると、75歳以上では、1~2剤34・1%、3~4剤24・8%、5~6剤16・3%、7剤以上24・8%となっており、高齢者ではおよそ4分の1が7剤以上の多剤服用となっている。

高齢者は体力や気力も若い人とは違っているので、高齢者総合機能評価という高齢者を、生活動作、生活環境、体力、運動能力、認知機能、嚥下機能、薬剤服用状況などを総合的に評価することが重要となってきている。

高齢者では腎機能・肝機能の低下もあり、薬物の代謝・排泄も低下し、副作用が現われやすくなっており、高齢者の生活習慣病でも、薬物療法だけでなく非薬物療法の重要性も見直されてきている。

高齢者の服薬時の現われやすい副作用として、ふらつき・転倒、記憶障害、せん妄、抑うつ、食欲低下、便秘、排尿障害・尿失禁がある。

高齢者の薬剤服用で注意すべき点として、医師、薬剤師、看護師らは、

1）同効薬同士の重複処方の有無の確認、

2）相互作用の回避と処方の適正化、

3）薬剤の使用と併用に注意して、高齢者の特性に留意して投与し、また以下の薬剤は特に慎重に投与・服用すること、

が求められる。また、患者自身も自分の健康のことであるので、十分注意すべきである。

催眠鎮静薬・抗不安薬、抗うつ薬、ＢＰＳＤ治療薬、高血圧治療薬、糖尿病治療薬、脂質異常症治療薬、抗凝固薬、消化性潰瘍治療薬に注意を要する。

＊アドヒアランスとは、患者が積極的に治療方針の決定に参加し、その決定に従って治療を受けることを意味しており、それと似た言葉のコンプライアンスも「治療を受ける」という意味においては同じだが、決定的な違いは、「治療を受ける」という行為に対し、患者の意思が関わっているかどうか、という点である。

＊＊＊＊＊＊＊＊＊＊＊＊＊＊＊＊＊＊＊＊＊＊＊＊＊＊＊

第五章

骨粗鬆症(こつそしょうしょう)

——骨折を防いで元気に暮らす

1．骨粗鬆症とは

骨粗鬆症とは、骨折リスクが増大した状態である。ＷＨＯでは、骨粗鬆症とは低骨量と骨組織の微細構造の異常を特徴とし、骨の脆弱性が増大し、骨折の危険性が増大する疾患である。骨粗鬆症は疾患であり、骨折はその結果であると考えられている。

有病率：どのくらいの割合で骨粗鬆症が見られるか。一般住民での40歳以上での有病率は男性３・４％、女性19・２％（腰椎で測定）、男性12・４％、女性26・５％（大腿骨頸部で測定）である。これを２００５年の年齢別人口構成に当てはめると男性３００万人、女性９８０万人と推定される。女性は男性の約３倍多く見られると考えられている。

骨折については、ここ20年で高齢化が進行しているために、増加している。特に80歳以上では男性、女性ともに増加し、女性では約１・５倍に増加している。毎年、大腿骨近位部骨折は18万人が発症しており、そのうち半数は要介護者となっている。

介護が必要となる原因疾患として、平成22年国民生活基礎調査では、脳血管障害

（24・1%）、認知症（20・5%）、高齢による衰弱（13・1%）、骨折転倒（9・3%）、関節疾患（7・4%）となっている。

2. 骨粗鬆症の成因

1）成因：遺伝的素因、加齢、女性では閉経により女性ホルモンが低下し、骨がもろくなる。薬の影響としてはステロイド剤、環境因子としては生活習慣、運動不足等がある。

2）成因による骨粗鬆症の分類

（1）原発性骨粗鬆症：閉経後骨粗鬆症、男性骨粗鬆症、妊娠後骨粗鬆症加齢によるもの

（2）続発性骨粗鬆症：

内分泌性：副甲状腺機能亢進症、甲状腺機能亢進症、性腺機能不全、クッシング症候群

栄養性：吸収不良症候群、胃切除後、神経性食欲不振症、ビタミンAまたはD過

剰症、ビタミンC欠乏症
薬物：ステロイド、性ホルモン低下療法治療薬、SSRI（選択的セロトニン再取り込み阻害薬：抗うつ薬）、ワーファリン、メトトレキセート、ヘパリンなど
不動性：臥床安静、廃用性症候群、宇宙空間
先天性：骨形成不全、マルファン症候群
その他：関節リウマチ、糖尿病、慢性腎臓病（CKD）、肝疾患、アルコール依存症

（3）その他の骨粗鬆症：骨軟化症、悪性腫瘍の骨転移、多発性骨髄腫、脊椎血管腫、脊椎カリエス、化膿性脊椎炎、その他

3）骨代謝（骨のリモデリング）

骨は成長と共に20歳代を最大に骨量が増え、40歳代まで保たれているが、閉経とともに40歳代頃から急激に骨量が減少する。骨は成長期が終わっても、リモデリングという代謝を繰り返し、1年間に20～30％の骨が新しい骨に入れ替わっている。

リモデリングとは、骨を破壊する破骨細胞が骨を吸収（骨吸収）する一方で、骨を

である。

作る骨芽(こつが)細胞が、破骨細胞によって吸収された部位に新しい骨を作る（骨形成）こと

4）骨強度とは

骨強度は、骨量（骨密度）と骨質とによって規定されている。骨質は、構造特性と材質特性により、規定されている。構造特性には骨サイズ、形態、微細構造・皮質骨多孔化があり、材質特性には石灰化、コラーゲン架橋、微細損傷がある。骨リモデリングにより、これらの因子が変化し、骨強度も変わってくる。

「骨強度」とは、「骨密度」70％、「骨質」30％の要素で判断される骨の強さを、「骨密度」とは、骨の内側（海綿骨）に含まれるカルシウムなどのミネラル成分を数値化したものである。

「骨質」とは、骨の素材の質や骨の構造、機能の質など、骨折への強さを表す骨の総合的な質を表したものである。

「骨量」とは、骨全体に含まれるカルシウムなどのミネラル量のこと。

3. 骨粗鬆症の診断

1）診断基準

２０００年度では、骨粗鬆症（原発性）の診断基準は難しくなく、ＹＡＭ：Young Adult Mean＝若年成人（20〜44歳）の骨量の平均値が80％以上なら正常、70％以上〜80％未満なら骨量減少、70％以下なら骨粗鬆症と診断する。

ただし、低骨量をきたす骨粗鬆症以外の疾患または続発性骨粗鬆症を認める場合は原発性骨粗鬆症とは言わない。

２０１２年度の改訂版（次ページの表）では、以下のように変更された。

脆弱性骨折が認められれば、骨粗鬆症と診断する。また、脆弱性骨折が認められない場合には、ＹＡＭ70％以下なら骨粗鬆症と診断する。ただし、これらの場合でも、低骨量をきたす骨粗鬆症以外の疾患または続発性骨粗鬆症を認める場合は、原発性骨粗鬆症とは言わない。

脆弱性骨折とは、低骨量（骨密度がＹＡＭの80％未満、あるいは脊椎Ｘ線像で骨粗鬆化がある場合）が原因で、軽微な外力によって発生した非外傷性骨折（骨折部位は

Ⅰ. 脆弱性骨折あり
1.椎体骨折または大腿骨近位部骨折あり
2.その他の脆弱性骨折があり、骨密度がYAMの80％未満
Ⅱ. 脆弱性骨折なし
骨密度がYAMの70％以下または-2.5SD以下

脊椎、大腿骨頸部、橈骨（とうこつ）遠位端など）が起きた場合に当てはまる。結局のところ、脆弱性骨折はレントゲンが必要で、ＹＡＭの70％以下を知るには骨量測定が必要となる。

２）ＦＯＳＴＡ指標

アジア８カ国の女性を対象とした研究結果から、閉経後の女性に関して年齢と体重で骨粗鬆症の危険度がわかるという評価法で、それがＦＯＳＴＡ（Female Osteoporosis Self Assessment Tool for Asia）である。ＦＯＳＴＡ＝（体重〔kg〕—年齢〔歳〕）×０・２の式により算出される。マイナス４未満：危険度が高い、マイナス４〜マイナス１未満：危険度が中等度、マイナス１未満：危険度が低いという判定がされる。中等度以上なら骨密度の測定が勧められる。

３）ＦＲＡＸとは

２００４年にＷＨＯの研究グループが作成した「ＦＲＡＸ

(R)（Fracture Risk Assessment Tool)」という評価ツールによって、危険因子の数から、将来、骨折が起こる確率を簡単に計算することができる。40歳以上が対象である。２０１１年にＦＲＡＸ（R）の診断結果が、骨粗鬆症の薬物治療を始めるかどうかの判定基準のひとつとなり、利用され始めている。

①年齢、②性別、③身長、④体重、⑤骨折歴、⑥両親の大腿骨近位部骨折歴、⑦現在の喫煙の有無、⑧ステロイド服用の有無、⑨関節リウマチの有無、⑩45歳未満の早期閉経など骨粗鬆症を招く病気の有無（骨密度測定）、⑪ビール換算で毎日コップ３杯以上のアルコールを飲酒するかどうか（１日３単位以上）、⑫骨密度の12項目をチェックすることにより、今後10年間の大腿骨頸部骨折の発生頻度が予測される（次ページの表参照）。ＤＥＸＡで骨量減少があり、ＦＲＡＸが15％以上であれば骨粗鬆症治療を開始すべきであると、骨粗鬆症ガイドラインで推奨されている。

骨密度を測らなくてもＦＲＡＸの計算は可能で、ＦＲＡＸ骨折リスク評価ツールで検索可能である。

4）診断の手順

年齢
性別
体重(kg)
身長(cm)
骨折歴
両親の大腿骨近位部骨折歴
現在の喫煙
糖質ステロイド薬の使用
関節リウマチ
続発性骨粗鬆症の有無
アルコール摂取(1日3単位:エタノール24-30g)
骨密度(BMD)

骨粗鬆症を診断する際は、医療面接(病歴の聴取)、身体検査(身長、体重測定)、尿検査、血液検査、骨の状況をみるためにX線検査(腰椎、胸椎、大腿骨近位部など)、骨密度検査などのいろいろなデータを総合的に判断する。鑑別診断をするには、骨粗鬆症を引き起こす原因疾患の有無、原発性骨粗鬆症の診断基準に照らし合わせて診断を進めていく。

症状として椎体骨折、大腿骨近位部などが現われる場合は、特に骨粗鬆症の可能性が高いため、診断を積極的に受ける必要がある。

診察でのポイントは、使用薬剤、生活習

慣（カルシウムの摂取状況、運動習慣、喫煙、飲酒量）、家族の骨粗鬆症に関連した骨折の有無、女性では、閉経の有無を聴きだすことである。

5）骨粗鬆症に起因した骨折を起こしやすい項目

骨粗鬆症が原因で骨折する項目として、①年齢、②BMIの低値（体重／身長2）、③脆弱性骨折の既往、④両親の大腿骨近位部骨折の有無、⑥現在の喫煙、⑦ステロイド投与の有無、⑧関節リウマチの有無、⑨アルコールの過剰摂取（アルコール換算で10～30g）、⑩続発性骨粗鬆（糖尿病、慢性肝疾患、長期未治療の甲状腺機能亢進症、45歳未満での閉経など）がある。

4．骨粗鬆症の検査法

骨粗鬆症を評価するには、①胸椎腰椎の2方向のレントゲン写真、②骨密度測定、③骨代謝マーカーの測定が重要である。

1）レントゲン検査による診断

骨粗鬆症では骨強度が低下し、軽微な外力で骨折が多くなる。代表的な骨折部位は、椎体骨折（腰椎、胸椎）、大腿骨近位部骨折、橈骨遠位端骨折（手首の親指側）、上腕骨頸部骨折である。

骨折の診断には2方向のレントゲン写真が有力である。しかし、椎体骨折の2／3は痛みがない無症候性骨折であり、レントゲン検査でないと見落としてしまう。2012年のガイドラインでは、「椎体骨折あるいは大腿骨近位部骨折がある場合は、骨密度検査なしに骨粗鬆症を診断できる」となった。

また同ガイドラインでは、椎体骨折の評価として、判定量的評価法（SQ法：semiquantitative method）が追加された。すなわち、椎体骨のレントゲン写真を参考にしてグレード0から3までの4段階評価をする。グレード0（骨折なし）、グレード1（軽度の骨折）、グレード2（中等度の骨折）、グレード3（高度の骨折）となる。グレード3の女性では、その後1年間の骨折の頻度がグレード0よりも約9倍高くなる。

2）骨密度の測定

（1）DXA法（二重エックス線吸収法）：2種の異なるエネルギーのエックス線

を照射し、骨と軟部組織の吸収率の差により骨密度を測定する。最も精度よく迅速に測定できる。骨密度測定の標準である。

躯幹骨DXA法（腰椎、大腿骨に適している）と末梢骨DXA法（橈骨、踵骨に適している）があり、症例に応じて使用される。

（2）QCT（定量的CT測定法）：三次元骨密度（㎎／㎤）として算出する。海綿骨骨密度を選択的に測定できる。ただし、DXA法に比べて放射線被曝がやや多い方法である。

（3）MD法（マイクロデンシトメトリー法）：厚さの異なるアルミニウム板と手を並べて通常のエックス線写真を撮影し、基準である写真上のアルミニウムの光学的濃淡から骨密度を測定する。デジタル画像をコンピュータで解析する方法では、測定精度が向上している。

（4）QUS法（定量的超音波測定法）：超音波の伝播速度と減衰率により骨を評価する方法。骨密度を測定しているわけではない。エックス線を使用しないので、放射線被曝がない利点があり、人間ドックや検診では汎用されているが、骨量そのものを測定しているわけではないので診断には用いられない。治療効果の測定感度がＤＸＡ法と比べると劣る。測定精度は低い。

3）骨代謝マーカー測定

骨代謝マーカーは、現在の骨代謝状態を簡便かつリアルタイムに把握できる利点がある。ただし、骨粗鬆症の診断や治療開始時期の決定には未だ使用されていない。

骨形成マーカーとして、

①骨型アルカリフォスファターゼ（ＢＡＰ）

②Ｉ型プロコラーゲン-N-プロペプチド（Ｐ１ＮＰ）

骨吸収マーカーとして

①デオキシピリジノリン（ＤＰＤ）

②Ｉ型コラーゲン架橋N-テロペプチド（ＮＴＸ）

③Ｉ型コラーゲン架橋C-テロペプチド（ＣＴＸ）

④酒石酸抵抗性酸フォスファターゼ-５ｂ（ＴＲＡＣＰ-５ｂ）

マトリックス関連マーカーとして、低カルボキシル化オステオカルシン（ｕｃＯ

C）がある。

これらのマーカーは、骨折のリスク、骨量減少の予測、骨粗鬆症の病態の評価、治療薬選択時の診断補助、骨粗鬆症治療効果のモニタリング、服薬の有無の確認や治療の必要性を説明するために利用される。

5．疾患・病態と骨粗鬆症

1）糖尿病

1型糖尿病では対象群と比較して6・3倍、2型糖尿病では1・7倍、大腿骨近位部骨折が多くなっている。糖尿病では骨密度の低下から予想される骨折のリスク以上に骨折が見られることが知られていた。骨強度は骨密度と骨質の両者により規定されるが、糖尿病では、骨質の低下により骨の脆弱性が亢進し、骨折しやすくなる。

骨コラーゲンの過剰糖化、骨形成の低下、骨代謝回転の低下などにより易骨折性となる。ＨｂＡ1ｃ（ヘモグロビンエーワンシー）が7・5％以上だと7・5％未満よりも骨折のリスクが高まり、良好な血糖コントロール下では骨代謝回転が維持されて、骨折のリスクが低下する。しかし、糖尿病の治療薬としてよく使われるチアゾリン系薬剤では骨密度が低下し、骨折のリスクが高まるので注意が必要である。

２）関節リウマチ

関節リウマチでは、活動性の低下、薬物の影響、リウマチ自体の炎症などの影響により高率に骨粗鬆症を合併する。また、骨折のリスクが高く、関節リウマチでない人に比べて、大腿骨近位部骨折は１・５倍、骨盤骨折は２・６倍に増加している。

関節リウマチでは、炎症が強く、骨芽細胞の分化抑制による骨形成障害、破骨細胞の分化誘導による骨吸収促進によって骨粗鬆症が引き起こされる。滑膜炎による関節破壊、閉経、加齢、不動、しばしば使われるステロイド薬などによって、全身性の骨粗鬆症となっていく。骨粗鬆症の治療には、関節リウマチのコントロールが最も重要で薬剤では骨吸収抑制剤であるビスホスホネート製剤に高い効果がある。

３）慢性腎臓病

透析患者の骨は折れやすく、大腿骨近位部骨折は健常者の数倍高いとされている。

食事で摂取されたカルシウムは、腸管で吸収され血液に入り、骨に運ばれる。カルシウムを腸管で吸収するにはビタミンDが必要であるが、ビタミンDはそのままでは作用が弱く、腎臓や肝臓でビタミンDが活性化され、活性型ビタミンDに変換されて、腸管からカルシウムを効率よく吸収できるようになる。慢性腎臓病で腎臓の機能が低下すると、ビタミンDの活性化が不十分になり、カルシウムの吸収が低下し、そのため血中のカルシウムも低下する。また、血液中のカルシウムが低下すると、骨からカルシウムが動員され、骨は次第に弱くなる。

4）慢性閉塞性肺疾患（COPD）

タバコ煙を主とする有害物質を長期に吸入曝露（ばくろ）することで生じた肺の炎症性疾患で、気管支に炎症が起き、咳や喀痰が多く出て、やがて末端の肺胞が破壊され、肺気腫となり、酸素の取り込みや二酸化炭素の排出が低下し、呼吸困難が生じる。肺の組織は不可逆的な変化を来しており、元に戻ることはない。

COPDでは高率に骨粗鬆症を合併し、高齢で、喫煙、低体重、身体活動の低下、全身性炎症、ステロイド使用、ビタミン不足、低酸素血症が見られ、骨粗鬆症の危険因子が共通している。また、COPDでは、虚血性心疾患、サルコペニア、糖尿病も合併する。ＣＯＰＤにおける低酸素状態が骨代謝低下に関していると考えられている。

ＣＯＰＤでは骨折のリスクは１・５倍程度高まっている。健常人と比較して骨密度が低く、骨質の低下も関与しているとされている。

５）ステロイド性骨粗鬆症

ステロイド性骨粗鬆症の原因は骨細胞、骨芽細胞のグルココルチコイドによるアポトーシス（プログラム化された細胞死）による骨形成低下である。また、破骨細胞にも作用し、アポトーシスを抑制し、細胞寿命を延ばし、骨吸収を促進する。

ステロイド性骨粗鬆症では、皮質骨、海綿骨がともに劣化し、骨密度低下がひどくなくても骨折しやすくなっている。骨折のリスクは大腿骨近位部骨折で２・１倍、全骨折で１・４倍である。

６）不動性骨粗鬆症

長期臥床患者や宇宙空間に置かれた宇宙飛行士では、急速な骨密度低下がみられるように不動により骨密度は急速に低下する。

この病態は骨吸収の促進と骨形成の抑制で説明される。骨粗鬆症患者の骨密度低下は年間1％程度であるが、56日間の臥床により脛骨遠位部の骨密度は3・6％低下し、90日間の臥床により6％低下する。不動による骨密度低下は、骨からのカルシウム溶出によって引き起こされる。不動により活性型ビタミンDが低下し、腸管からカルシウムの吸収が低下する。

6. 骨粗鬆症の予防

1）骨粗鬆症の予防と治療ガイドライン（2011年版）に発表された予防法

（1）若年者における予防

わが国での大規模疫学調査により、日本人女性における最大骨量が18歳時に獲得されることが改めて確認された。栄養の充足下において、18歳以前、特に初経前後の2年間（10～14歳時）に強度の高い垂直加重系の運動を行なうことが効果的と推測される。

（2）中高年者の予防

適正体重の維持とやせの防止（グレードB）、栄養指導（グレードB）、歩行を中心とした日常的な運動（グレードB）が有効である。喫煙と過度の飲酒は避けることが推奨される（グレードB）。

（3）転倒予防

運動を含む多角的介入（グレードA）、ビタミンD投与（グレードA）、施設入居高齢者に対してはヒッププロテクターが有効である（グレードA）。

（4）食事指導

カルシウムを食品から700～800mg（サプリメント、カルシウム薬を使用する場合には注意が必要である）（グレードB）、ビタミンD400～800IU（10～20μg）（グレードB）、ビタミンK250～300μg（グレードB）の摂取が推奨される。

（5）運動指導

一般的に衝撃荷重運動や抵抗加重運動は骨密度に有効性がある（グレードA）。骨粗鬆症の予防と治療に運動指導は不可欠であり、骨密度の上昇（グレードA）と骨折の抑制（グレードB）をもたらす。
推奨の強さの分類
グレードA　行なうよう強く勧められる
グレードB　行なうよう勧められる
グレードC　行なうよう勧めるだけの根拠が明確でない
グレードD　行なわないよう勧められる

2）骨粗鬆症予防のための食事の基本

骨塩量の低下や骨粗鬆症を予防するためには、十分量のカルシウムを摂取する必要がある。日本人の平均摂取量は1日580mg程度であり、やや不足気味で、1日約800〜1000mgのカルシウムの摂取が必要とされている。

カルシウムを多く含む食品として牛乳、ヨーグルト、チーズなどの乳製品、ビタミンを多く含む食品として魚類、きのこ類、ビタミンKを多く含む食品として納豆、緑黄色野菜、蛋白質を多く含む食品として肉、魚、卵、豆、牛乳、乳製品、を多く摂る（とる）ことが勧められる。

一方、過剰摂取を避けたほうが良い食品として、リンを多く含む食品（加工食品）、食塩、コーヒー、紅茶、アルコールなどがある。

3）骨粗鬆症予防のための運動

（1）骨粗鬆症予防のポイント

骨量が最大となる20歳前後までに骨量をできるだけ増やすために、成長期、思春期に多くのカルシウムを摂取し、骨量を高いレベルにし、かつ、その後も高く維持することが最も重要である。骨粗鬆症の予防は早い時期から行なうことが重要である。カルシウムを十分摂取することは、高血圧、脳梗塞、結腸がん、乳がんのリスクを減らすことも報告されている。

（2）年代別の予防ポイント

20歳前後まで：

骨量の増量期である20歳前後までに高い骨密度を得ることが重要で、この時期に高い骨量を得られると、中年以降に骨密度の低下があっても、骨粗鬆症の発症を遅らせることができる。カルシウムが豊富で、バランスのとれた食事と強度の高い運動で骨量を十分に高く維持することができる。

中高年者：

女性では閉経後に急速に骨量が減少するので、カルシウムを積極的に摂り、バランスのとれた食事はもちろん、飲酒・喫煙の中止、歩行運動・体操などを日常的生活の中に取り入れ、精神的にも健康な生活を目指すこと。

高齢者：

骨量が著（いちじる）しく低下してくるため、転倒、骨折のリスクが高くなる。カルシウムや蛋白質、野菜などバランスのとれた食事と適度な運動で骨量の維持をするとともに、骨折の原因となる転倒の防止が重要である。下肢筋力、関節可動域訓練、バランス訓練、歩行訓練が有効である。関節などに過度の負担がかからないよう工夫することも、大切である。

（3）具体的な運動法

骨の荷重が増すと破骨細胞は抑制され、骨芽細胞が刺激されて、骨量が増し、骨の構造が強化される。閉経後の女性では、運動介入により骨密度が上昇することが臨床的に実証されている。外国の多数の報告をまとめて解析したところ、合計4320名を対象とした運動負荷試験により、大腿骨近位部、腰椎の骨密度がそれぞれ、1・03%、0・85%上昇した。運動により転倒のリスクも軽減することも確実といわれている。

また、球技や重量挙げなどのように、踏み込みやジャンプ動作があり、骨にかかる負荷大きいほど骨が強くなることがわかっている。

実際には、ウォーキング、ジョギング、テニス、自転車、水泳、ゲートボール、体操などが推奨される。

散歩や歩く機会を増やす、階段の昇降、日常の家事・買い物など、重力のかかる日常動作を増やすことを、継続して行なうことで効果が期待できる。屋外を歩くことで、日光に当たり、紫外線により皮膚でのビタミン産生が亢進し、骨量増加となる利点もある。

また、高齢者は骨量が著しく低下し、骨折リスクも高くなっているので、転倒予防のための下肢筋力やバランス訓練、歩行訓練、ストレッチも大切になってくる。具体的には、片足立ちやスクワット、かかとの上げ下げ、よつんばい、背中伸ばし、うつぶせ背中伸ばし、あおむけ片足上げ、などが簡単に一人でもできる有効な運動がある。

7. 骨粗鬆症の治療

運動療法と食事療法はすでに述べたので、ここでは薬物療法について述べる。

1）薬物療法の目的

高齢になれば骨がもろくなり、骨折しやすくなることは今では周知の事実である。骨折すれば日常生活にさまざまな制約が課せられ、生活の質が低下し、生命予後が低下するといわれており、医療費も余分にかかり、社会的にも大きな損失といえる。

超高齢社会に突入し、高齢者の生活の質を高め、健康寿命を延ばすために少しでも寄与できることが、骨粗鬆症の本来の治療目的である。そのためには、薬物によって骨量（骨密度）低下を抑え、骨質の劣化を改善し、できるかぎり骨折を減らすことである。

2）薬物療法の目標

薬物治療の最大の目標は骨折の防止である。骨粗鬆症による骨折の原因疾患としては脳卒中（18・5％）、認知症（15・8％）についで3番目（11・8％）となっている。従って骨折を減らすためには、脳卒中、認知症を減らし、骨粗鬆症を早期に発見し、適切に治療することが重要となってくる。

3）薬物療法の問題点

（1）骨粗鬆症薬の服薬遵守

服薬開始後1年で45・2％が服薬中断し、5年では52・1％が中断しているとの調査がある。服薬遵守低下の原因として、治療への理解不足、費用の問題、薬物への不信感、副作用、喫煙などが挙げられている。一方、服薬が遵守される要因としては、新規骨折の有無、運動習慣、早期閉経、女性、骨密度の結果、骨粗鬆症の家族歴等が挙げられている。

骨粗鬆症の正しい理解と説明により多くは治療継続が可能と思われる。年を取ると骨折の危険性は高まるし、一度骨折するとその後の生活は一変してしまうのはよく経験するところである。

服薬開始時の胃腸症状は、食事時間の工夫や、胃腸薬併用などにより改善することもしばしば経験するし、毎日1回の薬を週1回や、月1回の製剤に変更するだけでも服薬が改善する。親や姉妹に骨粗鬆症の人がいれば治療に対して真剣さが変わってくる。

4）実際に使用されている治療薬の特徴

（1）カルシウム製剤

カルシウム製剤は（サプリメントも含めて）、わずかながら骨密度増加効果が認められ、椎体、非椎体骨折を抑制する。骨粗鬆症の患者では食事の摂取と薬の摂取量を合わせて800〜1000mgが望ましいとされている。

（2）活性型ビタミンD_3製剤

天然型のビタミンD（非活性型ビタミンD）は、単独では骨折抑制効果は認められていない。ビタミンDの生体内での代謝産物である活性型ビタミンD（1α〔OH〕D_2）は骨吸収を抑制し、骨形成を維持する薬理作用が期待できる。ただ、一般に、ビタミンDの過剰摂取は高カルシウム血症になり、腎障害となるので注意が必要である。

現在では、アルファカルシドールとエルディカルシトールが有用な薬剤として医療に使用されているが、後者のほうが骨密度上昇効果が高い。エルディカルシトールはビスホスフォネートとの併用により、3年後の骨折リスクの改善が証明されている。

（3）ビタミンK_2製剤

骨密度の増強作用はやや弱く、骨形成を促進する作用があり、骨折の予防効果が認められているものの、現在、臨床ではあまり使われなくなった。

（4）女性ホルモン製剤（エストロゲン）

女性ホルモンの減少に起因した骨粗鬆症に有効である。閉経期のさまざまな更年期症状を軽減する利点もあるが、乳がん患者には使えない。骨密度上昇、骨折抑制効果が認められている。経口剤と注射製剤がある。

（5）SERM（サーム：塩酸ラロキシフェン、バゼドキシフェン酢酸塩）

閉経によりエストロゲンが欠乏すると、破骨細胞の機能が増加して骨吸収が亢進し、骨強度が低下する。また、酸化ストレスも増大し、骨細胞の機能低下を来し、合わせて骨石灰化・骨微細構造の劣化を来し、骨密度が低下する。

サームは、エストロゲン受容体を介して骨吸収抑制作用と抗酸化作用を発揮し、骨密度と骨コラーゲンを改善する働きがある。サームは椎体骨骨折の防止効果がある。ラロキシフェン、バゼドキシフェンの2種類が臨床で使われている。

(6) ビスフォスフォネート製剤

破骨細胞に作用し、過剰な骨吸収を抑えることで、骨密度を増やす作用がある。作用機序は、体内に取り込まれたビスフォスフォネートは骨に付着し、それが剝がれて破骨細胞に取り込まれ、破骨細胞の機能を抑制する。ビスフォスフォネートは、確実な骨折防止効果が見込まれる。種類としては、アレンドロネート、リセドロネート、エチドロネート、ミノドロネート、イバンドロネート等がある。経口剤、注射剤などがあり、服用の仕方として4週間に1回、1週間に1回、1日に1回などがある。

(7) カルシトニン製剤（注射薬）

カルシトニンは、甲状腺傍濾胞細胞で産生・分泌されるペプチドで破骨細胞膜状の受容体と結合し、骨吸収を抑制する。骨折防止効果は弱い。強い鎮痛作用も認められて、骨粗鬆症に伴う背中や腰の痛みに対しても用いられる。

（8）テリパラチド（副甲状腺ホルモン）

テリパラチドは、副甲状腺ホルモンの一部である34個のアミノ酸からなるペプチドで、骨形成を促進し、骨量を増加し、骨折予防効果がある。連日投与と週1回投与の2製剤が使われている。テリパラチドとデスノマブとの併用投与は、それぞれの単独投与よりも骨量増加作用が認められている。副作用は、血中のカルシウム高値に注意する必要がある。

（9）デノスマブ（抗ランクル抗体薬）

デスノマブは、破骨細胞の形成と活性化に必須の因子であるＲＡＮＫＬを標的としたヒト型モノクロナール抗体製剤で、分子標的治療薬である。骨吸収を著明に抑制し、骨密度を上昇させる。がんの骨転移の治療薬としても使用されている。6カ月に1回の皮下注射のため、継続しやすいというメリットがある。

（10）薬物投与のコツ

①アレンドロン酸と活性型ビタミンD3の併用は単独投与よりも新規の椎体骨折に有効である。②大腿骨近位部骨折予防効果は、アレンドロン酸、リセドロン酸、デノスマブの3種が特に有効だが、長期投与では、顎骨壊死、非椎体骨折の危険性が高まる。③若年性の骨粗鬆症に対しては、サーム、活性型ビタミンD_3が推奨される。

8. 骨粗鬆症の医療連携とリエゾンサービス

骨粗鬆症の治療は、現在20～30%の患者さんが治療を受けていると されているが、欧米では43%が受けていると報告されており、大きな差が見られる。超高齢社会では、1200万～1300万人の骨粗鬆症患者さんが見込まれており、この人達を適切に予防・治療するのは相当な困難を要する。

骨粗鬆症を専門に治療している整形外科医だけでは不十分で、一般内科医が予防・治療に参加する必要性があると言われている。高額なDXA等の骨密度測定器を医療連携を通して、共同利用することが、医療費の効率的な運用の面からも推奨されている。

日本骨粗鬆症学会では、2014年から「骨粗鬆症リエゾンサービス」制度を運用し、看護師、薬剤師、理学療法士、管理栄養士、保健師、診療放射線技師、作業療法士、言語療法士、言語聴覚士、介護福祉士、社会福祉士等が骨粗鬆症マネージャーの資格が取れるようになってきた。これら有資格者が医療連携により骨粗鬆症の患者さんの治療をサポートすることになる。英国では、1990年代から骨折リエゾンサービスが始まり、治療開始率、治療継続率、再骨折率や死亡率の減少が実証されている。

実際にはそれぞれの職種の人が得意分野に関連する骨折や骨粗鬆症治療サポートをするようになる。たとえば、看護師なら患者さんの状態や相談を受けたり、薬剤師ならステロイド関連骨粗鬆症の管理をし、理学療法士なら骨折予防やその後のリハビリに、管理栄養士なら骨粗鬆症の栄養に関する専門知識や経験を発揮できる。

9．骨粗鬆症が心配になったら

（1）FRAXの活用　40歳以上でFRAXを当てはめてみて15％以上なら骨粗鬆

症の治療開始レベルである。また、前出の表の中で、骨密度測定項目を除いた11項目で判定してもよい。最近の簡易判定では、既存骨折、年齢、ステロイド投与量の合計点数が3以上なら治療開始が勧められる。

（2）骨密度の測定①椎体骨または大腿骨近位部骨折の脆弱性骨折（軽微な外力で骨折する）がある、②その他の部位の脆弱性骨折があり、かつＹＡＭが80％未満、③脆弱性骨折がみられないが、ＹＡＭが70％以下の場合は、骨粗鬆症の治療開始が勧められる。骨蜜度測定は病院または診療所で受けること。

＊＊＊＊＊＊＊＊＊＊＊＊＊＊＊＊＊＊＊＊＊＊＊＊＊＊＊＊＊＊

【コラム⑥】 骨粗鬆症と骨折

近年高齢者が多くなり、転倒や骨折は珍しくなくなった。

一般住民での40歳以上での有病率は男性3・4％、女性19・2％（腰椎で測定）といい、男性300万人、女性980万人と推定され、女性は男性の約3倍多くなっている。

実感としても、その通りだとうなずける。女性の高齢者で、骨粗鬆症（こつそしょうしょう）、転倒、寝たきり、肺炎といった一連のお決まりのコースは、残念ながらよくあることである。ところが、男性の骨粗鬆症、転倒骨折は、内科臨床をやっていてもなかなかお目にかからない。

ある症例は88歳男性で、病名は高尿酸血症、甲状腺機能低下症、骨粗鬆症、発作性頻拍症（ひんぱくしょう）、慢性動脈閉塞症である。平成31年の1月のある日自宅で、椅子（いす）から右足で立ち上がろうとした時ぎくっと音がして、痛みが出た。最初は軽く考えていたが徐々に痛みが激しくなり、とても歩けるような状態ではなくなった。近くの整形外科を受診し、紹介された大学病院で、右大腿骨頸部骨折と診断された。

本人はやや痩せ型の体型で、いろいろ病気を持っていたが、普段からリハビリを兼ねてウォーキングや下肢筋力トレーニングをやっていた。立ち上がるときに相当な負荷が架(か)かったのだろう。それにしても「ぎくっ」と音が聞こえたのには、ぞっとする。

その後、男性は人工股関節置換手術を受け、3日後から早速リハビリ開始、さらにリハビリ病院へ転院して約3カ月、元気になって退院した。今は奥さんの見守りで近所で杖(つえ)歩行の訓練をしている。なんだか、ほっとした。

＊＊＊＊＊＊＊＊＊＊＊＊＊＊＊＊＊＊＊＊＊＊＊＊

第六章

在宅医療

——病気になっても家庭で過ごせるシステムです

1．在宅医療とは

1）定義

病気があり、継続的な診療が必要であって、通院が困難な患者に対して、定期的、計画的に医師が居宅（患者宅）や老人施設に訪問し、医療（診療）を提供すること。入院、外来に次ぐ第3の医療と言われている。

通常社会生活を行ないながら、自宅（患者宅、居宅）で行なう医療、継続する医療はすべて在宅医療といえる。広義には、病院外で行なうすべての医療のことでもあり、実際には、病院、医院、訪問看護、薬局、ケアマネジャー等が連携して医療と介護サービスを提供する。

2）在宅医療の内容

在宅医療には、呼吸補助療法（在宅酸素療法、在宅人工呼吸療法、在宅陽圧呼吸療法）、栄養補助療法（在宅胃瘻療法、在宅中心静脈栄養療法、成分栄養経管栄養法）、排泄補助療法（在宅自己導尿療法や持続導尿や人工肛門の処置など）、在宅注射療法（インスリンや麻薬〔モルヒネなど〕の注射）、補助腎臓療法（在宅人工透析療法）、ドレーンチューブ、留置カテーテル管理などがある。

3）在宅医療の担い手

在宅医療は、患者が住んでいる自宅（居宅）という病室に対して一元的に提供されるように多職種が密に連携しつつ、介護保険サービスをも有効かつ適切に提供し、全体としてバランスのとれた、かつ医療状況の変化に適切に対応した医療が滞りなく提供されることが求められている。

多職種の中には以下の職種が含まれている。訪問診療、訪問看護、訪問歯科診療、訪問歯科衛生指導、訪問薬剤指導、訪問栄養指導、訪問リハビリテーションである。

①訪問診療（往診を含む）：医師が定期的かつ計画的に患家を月に1～2回程度訪問し、在宅患者の治療・療養管理を行なう。病状に応じて随時訪問（往診）を行なう。

②訪問看護：訪問看護師が、医師の指示に基づいて定期的かつ計画的に患家を訪問し、診療の補助、医療的な処置、健康状態の観察、療養上の世話等を行なう。

③訪問歯科診療：歯科医師が在宅患者宅を訪問し、歯科診療を行なう。歯科医療

に必要は器具を持ち込んで治療することもできる。

④訪問歯科衛生指導：歯科衛生士が歯科訪問診療を行なった歯科医師の指示に基づいて在宅患者宅を訪問し、歯科衛生指導を行なう。食事摂取を継続していくためのさまざまな助言や口腔ケアを指導する。

⑤訪問薬剤指導：薬剤師が、医師の指示に基づいて在宅患者宅を訪問し、服薬指導、薬剤整理、副作用状況のチェック、服薬方法の支援、調剤や医療材料の供給を行なう。

⑥訪問栄養指導：管理栄養士が通院または通所が困難な患者に対して、医師の指示に基づいて月に1～2回在宅患者宅を訪問し、療養に必要な栄養指導を行なうもので、介護保険の「居宅療養管理指導」によるものと、医療保険の「在宅患者訪問栄養食事指導」によるものがある。

⑦訪問リハビリテーション：理学療法士、作業療法士、言語聴覚士が、医師の指示に基(もと)づいて、定期的・計画的に在宅患者宅を訪問し、必要なリハビリテーションを提供する。日常生活動作を改善・維持し、在宅生活を維持し、質を高めることが

できる。

2．在宅医療が必要となる社会的状況

1）高齢化社会の到来

社会保障・人口問題研究所による、日本の65歳以上人口および75歳以上人口の推計では、2015年での65歳以上高齢者人口（割合）は3395万人（26・8%）で、75歳以上高齢者人口（割合）は1646万人（13・0%）で、2025年には3657万人（30・3%）、2179万人（18・1%）、2055年には3626万人（39・4%）、2401万人（26・1%）となると推計されている。WHOによれば2015年ですでに超高齢化社会の基準である65歳以上の人口が21%を超えており、すでに超高齢化社会となっている。

現在の日本は核家族化が進み、単独世帯、夫婦のみの世帯、夫婦ともに65歳以上の世帯などが増加している。特に都市部では、未婚や離婚による単身独居者が多く、都市部では単身の高齢化率が上昇している。それゆえに、老老介護の世帯が多くなって

おり、いわゆる介護力の低下が限界に達しており、この問題の解決はわが国の喫緊の課題となっている。超高齢社会が現実のものとなり、従来の医療制度、介護保険制度では解決できない問題が生じ、高齢者の医療は若年者の医療と異なった立場で解決しなくてはならない必要性が生じてきている。

一方、内閣府による「高齢社会対策の基本的在り方等に関する検討会報告書」（平成24年）では、「世界に前例のない速さで高齢化が進み、世界最高水準の高齢化率となり、どの国もこれまで経験したことのない超高齢社会を迎えたわが国においては、これまでの『人生65年時代』を前提とした高齢者の捉え方についての意識改革をはじめ、働き方や社会参加、地域におけるコミュニティや生活環境の在り方、高齢期に向けた備え等を『人生90年時代』を前提としたものへと転換させ、全世代が参画した、豊かな人生を享受できる超高齢社会の実現を目指す必要がある、との認識が示された」という。

その課題と基本的な考え方として、①「高齢者」の実態と捉え方の乖離、②世代間格差・世代内格差の存在、③高齢者の満たされない活躍意欲、④地域力・仲間力の弱さと高齢者等の孤立化、⑤不便や不安を感じる高齢者の生活環境、⑥これまでの「人生65年時代」のままの仕組や対応の限界、が挙げられている。

厚労省とは異なった視点で問題点が指摘されているが、医療や介護の必要性は読み取れる。

2）死亡原因の変遷

次ページの図のように、戦前は肺炎、胃腸炎、結核が3大死因であったが、終戦直後は、結核、胃腸炎、肺炎、脳血管疾患が4大死因であった。戦後は、結核が急激に減少し、かわって脳血管疾患、悪性新生物が急上昇してきた。1970年頃より脳血管疾患が減少に転じ、悪性新生物と心疾患が徐々に増加し、現在も同様の傾向となっている。1980年頃より、肺炎が増加の傾向を示し、2009年頃より老衰が増え始めてきている。

3）死亡場所の推移

厚労省「人口動態統計」による死亡場所の推移は194〜195ページの図のとおりである。

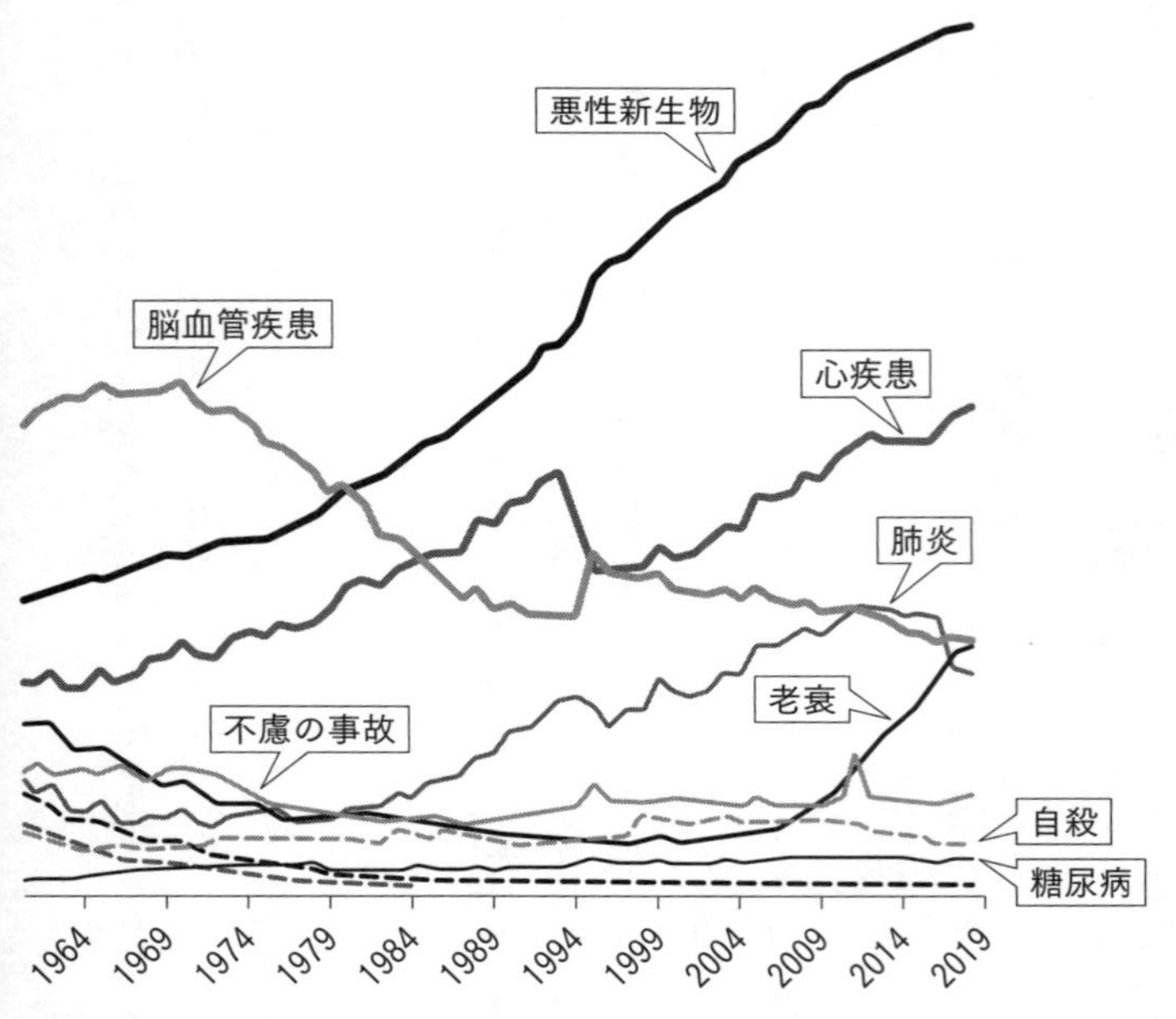

日施行)における「死亡の原因欄には、疾患の終末期の状態としての心不全、
よるものと考えられる。2017年の「肺炎」の低下の主な要因は、ＩＣＤ-10
ものと考えられる。最新版は概数

（資料）厚生労働省「人口動態統計」

主要死因別死亡率（人口10万人対）の長期推移（1899年～2018年）

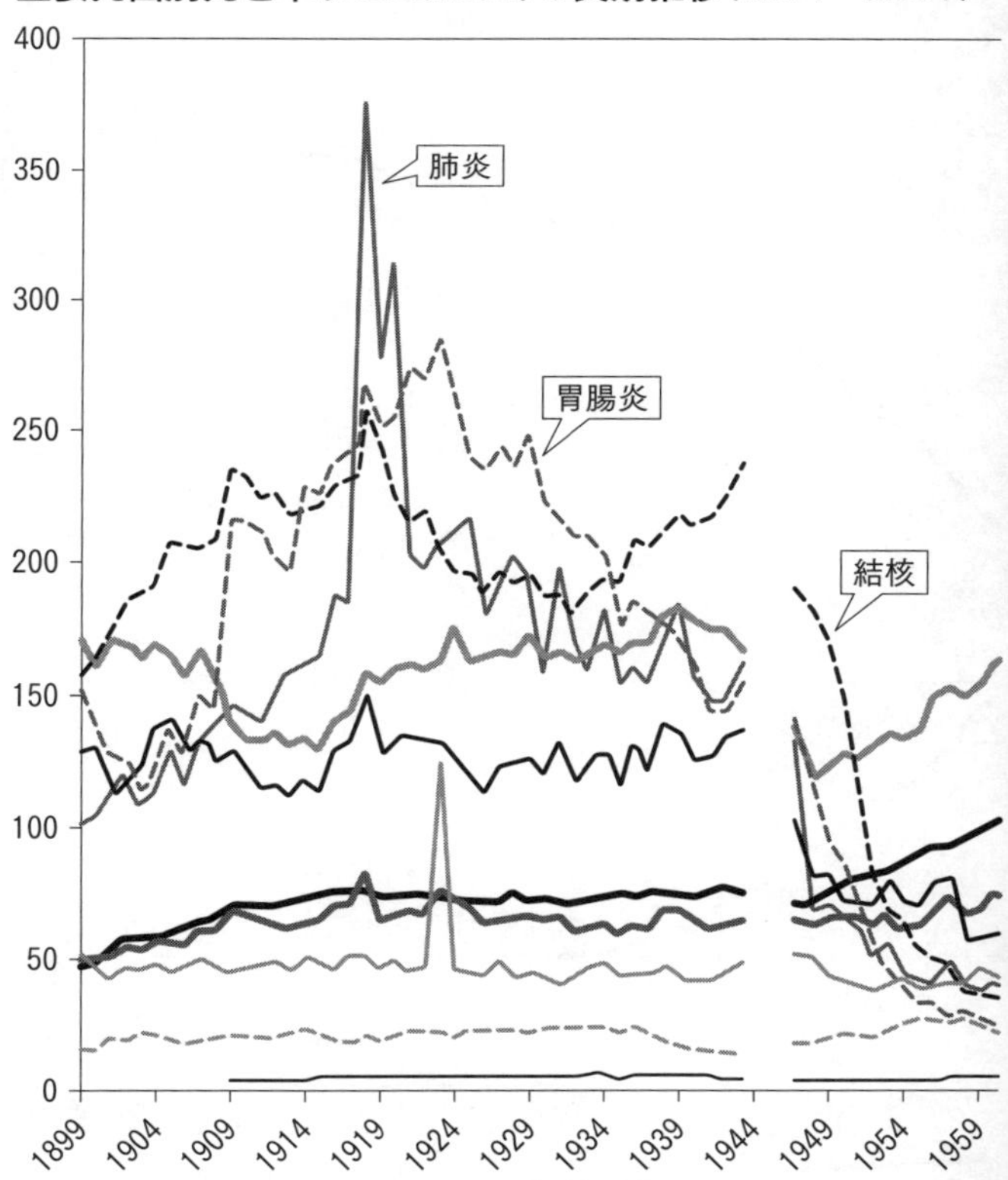

（注）1994年の心疾患の減少は、新しい死亡診断書（死体検案書）（1995年１月１
呼吸不全等は書かないでください。」という注意書きの事前周知の影響に
（2013年版）（平成29年１月適用）による原死因選択ルールの明確化による

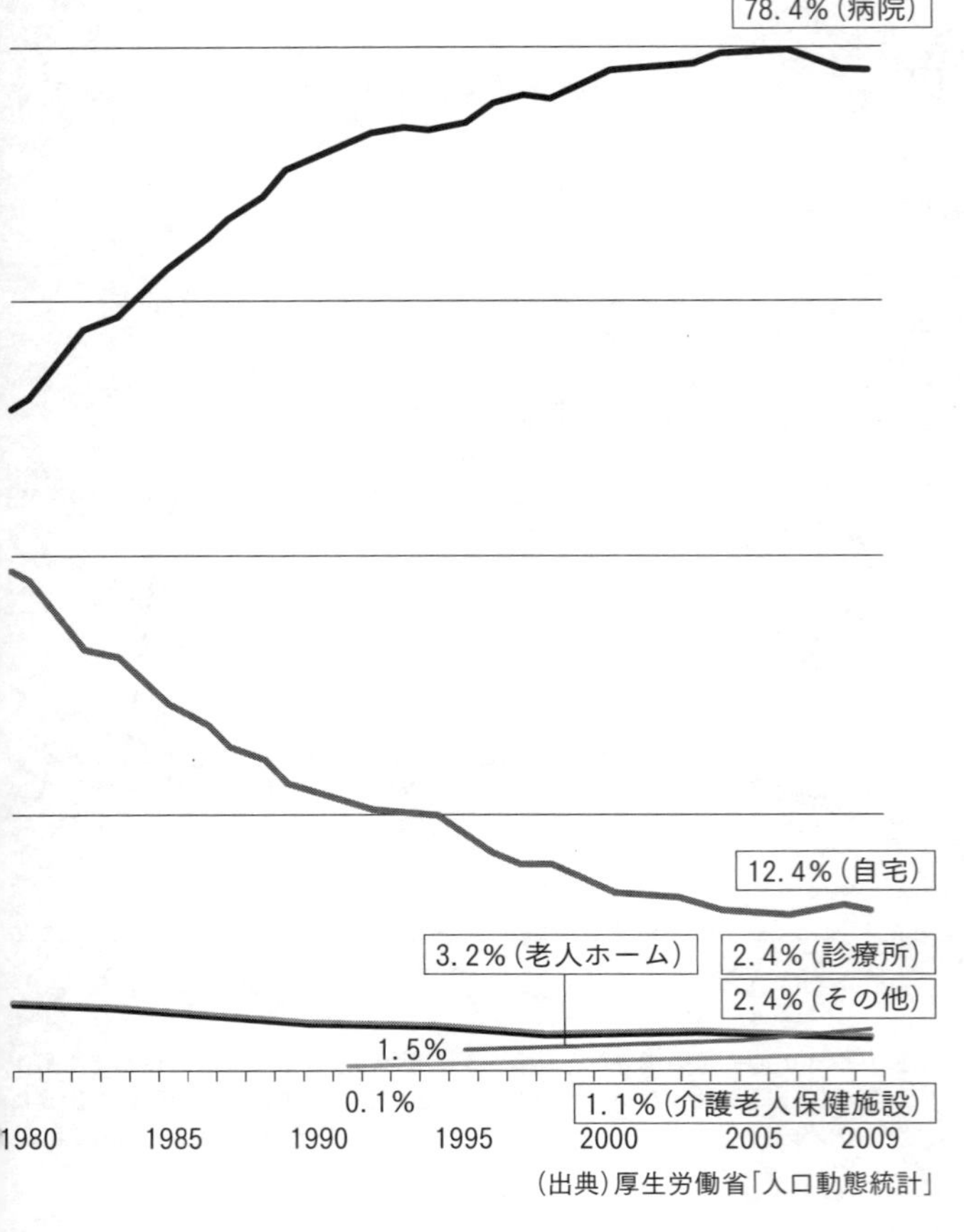

(出典)厚生労働省「人口動態統計」

死亡場所の推移

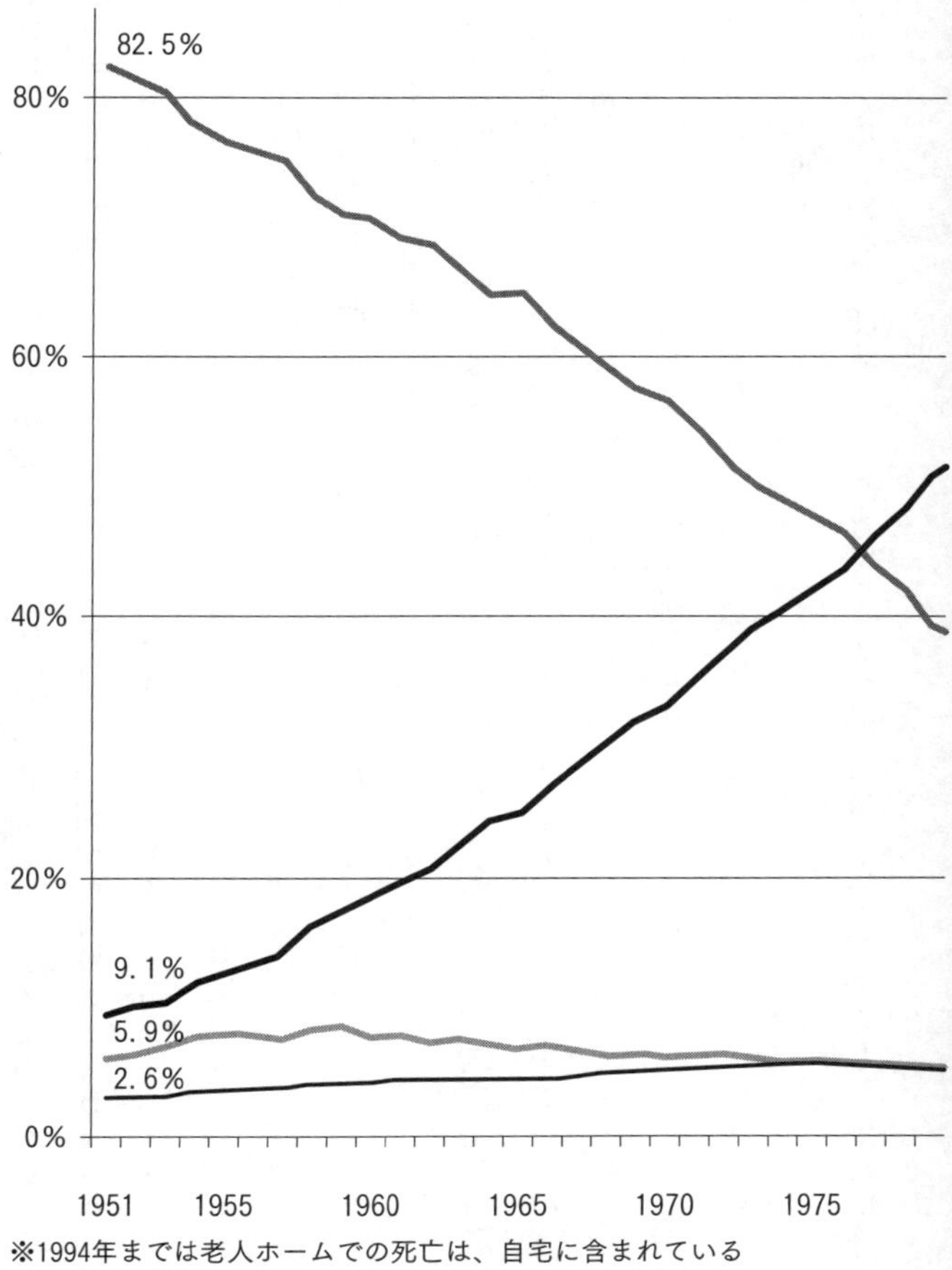

※1994年までは老人ホームでの死亡は、自宅に含まれている

１９５１年は自宅での死亡が82・5％、病院での死亡は９・１％であったが、１９７６年頃にほぼ同率になり、以後は病院死が暫増、自宅死が暫減し、２００５年にはそれぞれ78・4％、12・4％となり、図にはないが２０１３年は病院死75・6％、自宅死12・2％、介護老人保健施設死１・９％、老人ホーム死５・３％となった。国は、終末期の医療費が高くなる病院死を政策的に変更し、病院死よりは医療費が安くなる在宅での看取りを奨励しているが、在宅死はさほど増えてはいない。

３）在宅医療に対するニーズ

平成19年度の内閣府による高齢者の健康に関する意識調査では、①自宅で療養して、必要になれば医療機関等を利用したいと回答した者の割合を合わせると、60％以上の国民が「自宅で療養したい」と回答した。②要介護状態になっても、自宅や子供・親族の家での介護を希望する人が４割を超えた。③住み慣れた環境でできるだけ長く過ごせるよう、また望む人は自宅での看取り(みと)も選択肢になるよう、在宅医療を推進していく必要がある。

終末期の療養場所に関する希望では、平成10年では、自宅で療養し最期は医療機関、緩和ケア病棟、最期まで自宅でいたいと希望した人の合計の割合は全体の57・7%、平成15年は58・8%、平成20年では63・3%と暫増している。

全国の55歳以上の男女5000人を対象とした療養に関する希望調査（平成19年度、内閣府）では、自宅で介護を希望は41・7%、介護老人福祉施設での療養は18・6%、病院などの医療機関に入院したいが17・1%、介護老人保健施設に入所したいが11・5%であった。

自宅での療養や看取りを希望する人は時代とともに、確実に増えているが、受け入れ体制、すなわち患者居宅の環境や在宅医療の提供体制の未整備などにより、なかなか希望どおりにはなっていない。前出の看取りの場所の自宅が未だ12・2%に留まっているのが現状である。

3．在宅医療推進に関する各種制度の変遷

1）在宅医療の歴史

在宅医療の歴史を大雑把に振り返ってみると、古典的在宅医療として、1965年

以前は診療所の医師が急性期の疾患に対して個別に往診をしてきた。この頃は、まだ自宅死が60％台、病院死が20％台であった。現在のような在宅医療が始まる黎明期としては、１９７０〜１９９２年頃で、障害者、終末期の患者への24時間対応に重点が置かれていたが、介護保険が施行される以前のため患者の介護は主に家族が担っていた。１９９２〜２０１２年は創成期で、１９９５年に新ゴールドプラン、２０００年に介護保険が施行され、現在の在宅医療の枠組みができてきた。在宅支援診療所・病院が制度化され、在宅医療の24時間化が明確化され、多職種連携の重要性が高まった。２０１２年以降は発展期とされ、多職種協働、地域包括ケアシステムの中での在宅医療の推進化となった。（和田忠志：在宅医療の今日的意義、勇美記念財団　在宅医療テキスト（第３版）、２０１５）

２）在宅医療の推進に関する各種制度の変遷

（1）在宅医療に関連する制度の変遷

１９８３年、老人保健法実施（高齢者医療費無料制度の廃止）。

70歳以上の老人を既存の医療保険制度から別にし、その財源を各医療保険から拠出する仕組が創設された。

1984年、健保法が改正され、

①健保本人に2割の医療費自己負担導入、②特定療養費制度創設の導入による差額徴収の公認と「自由診療」の拡大（療養費支給制度の一種）、③国保への国庫負担の大幅削減、④国庫負担ぬきの退職者医療制度の新設

「特定療養費制度」：「特に定められた高度な医療や特別なサービス（アメニティ部分）を含んだ療養を受けた場合、療養全体にかかる費用のうち一般治療と共通する部分に保険を適用（特定療養費）し、特別サービス部分を自己負担とする制度

「退職者医療制度」創設理由：サラリーマンなどの高齢退職者は、退職後国保の被保険者となるため、給付水準が下がる（1984年改正までは、勤めている間は10割給付だが、退職し国保に入ることで7割給付になる）ため改善を迫られていた→退職者を「退職者医療制度」という別枠にし、8割給付を保証する。ただし、この制度の財

源は健保や共済などの保健からの拠出金でまかなうことにすること
で、国庫負担の削減をはかる。

1986年、老人保健法改正：一部負担が引上げられ、老人保健施設が創設され
た。

1989年、「高齢者保健福祉推進十カ年戦略」いわゆる「ゴールドプラン」の
策定（今後10年間でヘルパー10万人の確保を掲げる）

1992年、「老人訪問看護ステーション」が創設された。

1994年、「新ゴールドプラン策定」（新・高齢者保健福祉推進十カ年戦略）

1997年、第3次医療法が改正され、療養型病床群の診療所設置・「地域医療
支援病院」が制度化された。

2000年、介護保険スタート「ゴールドプラン21」策定。政府は2000年度
からの「ゴールドプラン21」において、「新寝たきり老人ゼロ作戦」
を打ち出した。高齢者それぞれの状態に応じ、リハビリテーション
医学に基づく、急性期、回復期、維持期の適切なリハビリテーショ

ンが提供されることが必要であるとされた。

2007年、がん対策基本法施行、患者側の意思決定への参加を規定した初めての医療制度改革である。

2007年、厚生労働省の「終末期医療の決定プロセスのあり方に関する検討会」により、いわゆる「終末期医療のガイドライン」が制定された。

2008年、長寿（後期高齢者）医療制度が施行された。

（2）診療報酬改革の変遷

1980年、在宅医療における指導管理料の新設。インスリン在宅自己注射指導管理料が創設された。

1984年、緊急往診の加算創設。

1986年、訪問診療の概念導入。寝たきり老人訪問診療料の新設、各種指導管理料の新設。

1992年、在宅医療の包括点数の原型が誕生。寝たきり老人在宅総合診療料が

1996年
在宅終末期医療の評価の充実
在宅末期医療総合診療料の適用拡大
在宅患者末期訪問看護指導料診察等

2000年
24時間の在宅医療の提供体制の評価
24時間連携加算の創設

2004年
重症者・終末期患者に対する在宅医療の充実
在宅終末期医療の評価の充実
重症者への複数回訪問看護の評価

2006年
在宅で療養する患者のかかりつけ医機能の確立と在宅療養の推進
在宅療養支援診療所の創設

2008年
高齢者医療制度の創設に併せた在宅医療の充実と評価
在宅療養支援病院の設立

2012年
在宅医療の充実と評価
機能強化型在宅療養支援診療所・病院の創設

→

1997年
第3次医療法改正
地域医療支援病院の創設

2000年
第4次医療法改正
病床機能分化

2004年～
・訪問看護推進事業（57百万円）

2006年
第5次医療法改正
・医療機能分化・連携
・在宅医療の確保に関する事項を医療計画に位置づけ

2011年
・在宅医療連携拠点事業（108百万円）

・在宅医療に係る体制構築の指針を発出

2012年
・在宅医療連携拠点事業（2100百万円）

1992年
福祉人材確保法および看護婦等人材確保法の制定
ゴールドプランの円滑な実施を図るための福祉人材確保

1994年
健康保険法等改正
在宅医療を「療養の給付」として位置づけ
指定訪問看護制度の創設

21世紀福祉ビジョン
21世紀に向けた新たな介護システムの構築等

1995年
高齢社会対策基本法の成立
適切な介護のサービスを受けることができる基盤の整備

新ゴールドプラン
ゴールドプランの数値目標の上方修正

2000年
介護保険法施行

ゴールドプラン21
訪問介護倍増等

2006年
介護保険の改正
介護予防の重視等

（厚労省資料）

在宅医療の推進に関する各種制度の変遷

診断報酬

- 1980年：**在宅医療における指導管理料の新設**　インスリン在宅自己注射指導管理料の創設
- 1984年：**緊急往診の加算創設**
- 1986年：**訪問診察の概念導入　寝たきり老人訪問診察料の新設　各種の指導管理料の新設**
- 1992年：**在宅医療の包括点数の原型が誕生**　寝たきり老人在宅総合診療料
- 1994年：**各種指導料、管理料の創設**　在宅時医学管理料、在宅末期総合診療料、ターミナルケア加算

医療法・予算

- 1985年：**第1次医療法改正**　地域医療計画の創設
- 1992年：**第2次医療法改正**　「居宅」が医療提供の場として位置づけられる

その他

- 1973年：**老人福祉法改正**　老人医療費の無料化
- 1980年：**老人福祉法改正**　老人医療費の有料化
- 1982年：**老人保健法制定**　疾病の予防・治療・機能訓練の保健事業を総合的に実施
- 1986年：**老人保健法改正**　老人保健施設の創設等
- **長寿社会対策大綱閣議決定**　在宅サービスの拡充
- 1989年：**ゴールドプラン**　市町村における在宅福祉対策の緊急整備
- 1990年：**福祉8法改正**　在宅福祉サービスの推進を目的に8法を一括改正
- 1991年：**老人保健法改正**　老人訪問看護Ｓｔの創設

新設された。

１９９４年、各種管理料の創設。在宅時医学管理料、在宅末期総合診療料、ターミナルケア加算が新設された。

１９９６年、在宅終末期医療の評価の充実。在宅末期医療総合診療料の適用拡大。在宅患者末期訪問看護指導料の新設。

２０００年、24時間の在宅医療の提供体制の評価。24時間連携加算の創設。

２００４年、重症者・終末期患者に対する在宅医療の充実。在宅終末期医療の評価の充実、重症者への複数回訪問看護の評価。

２００６年、在宅療養支援診療所の創設。

２００８年、在宅療養支援病院の創設

２０１２年、在宅医療の充実と評価。機能強化型在宅療養支援診療所・病院の創設。

4. 在宅医療の現状と課題

1）在宅医療の現状

（1）在宅医療体制の要素

在宅医療体制は大きく分けて4つの要素より、なっている。

①日常の療養支援：多職種協働による患者や家族の生活を支える観点からの医療の提供、緩和ケアの提供、家族への支援を行なう。

②退院支援：入院医療機関から退院し、診療所等へ医療が変更されることによる必要な支援を行なう。

③急変時の対応：在宅患者が肺炎等が急性増悪した際に、緊急往診し、医療機関に連絡し、入院病床を確保し、病状の情報提供を行なう。

④看取り：住み慣れた自宅や、介護施設等で、がん、呼吸器疾患、心臓疾患等の末期で苦痛を和らげる治療・ケアを、訪問看護師や訪問薬剤師と連携を取りながら行ない、最期には看取りも行なう。

（2）在宅医療の体制

在宅医療を支援、維持するために必要な要素として以下の4点が挙げられている。すなわち、退院支援、日常の療養支援、急変時の対応、看取りである。

①退院支援とは、患者が退院するにあたって、入院医療機関と、在宅受け入れ医療機関が、患者情報を共有し、円滑な在宅医療の導入のために協働すること。

②日常の療養支援とは、医師、看護師、薬剤師等の多職種が協働して患者の療養生活や家族を支える視点で医療を提供すること。

③急変時の対応とは、在宅患者の急変時に速やかに対応するために緊急で往診したり、入院病床を確保し適切に（遅滞なく、病状に適した）入院をさせること。

④看取りとは、住み慣れた自宅や介護施設等で、患者が望む場所での看取りを行なうこと。

在宅医療体制を実現させるためには、医療機関とそれを支える組織・拠点が必要である。医療機関としては、在宅療養支援診療所と在宅療養支援病院があり、ともに24時間対応で医療を、多職種と協働で提供することができる。これら医療機関が活動できるためには支える組織・拠点が必要で、地域の関係者による協議の場を提供したり、関係者同士のネットワークを形成したりすることが必要で、そのためには地域の医師会、保健所、市町村の役所が担う（にな）ことになる。

（３）在宅医療に必要な医療資源の現状

①訪問診療を行なう医療機関の推移

訪問診療を行なう診療所は、平成17年は、１万６９２０カ所（18・９％）で、平成26年には２万５５９７カ所（22・４％）で、病院は、平成17年は２８４９カ所（31・６％）、平成26年は２６９２カ所（31・７％）である。２〜３割の医療機関が熱心に在宅医療に取り組んでいるのが現状である。

②在宅療養支援診療所、在宅療養支援病院の推移

訪問診療を実施する医療機関の中で、24時間体制で在宅医療を実施する医療機関を在宅療養支援診療所、在宅療養支援病院というが、診療所は平成18年から、病院は20年から診療報酬の面で優遇措置がとられた。

さらに、平成24年からは、年間の看取り数や、常勤医師の数、医療機関同士の連携体制の有無、情報共有の有無により、機能強化型在宅療養支援診療所・病院に細分化

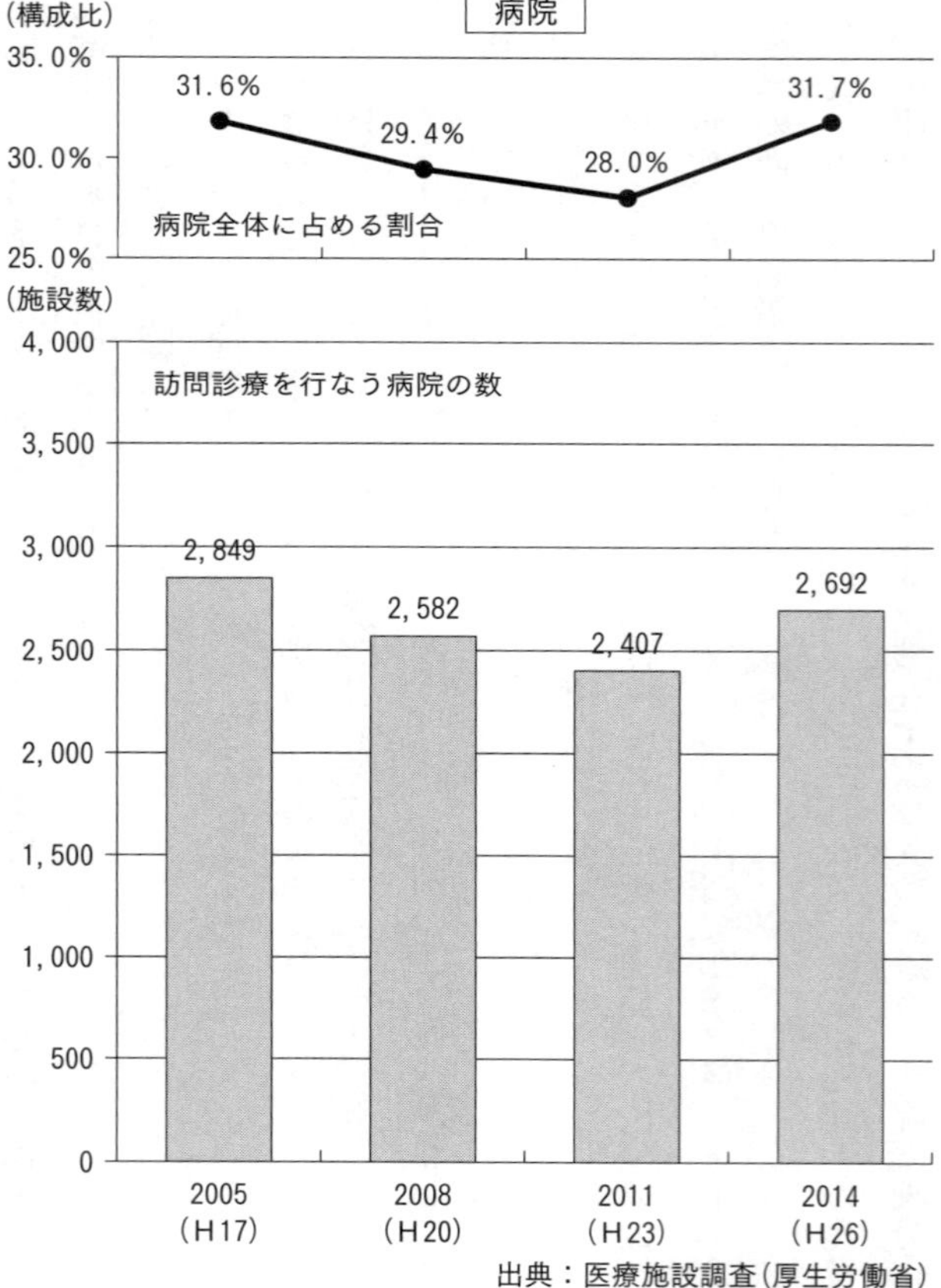
病院
(構成比)
35.0%
30.0%
25.0%
31.6%
29.4%
28.0%
31.7%
病院全体に占める割合
(施設数)
4,000
3,500
3,000
2,500
2,000
1,500
1,000
500
0
訪問診療を行なう病院の数
2,849
2,582
2,407
2,692
2005
(H17)
2008
(H20)
2011
(H23)
2014
(H26)
出典：医療施設調査(厚生労働省)

訪問診療を行なう医療機関数の推移

訪問診療：患者宅に計画的、定期的に訪問し、診療を行なうもの
往診：患者の要請に応じ、都度、患者宅を訪問し、診療を行なうもの

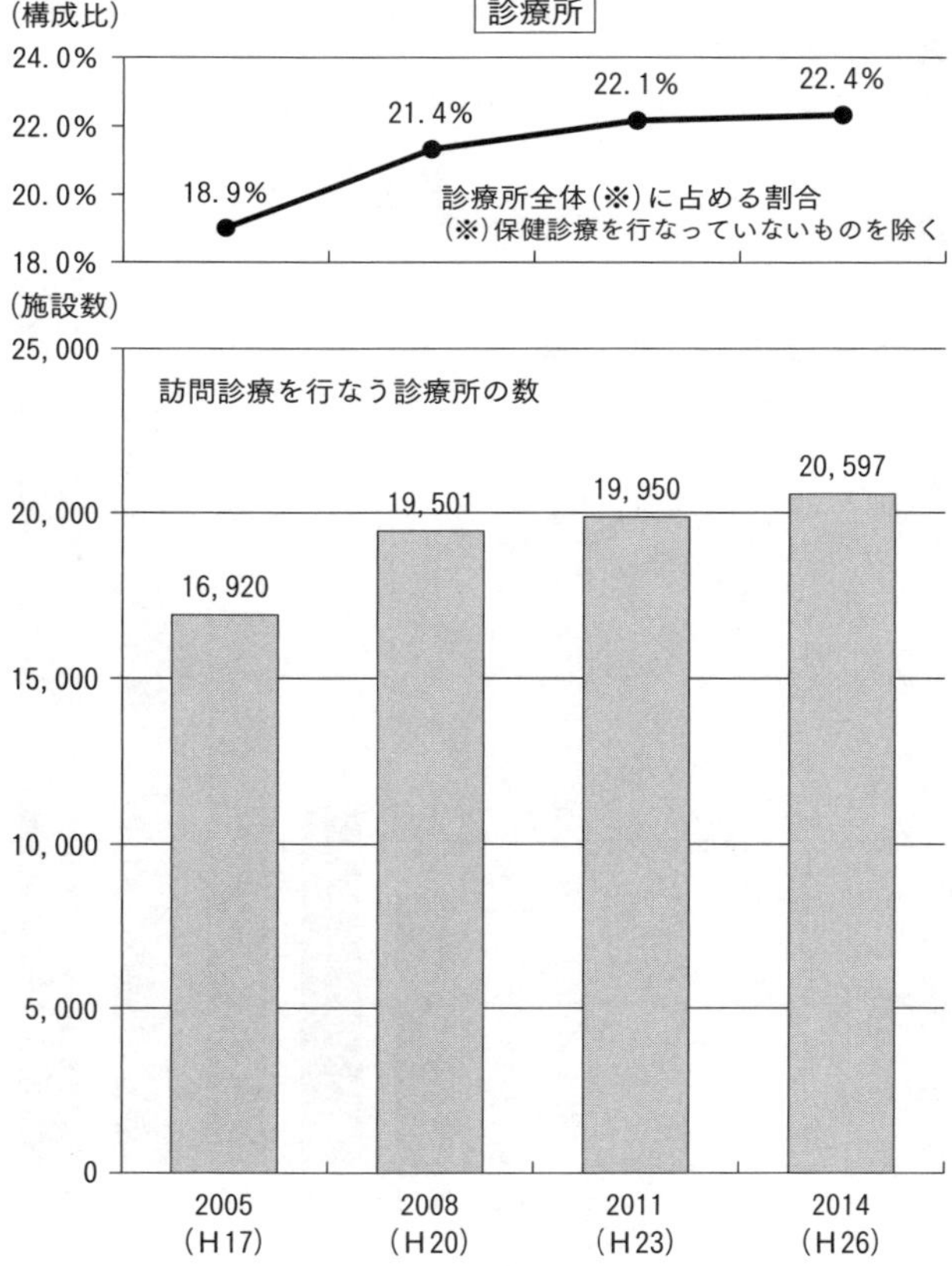

在宅療養支援病院）の数は増加している。

を行なう医療機関について、平成18年度より診療報酬上の評価を創設。
病院の評価を創設）

診が可能な体制の確保　・24時間の訪問看護が可能な体制の確保

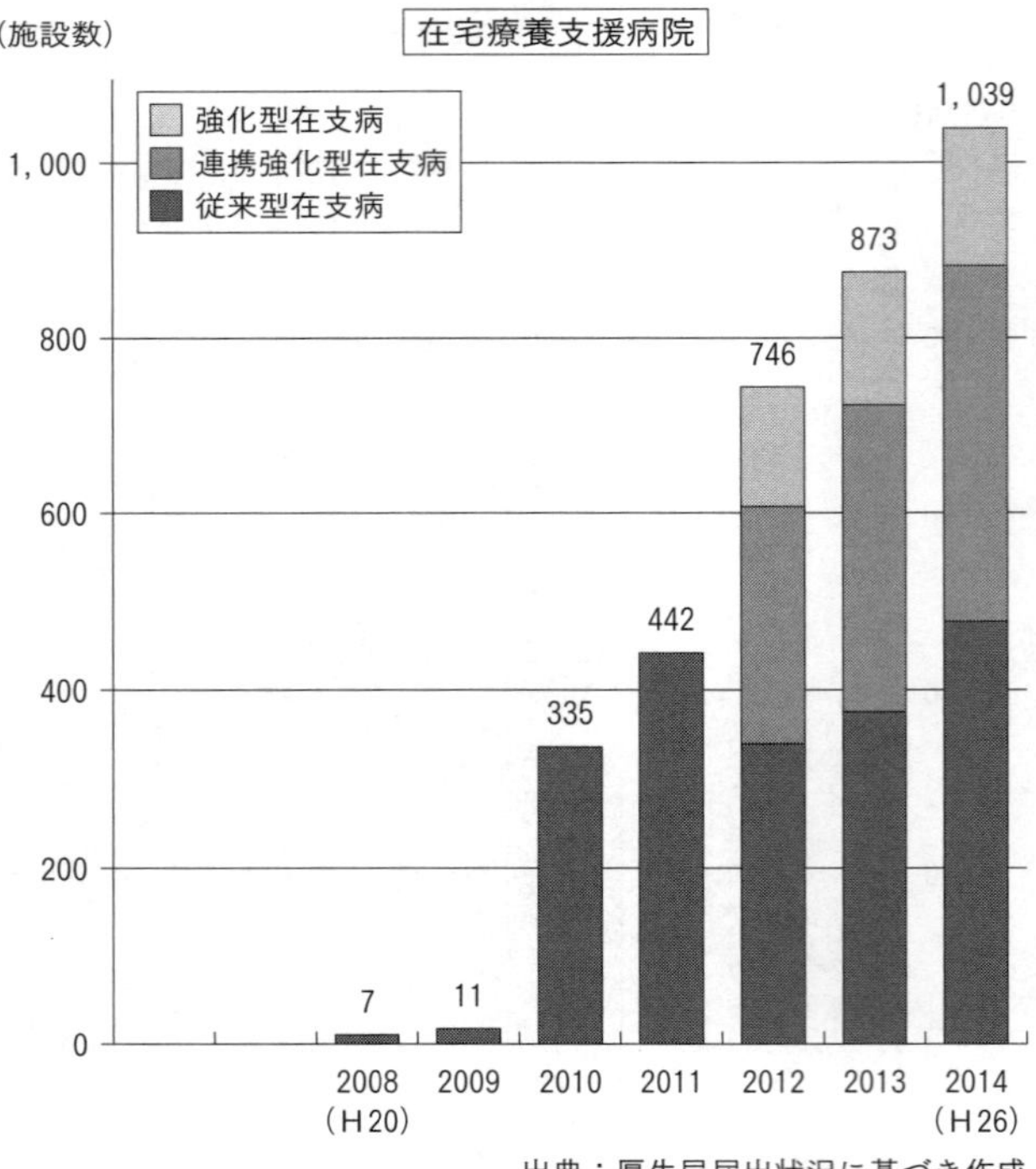

出典：厚生局届出状況に基づき作成

在宅医療の提供体制(緊急時の対応)

24時間対応体制の在宅医療を提供する医療機関(在宅療養支援診療所、

24時間対応体制で在宅医療を提供する医療機関数の推移

緊急時の連絡体制及び24時間往診できる体制等を確保している在宅医療
(平成18年度に在宅療養支援診療所の評価、平成20年度に在宅療養支援

【主な要件】・24時間患者からの連絡を受ける体制の確保　・24時間の往
・緊急時に在宅療養患者が入院できる病床の確保等

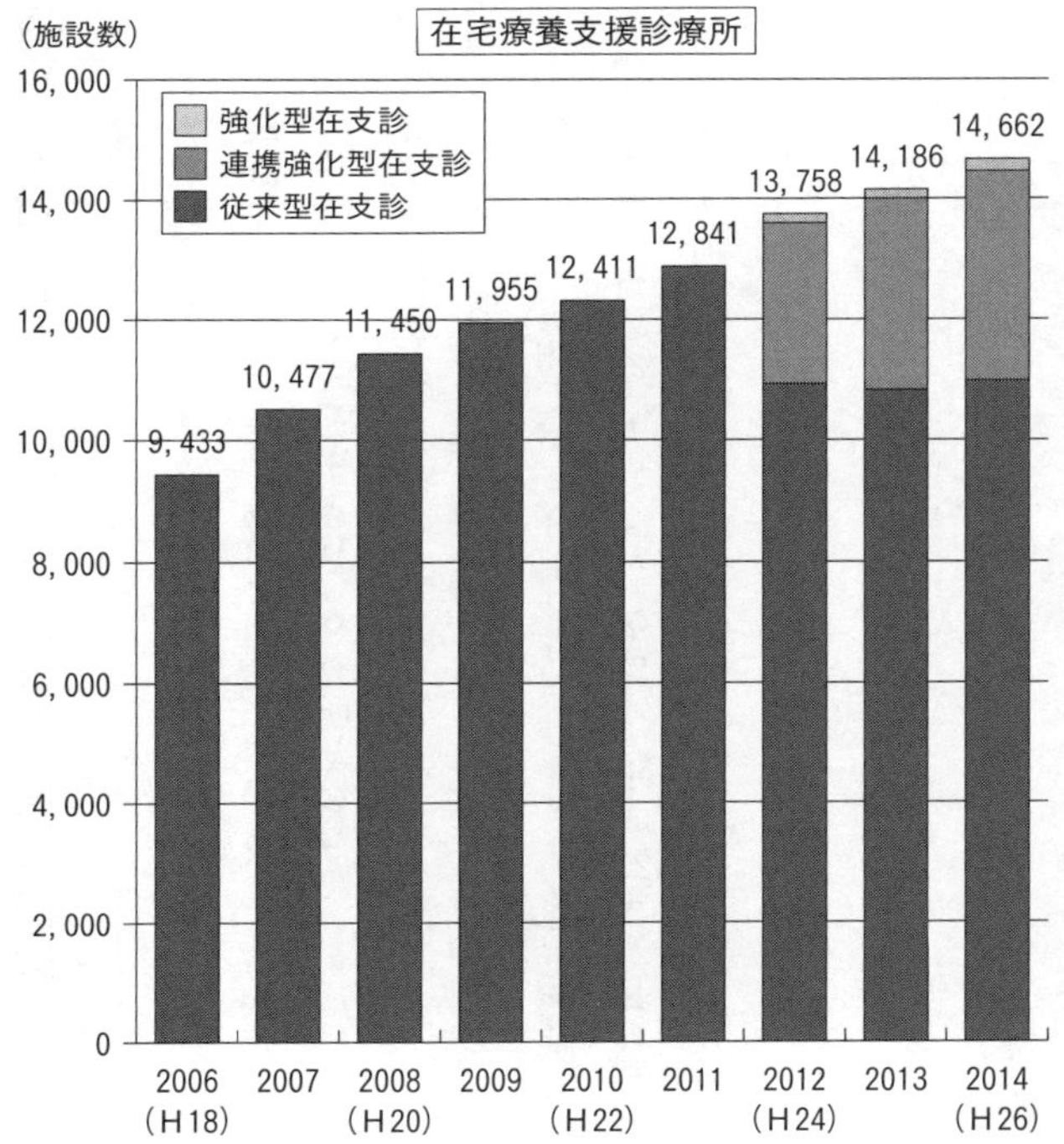

され、診療報酬上の優遇措置が加えられた。24時間で頑張る医療機関で医療レベルを上げられるところが優遇されてきた。

在宅療養支援診療所は、平成18年9434カ所、平成22年1万2411カ所、平成24年1万3758カ所、平成26年1万4662カ所と暫増している。一方病院は、平成20年7カ所、平成22年335カ所、平成24年1039カ所となった。
③在宅で看取りを行なう医療機関の推移
診療所は、平成20年が3074カ所（診療所全体に占める割合：3・4%）、平成23年が3280カ所（3・6%）、平成26年が4312カ所（4・7%）、病院は、平成20年が236カ所（病院全体に占める割合：2・7%）、平成23年が268カ所（3・1%）、平成26年が476カ所（5・6%）であった。在宅での看取りを行なう医療機関は徐々に増加しているが、まだ、全体の4～5%台に留まっている。
2）在宅医療の課題
（1）在宅医療の阻害要因
在宅医療を阻害している因子として挙げられるのは、①介護してくれる家族に負担がかかる（80％）、②症状が急変した時の対応に不安がある（60％）、③急変時に入院できるか不安（30％）、④24時間相談に乗ってくれるところがない（30％）、⑤往診してくれる医師がいない（25％）等となっている。

（2）在宅医療を提供している医師の負担感

日本医師会の調査では、①70％以上の在宅療養支援診療所の医師が24時間態勢への負担を感じている。②特に小規模の診療所では負担感が強く、3人以上で24時間態勢をとっている在宅療養支援診療所の医師は負担感がやや少ない、となっている。

在宅医療を受ける側と提供する側の思惑がずれていると考えられる。国は、この隙間を埋めるべく、診療報酬などのインセンティブを与えて、政策的に誘導しているが、まだ十分にシステムが完成しているとは言い難い。

3）在宅医療に対する国民の不満、要望

①患者本人や家族の気持ちを尊重してほしい

②患者と医師のコミュニケーションが不足している

③在宅医を探すのが困難、在宅医療を熟知した医師がほしい

院、診療所とともに全体の約５％に留まっている。

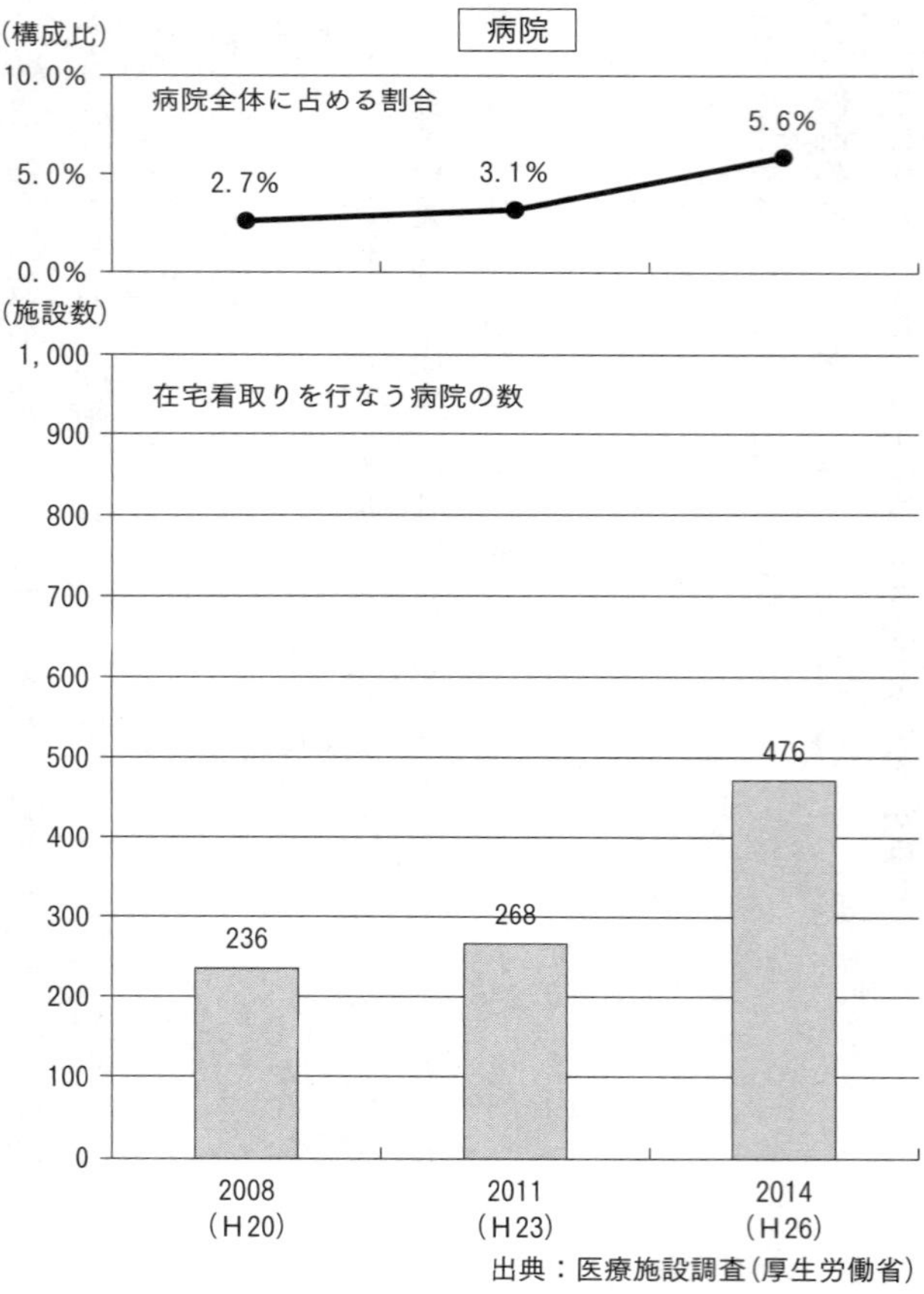

出典：医療施設調査(厚生労働省)

在宅医療の提供体制(看取り)

在宅での看取りを行なっている医療機関の数は年々増加しているが、病

在宅での看取りを行なう医療機関数の推移

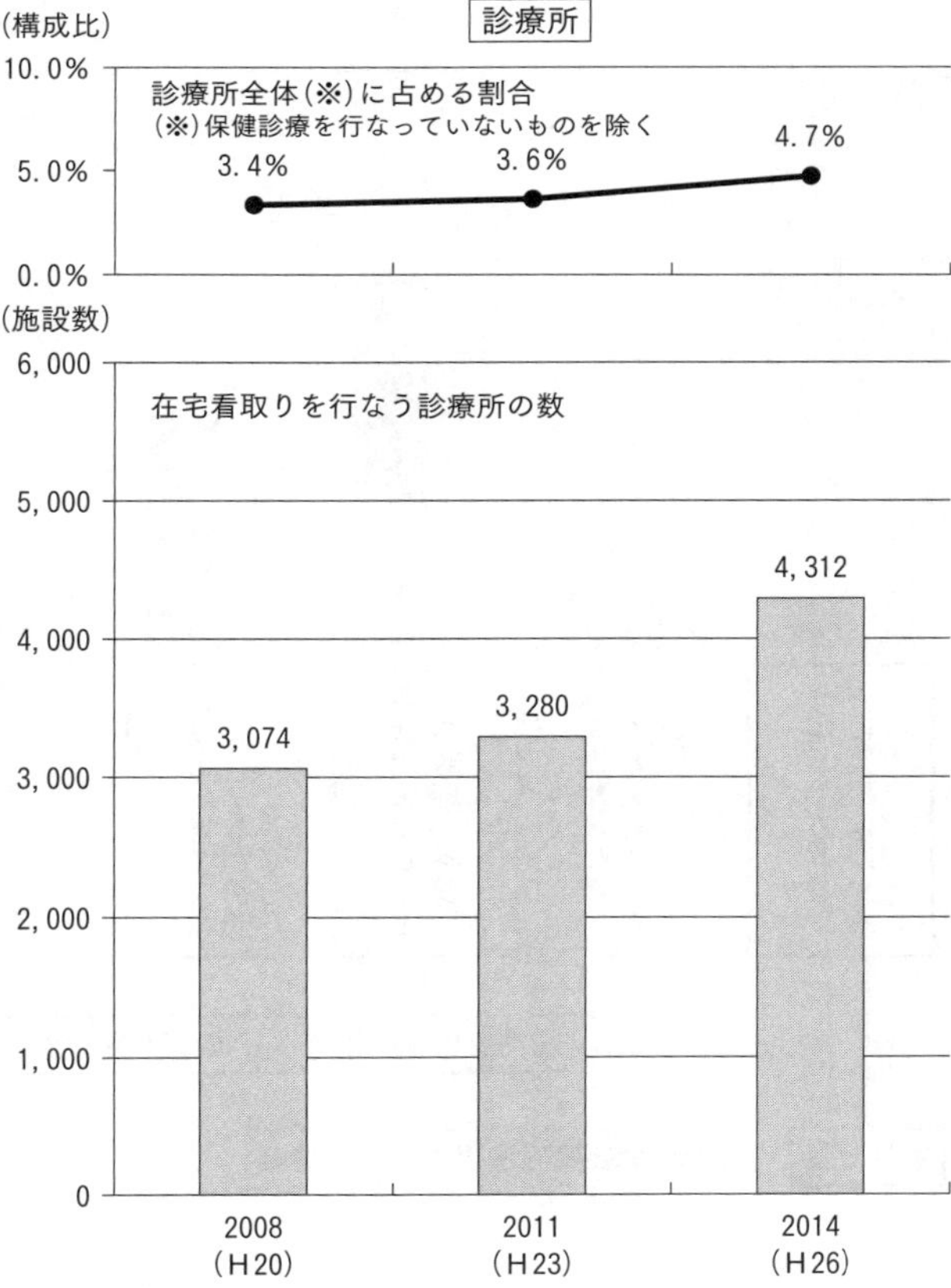

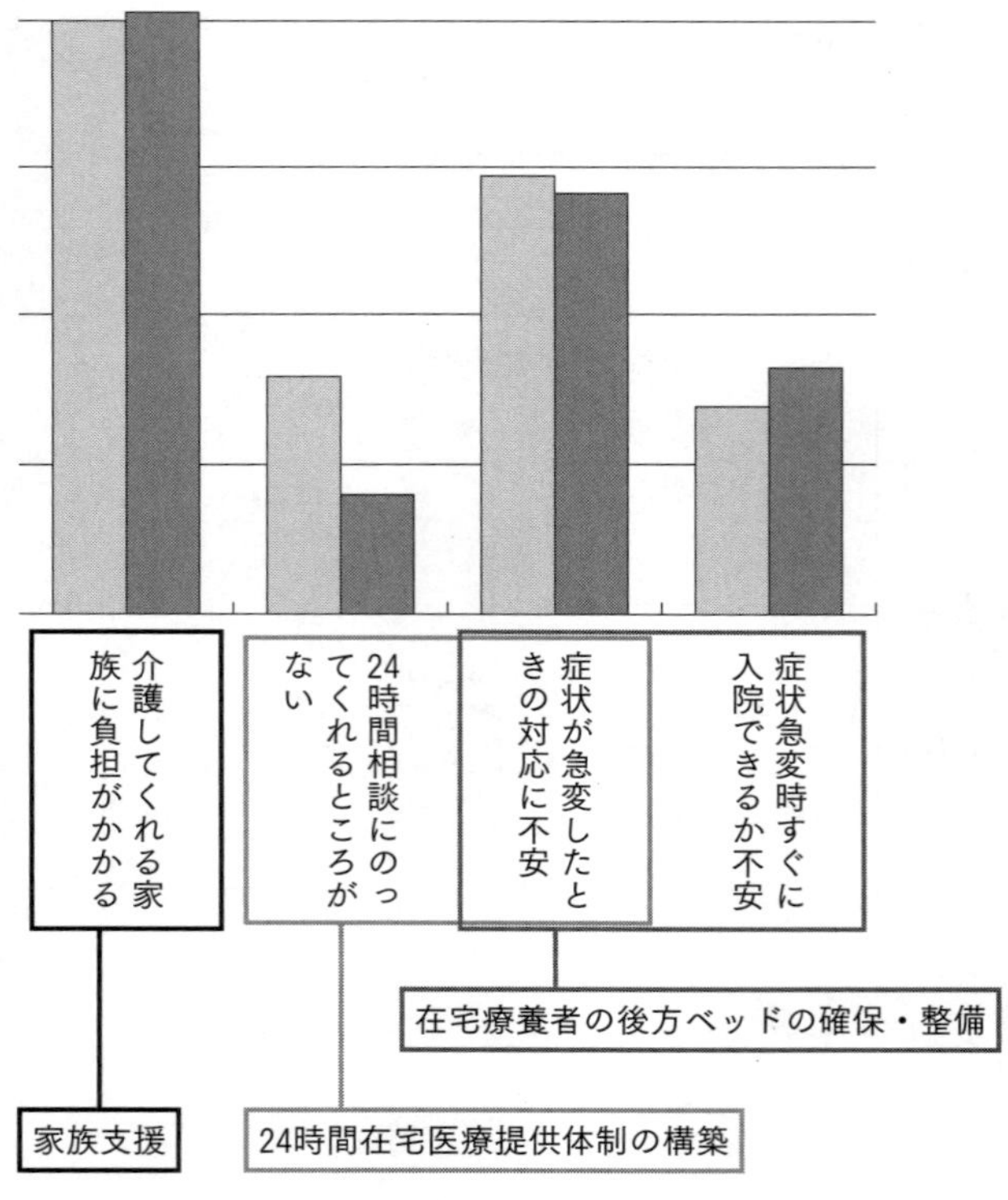

出典：終末期医療に関する調査（各年）

在宅療養移行や継続の阻害要因

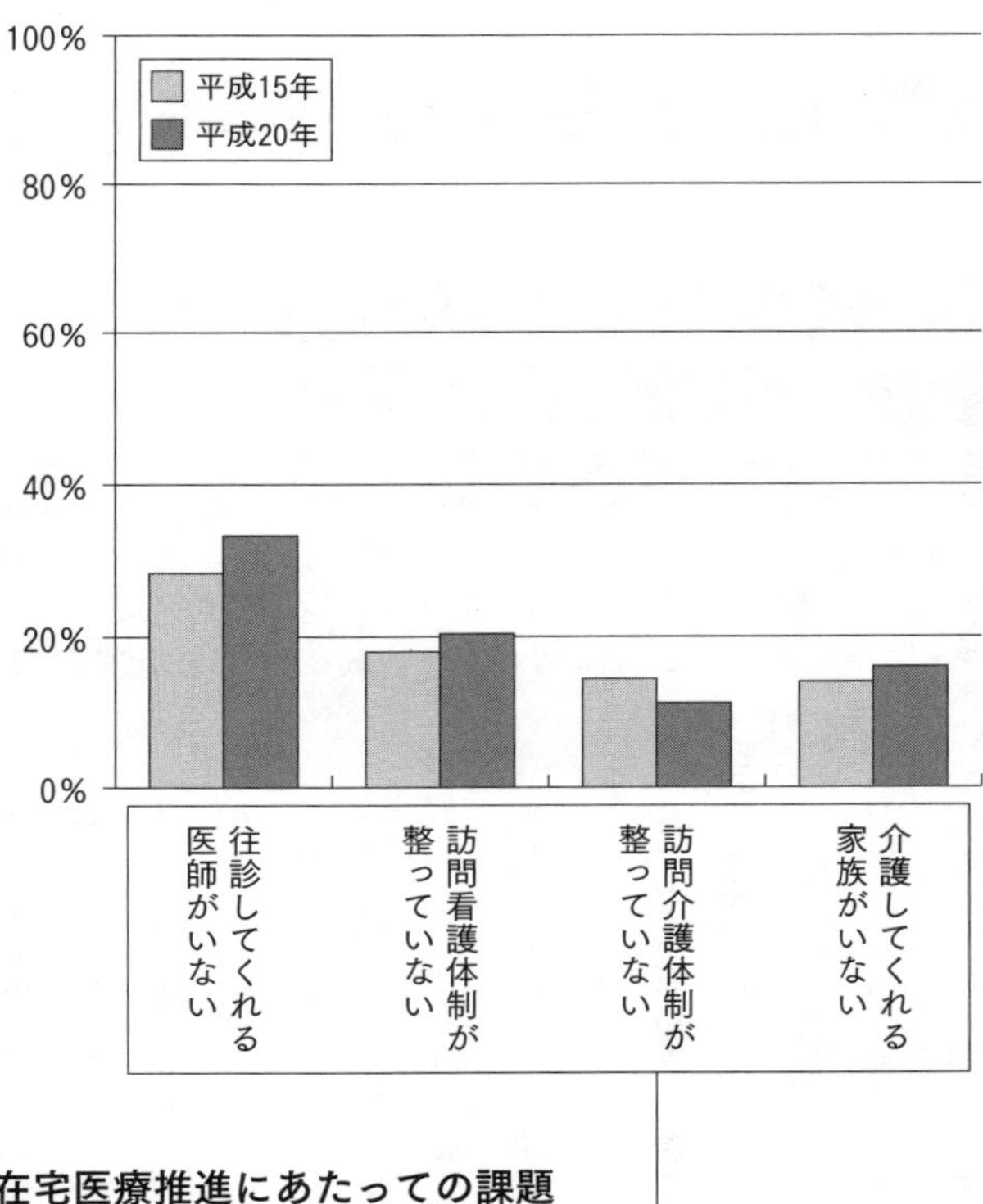

在宅医療推進にあたっての課題

在宅医療・介護サービス供給量の拡充
医療／介護の連携によるサービスの質の向上及び効率化

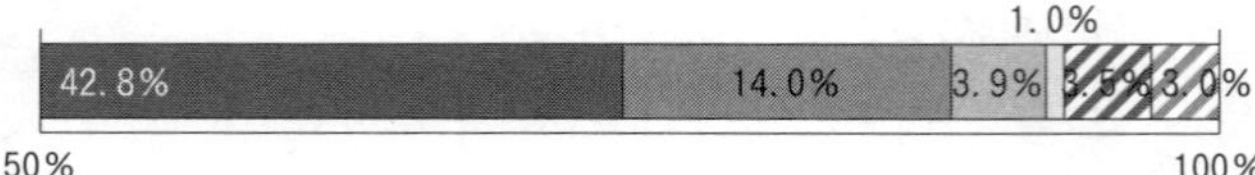

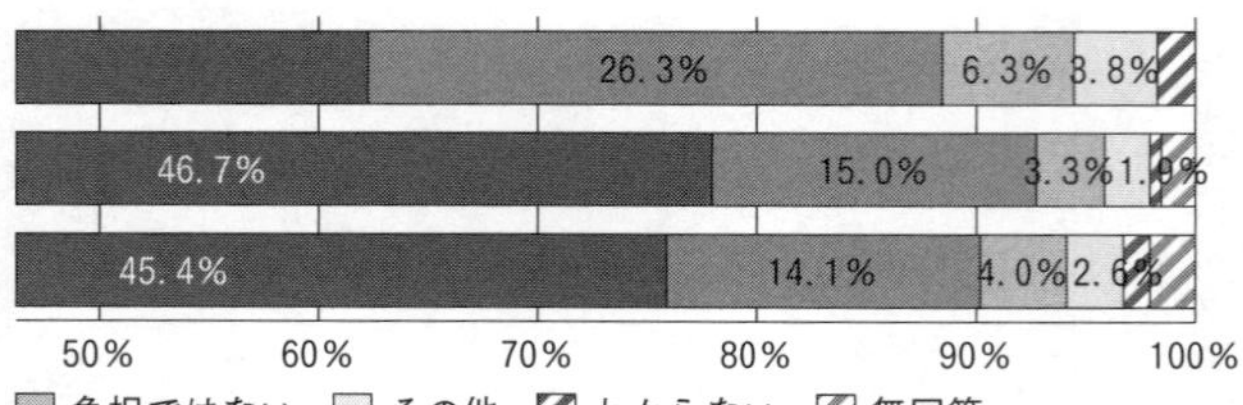

機構「在宅医療の提供と連携に関する実態調査」在宅療養支援診療所調査

④在宅看取りをした家族には精神的、身体的な負担が相当強くあった

⑤在宅医療の推進には各自が看取りへの覚悟も必要

⑥病気によっては、病院で治療を尽くしてほしい場合もある

⑦逆に、最期の段階で救急車で病院に搬送されたこともある

5. 在宅医療を支援するシステム

1）地域包括ケアシステム

（1）背景と変遷

①背景：地域包括ケアシステムが必要とされたのは日本における急激な少子

在宅医療を提供している医師の負担感

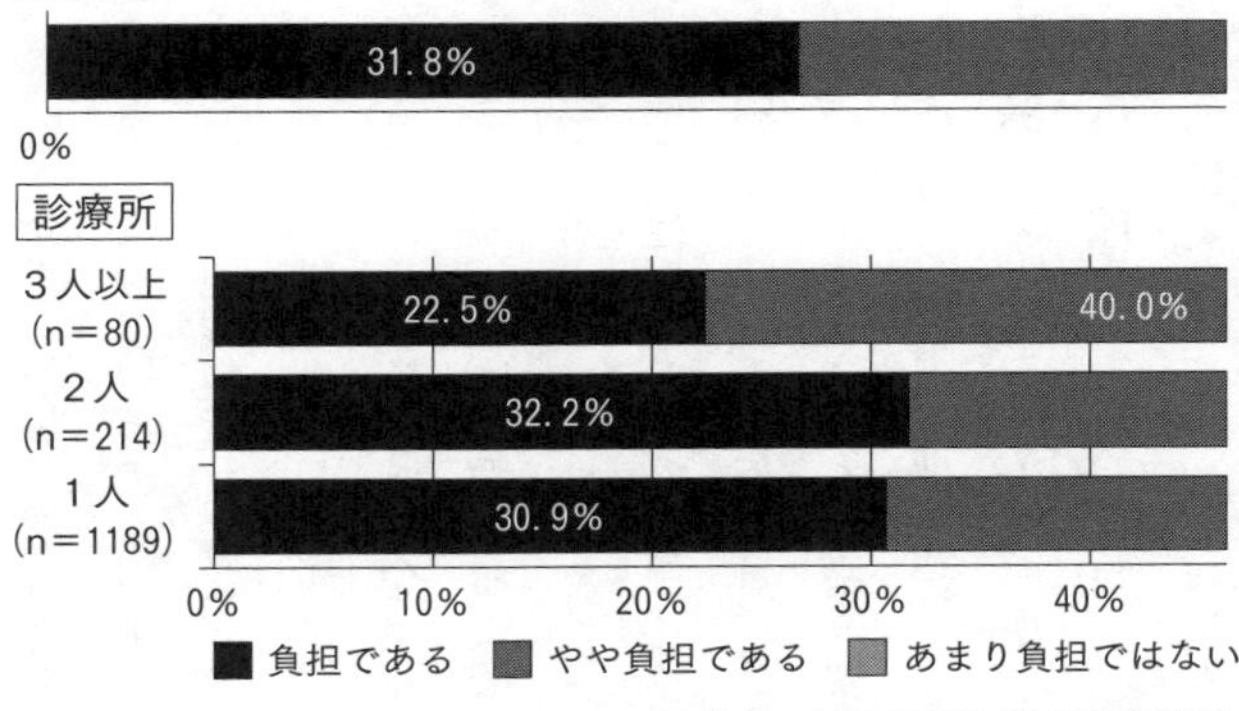

出典：日本医師会総合政策研究

高齢化が進行したためである。

②変遷：２０００年（平成12）に介護保険制度が創設され、２００５年（平成17）の介護保険法改正で地域包括ケアシステムが作られ、地域住民の介護や医療に関する相談窓口地域包括支援センターが創設された。さらに、２０１５年（平成27）の同法改正では、地域包括ケアシステムの構築に向けた在宅医療と介護の連携推進、地域ケア会議の推進、新しい介護予防・日常生活支援総合事業が創設された。

③地域包括ケアシステムとは：高齢者が可能な限り住み慣れた地域で、住ま

い、医療、介護、予防、生活支援の5つのサービスを一体的に提供できるケア体制を構築しようというのが、地域包括ケアシステムである。

すなわち、地域包括ケアシステムとは地域の実情や特性に合った体制を整えるものであり、地域とは日常生活圏域を指し、中学校区域単位で、おおむね30分以内に駆けつけられる場所を想定している。高齢者の住居が自宅であるか施設であるかを問わず、健康に関わる安心・安全なサービスを24時間毎日利用できることが目的である。

（2）地域包括ケアシステムの仕組み

厚生労働省は、2013年3月、2014年3月の地域包括ケア研究会報告書において、地域包括ケアシステムの構成要素と自助・互助・共助・公助について次のように説明している。（以下、地域包括ケア研究会「地域包括ケアシステム構築における今後の検討のための論点」より引用）

①住まいと住まい方：

生活の基盤として必要な住まいがきちんと整備され、本人の希望と経済力に沿った住まい方が確保されていることが地域包括ケアシステムの前提である。周囲のサポートは必要だが、それと同時に高齢者のプライバシーや人間としての尊厳が十分に守られた住環境を実現する必要がある。

②生活支援：

心身の能力の低下、経済的理由、家族関係の変化などの要因があっても、尊厳ある生活を継続できるように生活支援を行なう。

生活支援の中には、食事の準備など、サービス化できる支援から、近隣住民の声かけや見守りなどのインフォーマルな支援まで幅広く存在し、担い手も多様である。

③介護・医療・予防：

個々人の抱える課題に合わせて介護・リハビリテーション、医療・看護、保健・予防が専門職によって提供される（有機的に連携し、一体的に提供）。ケアマネジメントに基づき、必要に応じて生活支援と一体的に提供する。

④本人・家族の選択と心構え：

住まいと住まい方、生活支援、介護、医療、予防の5つの構成要素には含まれないものの、地域包括ケアシステムを支えていく重要な要素として触れておく必要がある部分である。単身・高齢者のみ世帯が主流になる中で、在宅生活を選択することの意味を、本人とその家族が理解し、心構えを持つことが重要である。

(3) 自助・互助・共助・公助から見た地域包括ケアシステム

同じ資料において、自助・互助・共助・公助から見た地域包括ケアシステムについては、次のとおり説明している。

①費用負担による区分：

公助は税による公の負担、共助は介護保険などリスクを共有する仲間(被保険者)の負担であり、自助には、自分のことを自分ですること以外に、自費による市場サービスの購入も含まれる。

これに対して互助は、相互に支え合っているという意味で共助と共通点はあるものの、費用負担が制度的に裏付けられていない自発的なものであり、主に地域の住民やボランティアという形で支えられている。

②時代や地域による変化：

自助・互助・共助・公助は、時代とともに範囲や役割を変化させていくものである。２０２５年には、ひとり暮らしや高齢者のみ世帯がよりいっそう増加することが予想されるため、自助、互助の概念や範囲、役割に新しい形が求められる。

住民間のつながりが希薄な都市部では、強い互助を期待するのが難しい一方、民間サービス市場が大きく、自助によるサービス購入が可能な部分も多いと考えられている。

反対に都市部以外の地域は、民間市場が限定的になるが、互助の役割が大きくなる。共助、公助を求める声が根強いのは確かであるが、少子高齢化や財政状況を考えると大幅な拡充は難しいため、自助、互助の果たす役割が大きくなることを意識した取り組みが必要である。

2）医療連携

在宅医療は地域包括ケアシステムの構成要素であり、在宅医療は医療連携から成り立っている。在宅医療における医療連携とは、患者を医療の面から支えるために、入院、退院時や病状の安定した時期に、中核病院、中小病院、開業医を中心とした診療所や福祉系の施設等が、チームを組んでより効果的に連続した医療を提供することである。

病診連携では、入院や退院の際に診療情報書を通して患者の情報を伝達する。病院には医療連携室ができていて、入院をスムーズに行ない、また、退院時には、在宅、介護施設、療養型医療施設、リハビリ病院等を紹介する。診療所から病院へ送ることを紹介といい、その逆は逆紹介という。

3）訪問看護

訪問看護も、地域包括ケアシステムの重要要素であり、医師の指示のもとに実施されるために、医療と看護の連携は病院内での指示・伝達システムと同様に動く必要がある。また、在宅患者には多種類の医療ニーズがあり、それに応えていくためにはさまざまな職種との連携がなくてはうまくいかない。

訪問看護ステーションの現状は（平成23年中医協資料）、①小規模な事業所が多く、小規模程収支の状況が悪い。また、②小規模なステーションのほうが、24時間対応体制が不十分である。③訪問看護を必要とする患者は増加しており、難病、がん、小児の利用者など医療依存度の高い患者が増加している。④訪問看護利用者数が多い地域では、在宅で死亡する者の割合が高い傾向があり、訪問看護の担う役割は大きい。

4）訪問薬剤

在宅医療の質を高めるためにも訪問薬剤が必要である。主な役割としては、調剤（一包化、懸濁（けんだく）法、麻薬、無菌調剤）、患者宅への医薬品・衛生材料の供給、薬歴管理、服薬の説明、服薬状況と保管状況の確認（服薬方法の改善、服薬カレンダー等による服薬管理）、副作用等のモニタリング、在宅担当医への処方支援、残薬の管理、麻薬の服薬管理と廃棄、ケアマネジャー等の医療福祉関係者との連携・情報共有が挙げられる。

5）訪問歯科診療

訪問歯科診療は、在宅患者の口腔衛生、咀嚼・嚥下機能向上、口腔ケア、口腔リハビリ等のサービスを提供し、それによって歯科医療は高齢者の「食」を支え、誤嚥性肺炎を予防し、健康寿命を延ばすという重要な役割を担っている。

しかし、いろいろと問題点も指摘されている。

①要介護高齢者の約74%で何らかの歯科治療が必要であるにもかかわらず、実際に歯科治療を受診した者は約27%に過ぎない。

②在宅歯科医療に対する満足度は高いものの、在宅歯科医療を実施する医療機関に関する充分な情報が入手できず、訪問歯科診療に対する認知度が低いままである。

③施設を訪問して実施している歯科診療所は増加しているものの平成20年時点で約10%、居宅を訪問している歯科診療所は約12%となっている。

④在宅医療を実施している主治医のうち、約46%が歯科との連携を必要としていて、在宅歯科医療を実施している歯科医師のうち、約60%が高齢者等の主治医との連携が取れていると、回答した。在宅歯科医療に関わる歯科医師と全身疾患等を有する患者の主治医や介護職との連携をさらに促進する必要性も指摘されている。(以上、平成23年中医協資料より)

6）訪問リハビリ

地域包括ケアシステムでは、重度な要介護状態となっても住み慣れた地域で自分らしい暮らしを人生の最後まで続けることができるよう、住まい・医療・介護・予防・生活支援が一体的に提供されることで、当然訪問リハビリもこの中に組み込まれることになる。

介護保険を利用した訪問リハビリでは、主治医（多くはかかりつけ医）の指示のもとで、ケアマネジャーがケアカンファレンスを開いて利用者、家族、主治医等の意見や希望を聞いて、ケアプランを作成し、PT（理学療法士）、OT（作業療法士）、ST（言語聴覚士）が訪問リハビリを実施する。リハビリ指示書、リハビリ師が作成するリハビリ計画書、リハビリ報告書を通して実施され、3カ月ごとにリハビリ会議を開きリハビリの効果を評価する。リハビリが必要なら次にサイクルに入っていく。

7）問題点

①訪問看護を担う人材の不足：訪問看護ステーションは増加しているが、人材が不足気味で、特に24時間体制の維持のためには常勤の看護師の確保が重要となっ

ているが、実際には困難となっている。

②介護離職者の増加：在宅患者の療養を継続するためには、家族の支援が必要であり、家族の負担が増し、介護のための離職者が増えている。

③医療連携システムの未成熟：医療・介護・福祉の連携の重要性は理解されているが、多職種連携は患者のニーズから判断すると充分に機能していない。

④医療従事者の過重労働：24時間対応をするとなると、そこで働く医師や看護師の肉体的・精神的な負担が多く、過重労働の軽減の対策はできていない。

⑤低所得者負担の限界：経済的な面から、十分な訪問診療や訪問看護を受けられない患者がいる。

⑥訪問看護への負担：訪問看護師が高度な医療技術を行なう場面が多くなっていて、技術面や医療事故での責任の有無の不安が言われている。

⑦サービス提供者と受給者のギャップ：在宅医療の現場での、サービスを受ける患者や家族とサービスを提供する側に、在宅医療に対する意識の差がある。

⑧制度の問題：国の財政難から在宅医療を推進している面があり、本来入院して

いたい患者が在宅へ移行される現実があり、不満が醸成される。

⑨介護支援専門員（ケアマネジャー）との連携の困難さ：医療・看護と福祉サービスを橋渡しするのが介護支援専門員で役割だが、医療知識不足、経験不足のため適切な協働ができていない。

⑩高齢化の問題：医療受給者、医療提供者とも高齢化してきており、今の制度の延長で医療レベルが維持できるか不明である。また、認知症患者が急増しており、サービス提供のための人材の補給ができるか不明である。

6．在宅医療の実際

症例提示

83歳女性、病名は陳旧性脳梗塞、認知症、肺炎。平成30年6月、38度の高熱で往診の依頼となる。軽い脱水と発熱のため体動ができなくなり、救急車で近くの急性期病院に入院とした。肺炎は良くなり2週間程で退院となったが、仙骨部に直径5センチ大の褥瘡ができ、治療のため慢性期の病院に転院となった（急性期病院で2週間ベッド上安静を強いられたら、高齢者はまず歩けなくなると思ったほうが良い)。

約1カ月半入院したが、褥瘡の治癒が困難となり、長期化が見込まれたため、いったん自宅へ帰ることとなった(褥瘡は、高齢者、低栄養状態、糖尿病などの基礎疾患があると、そう簡単には治らない)。

9月から在宅訪問診療開始。この時点で、状態は、日常生活自立度はC1(1日中ベッド上で過ごし、排泄、食事、着替えにおいて介助を要するが、自力で寝返りを打つ)で、認知症高齢者の日常生活自立度はⅢb(日常生活に支障を来すような症状・行動や意思の疎通の困難さが見られ、介護を必要とする状態で、かつ夜間を中心としてこの状態が見られる)で、要介護は5(最重度の状態)であった。

訪問診療、訪問看護、訪問リハビリを開始した。まず、訪問看護は褥瘡の治療とケア及び体位変換、保清(清潔を保つ)、入浴介助をメインのサービスとした。ドレッシング材(褥瘡を手当てする医療材料)、軟膏を工夫して褥瘡の軽減を目指すとした。

次に訪問リハビリを導入するに当たって、リハビリ師、本人家族と会議を行なって、リハビリの目標として、①寝返りが打てること、②座位ができるようになること、③

いずれは立位ができるようになること、とした。

リハビリについては、3カ月ごとにリハビリ会議を行なって、設定した目標が達成されているかを確認して、次のサイクルに入る。平成30年からは、リハビリ会議（これは制度上行なうよう、決められている）で関係者が一堂に会するのは困難であることが多いので、テレビリハビリ会議ができるようになっている。実際には、スマホのラインを利用して、スマホ画面を見ながら検討会を行なうのである。

訪問診療は状態がやや落ち着いているので、2週間ごととした。しかし、訪問開始後に栄養状態（血清アルブミン2・7、血色素10・7）が悪く、食事摂取も困難であるため、点滴を短期間行なうこととなった。特別指示書により訪問看護師による点滴を行なった。

その後およそ3カ月後になって、褥瘡は徐々に改善し、ADL（日常生活動作）はベット上端座位ができるようになり、次のステップとして、車いす座位保持を導入した。この間、1～2カ月に1度ぐらい発熱があり、臨時の往診で対処した。現在（令和1年8月）栄養状態は必ずしも良好ではないが、仙骨部の褥瘡も発赤程度にまで回復し、ＡＤＬも車椅子座位保持ができており、なんとか寝たきり状態を回避できている。

この間家族の献身的な介護があったことを付け加えなくてはいけない。少しでも良くなればスタッフ全員の喜びである。

＊＊＊＊＊＊＊＊＊＊＊＊＊＊＊＊＊＊＊＊＊＊＊＊＊＊＊

【コラム⑦】　糖尿病のコントロールとＨｂＡ１ｃ

糖尿病のコントロールが適切かを見るのには、血糖値（空腹時血糖値、食後血糖値）、尿糖値と並んでＨｂＡ１ｃ（ヘモグロビンアエイーワンシー）測定がどこでも行なわれている。ＨｂＡ１ｃは赤血球の成分である血色素（ヘモグロビン）にくっついている糖の割合のことで、血液中の血糖値が高いと赤血球中のヘモグロビンに糖が多くつくので、血糖値の以前の状態を反映している。実際には赤血球の寿命は１２０日程度なので、過去１〜２カ月の平均血糖値を表わしていると解釈されている。

近年高齢化が進行し、巷には高齢者を多く見かけ、車いすや、手押し車を押しているお年寄りは珍しくなくなった。また、認知症高齢者も多くなっている。平成27年度の厚労省のデータでは日常生活自立度Ⅱ以上の認知症高齢者数は３４５万人で、65歳以上の10・2%に相当する。平成28年度の国民健康・栄養調査では糖尿病の有病者は1000万人で、糖尿病が強く疑われる人は男性で19・5%、女性で9・2%であった。

これだけ高齢者や認知症や糖尿病患者が多くなると、医療の基準値も変わってくる。平成30年の糖尿病治療ガイドラインでも、HbA1cの目指す基準が変わってきた。高齢者糖尿病の血糖コントロール目標(HbA1c値)は、認知機能正常かつADL*自立(カテゴリI)ではHbA1c7・0%、認知機能軽度低下かつADL自立ーADL**やや低下(カテゴリーII)では、7・0%未満、認知症中等度以上かつADL低下、併存症有(カテゴリーIII)ではHbA1c8・0%未満となっている。今まではHbA1chは低い方が良いコントロールとされてきたが、最近の高齢化社会の到来により、高齢者や認知症の人では、低血糖のリスクが高くなり、結局は死亡率が上がってきていることが判明したのである。

私の外来に通院してくる患者に対して、75歳以上の後期高齢者や認知症が疑われる場合には、HbA1c8・0%未満を勧めている。これがなかなか理解されなくて、そんなに高くて大丈夫ですかと心配している。その時は、最新版のガイド本を直接見せて説明するようにしている。

＊ADL…生活を送るために必要な動作で、食事、排泄、入浴、整容、衣服の着脱、移動、起居動作など基本動作を表わす。

＊＊IADL…「手段的日常生活動作」のことで、日常生活を送る上で必要な高度な動作で、買い物、洗濯、掃除などの家事全般、金銭管理、服薬管理、交通機関の利用、電話の応対などを表わしている。

＊＊＊＊＊＊＊＊＊＊＊＊＊＊＊＊＊＊＊＊＊＊＊＊＊

＊＊＊＊＊＊＊＊＊＊＊＊＊＊＊＊＊＊＊＊＊＊＊＊＊＊＊＊

【コラム⑧】 糖尿病発症は、がんのサイン？

糖尿病は万病の元といわれている。

糖尿病の3大合併症は、腎症、網膜症、神経症であるし、それ以外にも動脈硬化症にもなりやすく、その結果、虚血性心疾患、脳血管障害にも罹りやすくなる。さらには、アルツハイマー型認知症には1・4〜2・3倍もなりやすくなるが、その病態としてインスリン抵抗性と高インスリン血症が中枢神経系の低インスリン状態を引き起こし、その結果、脳内へのβアミロイドが蓄積されてくると考えられている。糖尿病では高血糖による酸化ストレスやインスリン抵抗性のために、骨の構造を支える骨質が劣化し、1・3〜2・8倍も骨折しやすくなる。

糖尿病により、がんになる総リスクは20〜30%増加し、特に、肝臓（2・3倍）、子宮（2・1倍）、膵臓（1・8倍）、腎臓（1・4倍）、胆管（1・4倍）、大腸（1・3倍）、食道（1・3倍）、乳房（1・2倍）、膀胱（1・2倍）などのがんのリスクが上昇し、前立腺がんのリスクは低下する（0・8倍）という。

また、2型糖尿病患者では、罹病期間が長いほどがんの発症率が高く、罹病15年以上の患者は、15年未満の患者に対して、男性で1・6倍、女性で1・8倍になると報告されている。

さて、糖尿病が発症して膵がんが見つかり手術もできず、緩和ケアを受けて亡くなった症例を紹介したい。患者さんは86歳の女性。平成29年まで千葉県の病院に通院し、ピロリ菌の除菌も行ない、胃内視鏡検査、大腸内視鏡検査も受けて「異常なし」であった。ある日、血糖が高くなってきたため、主治医が糖尿病を疑い、原因精査のため腹部超音波検査を実施した。

その結果、膵管（膵臓の中の管）が拡張し、膵頭部は多房性の腫瘤が指摘された。膵臓がんが強く疑われた。本人は元気にしていたが、風邪で体調を崩し、食事ができなくなり、娘さんに連れられて当院を受診した。点滴をして少し元気になったが、腫瘍マーカーはCEA：20・3（基準値は5・0以下）、CA19―9：1738・5（37・0以下）、CA125：98・6（35・0以下）で、やはり膵臓がんが強く疑われた。当院近くの大学病院を紹介して、手術の是非を診てもらった。残念ながら、手術の適応はなく緩和ケアを勧められた。最後の病院をどこにするかいろいろ検討した結果、都内の某病院に入院となり、5月から10月まで入院した。

後日談。平成31年1月、娘さんが来院して母のことを話してくれた。経口の抗がん剤を服用し、副作用もあり、途中で中断。その後は一進一退で、最期は痛みが強くなり、緩和ケア病棟に移され、そこでお亡くなりになったという。全経過は約1年であった。

＊＊＊＊＊＊＊＊＊＊＊＊＊＊＊＊＊＊＊＊＊＊＊＊＊＊

第七章

今、話題の地域包括ケアシステムと、訪問リハビリテーションとは

——超高齢化社会では、だれもがリハビリが必要となります

1．わが国の現状

わが国の少子高齢化は近年急速に進行し、２０１０年時点で65歳以上の高齢者の比率は23％になっており、団塊の世代が75歳以上となる２０２５年には30・４％にまで増加すると予想されている。

２０５０年頃までに総人口は８６７０万人まで減少するが、65歳以上の高齢者は39・９％と高いままとなるように予想されている。すなわち今後40年間は30～39％を維持し、３４００万～３５００万人の高齢者が生存している社会が到来するのである。

しかし、喜んではいられなく、２０１４年で要介護者は５８６万人となっており、およそ４・５％にもなっている。このように介護を必要とするお年寄りが急増する社会となっているのである。

2．介護保険制度の成り立ち

公的介護保険制度は２０００年に立ち上げられ、このとき高齢化率は17・３％であった。高齢者の介護には従前の老人福祉制度と老人医療制度があったが、これでは要介護老人に対応するのは限界となった。２０００年には要介護高齢者は２１８万人であったのが、２０１２年には５３３万人に増加し、認知症高齢者も２０１２年には４６２万人になっている。このため、介護保険制度は3年ごとに改定され、介護給付額も２０００年の３・６兆円から２０１２年には８・９兆円に膨れ上がってきた。

3．要介護状態の原因と生活習慣病

介護が必要となる原因としては、脳卒中（27・7％）、衰弱（16・1％）、転倒・骨折（11・8％）、認知症（10・7％）、関節疾患（10・5％）、その他（23・3％）となっている。脳卒中や認知症に生活習慣病は深くかかわりあっており、がんも生活習慣病と関連しており、衰弱の原因となりうる。このように、生活習慣病を予防、治療することは、多くの国民にとって介護状態になることを減らすことになる。

4．地域包括ケアシステム

これからの要介護高齢者の増大をできるだけ効率的に対処するために、地域包括ケアシステムが提唱された。団塊の世代が75歳以上となる2025年を目途(めど)に、重度な要介護状態となっても住み慣れた地域で自分らしい暮らしを人生の最後まで続けることができるよう、住まい・医療・介護・予防・生活支援が一体的に提供される地域包括ケアシステムの構築を実現するよう、国は考えている。

5．地域リハビリテーション

地域リハビリテーションとは、障害のある高齢者やその家族等が住み慣れたところで、その人らしく生き生きとして生活ができるよう保健・医療・福祉・介護及び地域住民を含め、生活に係(かか)わるあらゆる人々や機関・組織がリハビリテーションの立場から協力し合って行なう活動のすべてを含む。

①リハビリテーションサービスの整備と充実、
②連携活動の強化とネットワークの構築、

③リハビリテーションの啓発と地域づくりの支援を行なうことを目指している。

主な活動指針としては、障害の発生を予防することの重要性に鑑(かんが)みて、介護予防事業に積極的に係わること。障害のある高齢者のあらゆるライフステージに対応して総合的、組織的に支援するシステムを構築すること。特に医療面では、廃用症候群の予防と障害が発生した直後からリハビリサービスの提供、急性期、回復期、生活維持期へと連続したサービス提供ができるようにすることなどが、求められている。また、地域包括ケアの推進と共に、地域リハビリテーションの考え方が関係者や地域住民に理解され、推進されることが、なにより重要である。

6. 医療保険によるリハビリと、介護保険によるリハビリ

リハビリテーションは医療行為であり、そのため、リハビリの実施には医療保険でも介護保険でも医師の指示により行なわれる。実際のリハビリは理学療法士、作業療法士、言語聴覚士等の専門職が行なう。

医療保険では、身体機能の早期改善を目的に疾患ごとにそれぞれのプログラムに沿

ってリハビリを行なう。ただし、リハビリを受けられる日数には、疾患により制限がある。

一方、介護保険では、主に身体・生活機能の維持・向上を目的としたリハビリを行なう。主治医が、リハビリの必要性があると判断しその指示のもとでリハビリが行なわれる。基本的には同一の病状においては、医療保険と介護保険のリハビリの併用はできない。

7．訪問リハビリと通所リハビリ

①訪問リハビリ：訪問リハビリは病院で行なうリハビリとは異なり、実際に生活している環境で快適に生活できるように助言・援助し、生活の再構築を図る。

なお、訪問リハビリテーションには、要介護・支援認定された本人および家族の依頼により行なう介護保険指定リハビリと、医療保険対応による訪問リハビリがある。

②通所リハビリ：病院や診療所、老人保健施設等に併設された施設である。入

浴、食事、排泄などの介護サービスの他、理学療法士など、リハビリスタッフによるリハビリテーションを受けることが出来る。リハビリは計画書を作成し、定期的に見直しを行ないながら、利用者の目標に合わせたリハビリテーションを実施する。

8. 急性期、回復期、維持期のリハビリと訪問リハビリ、生活リハビリ

①急性期のリハビリ：病気、外傷、手術などの後に早期に機能回復や基本動作ができるように行なうリハビリのこと。

②回復期のリハビリ：急性期が過ぎて自宅復帰を目指して日常生活動作（ADL）の改善を目的に行なうリハビリのこと。

③維持期のリハビリ：急性期のリハビリ終了後、残存する機能障害をさらに適切なリハビリを続けることにより、退院後の自宅での生活が可能となるように行なうリハビリのこと。自宅に戻りさまざまな日常生活（通院、買い物、杖（つえ）や手押し車で移動等）ができるようすることが目的であり、そのためには、住宅改修のア

ドバイス、福祉機器利用の提案も行なう。

④訪問リハビリ：リハ師が患者宅や施設に訪問して、日常生活が円滑に行なえるよう、具体的な必要な動作をサポートする。患者の残された機能維持やさらなる向上のために、室内や外での日常生活関連動作訓練を行なう。

⑤生活リハビリ：利用者が普通の生活を送れるように、心身の状況に合わせてケアプランを作成し、生活場面で、最適な介助を行なうことで、能力の向上維持を図ることを、生活リハビリという。

9. 東京都地域リハビリテーション支援センター

現在では都道府県ごとに地域リハビリテーション支援センターが整備されているが、東京都では12カ所の医療圏ごとに置かれていて、地域のリハビリテーションの中心的な役割を担っている病院内に設置されている。

必須の役割として、地域リハ提供体制の強化、訪問・通所リハの利用促進、地域リハ関係者の連携強化がある。また、選択する役割（地域の実状による）としては、区市町村が医療保健政策区市町村包括補助事業を利用して実施する取り組みへの支援、脳卒中医療連携推進事業への支援、高次脳機能障害リハ事業への支援、地域でのニーズの高いテーマに関する研修等がある。

10．高齢リハビリテーションの考え方

①脳卒中後のリハビリ：発症直後からリハビリを実施し、自宅復帰を目指して短期集中してリハビリを行ない、自宅復帰後は、通所リハ、訪問リハ、自己訓練等を行なう。

②廃用症候群のリハビリ：脳卒中のような急性発症ではなく、徐々に身体機能・日常生活機能が低下してくるので、早期にリハビリを導入し、期間を決めて、計画的に行なう。

③認知症高齢者のリハビリ：認知症高齢者は環境の変化に対応することが難しくなっているために、生活環境・人間関係が維持されている状態でケアやリハビリが一体的に提供され、かつ専門医療と連携しながら行なうことが必要である。

11. 地域包括ケアシステムと、かかりつけ医

高齢化社会になって、高齢者で要介護状態になる人が多くなり、その多くは病気をいくつも持っているわけであるから、主治医やかかりつけ医の重要性はますます高まってくる。

かかりつけ医は「なんでも相談できる上、最新の医療情報を熟知して、必要なときには専門医、専門医療機関を紹介でき、身近で頼りになる地域医療、保健、福祉を担う総合的な能力を有する医師」と定義されている。わが国では、近年専門医制度が進展し、多くの専門領域で多くの専門医が高度医療から地域医療まで従事している。地域の現場は専門医療よりは総合的な身近な医療が必要とされており、日本では専門医がかかりつけ医として地域医療に従事し、連携体制の構築と共に、地域医療のレベルアップに貢献している。

地域包括ケアシステムにおいては、地域住民、行政、医師会（かかりつけ医）が三位一体（さんみいったい）となって実践されているが、行政には、地域包括支援センターや地域会議があり、医師会には多職種連携・協働、病診連携が有機的かつ補完的に作用して、両者が

いわば車の両輪としてうまく機能しているのである。このシステムの中で、リハビリテーションが提供されるのである。

12. リハビリテーションを提供する仕組み

1）介護保険におけるリハビリテーション

①介護保険によるリハビリテーションサービスの種類

次ページの図のように通所リハビリテーション、訪問リハビリテーション、介護予防通所リハビリテーション、介護予防訪問リハビリテーションの4つの仕組みがある。

②医療保険のリハビリと、介護保険のリハビリの違い

リハビリテーションは医療行為であり、リハビリの実施には医療保険でも介護保険でも医師の指示が必要となる（サービスの提供は、理学療法士、作業療法士、言語聴覚士等の専門職が行なう）。

医療保険を使ったリハビリは、身体機能の早期改善を目的に行なうもので、リ

介護保険におけるリハビリテーションサービス

サービス名	介護保険法上の定義
通所リハビリテーション	居宅要介護者について、介護老人保健施設、病院、診療所その他の厚生労働者令で定める施設に通わせ、当該施設において、その心身の機能の維持回復を図り、日常生活の自立を助けるために行われる理学療法、作業療法その他必要なリハビリテーション
訪問リハビリテーション	居宅要介護者について、その者の居宅において、その心身の機能の維持回復を図り、日常生活の自立を助けるために行われる理学療法、作業療法その他必要なリハビリテーション
介護予防通所リハビリテーション	居宅要支援者について、介護老人保健施設、病院、診療所その他の厚生労働者令で定める施設に通わせ、当該施設において、その介護予防を目的として、厚生労働者令で定める期間にわたり行なわれる理学療法、作業療法その他必要なリハビリテーション
介護予防訪問リハビリテーション	居宅要支援者について、その者の居宅において、その介護予防を目的として、厚生労働者令で定める期間にわたり行なわれる理学療法、作業療法その他必要なリハビリテーション

出典：厚生労働者老健局老人保健課

ハビリを受けられる日数には制限がある。たとえば、脳血管障害疾患では180日まで、循環器疾患では150日、呼吸器疾患では90日、心大血管疾患では150日、廃用症候群120日、がん患者では入院している間、認知症患者では入院より1カ月、週3回まで、障碍児（者）では制限なしとなっている。

介護保険を使ったリハビリは、主に身体・生活機能の維持・向上を目的とするもので、主治医（または、かかりつけ医）が、リハビリの必要性があると判断した場合に受けられる。ただし、リハビリは必要な時期に必要な期間（目標）を定めて行なうものであって、永続的にできるものではない。

介護保険のリハビリテーションは、通所によるリハビリテーションが基本である。通所によるリハビリを受けることができない場合や、通所によるリハビリのみでは屋内での日常生活動作の自立が困難な場合に、家屋状況の確認を含めた介護予防訪問リハビリの提供など、ケアマネジメントの結果、必要と判断された場合については訪問によるリハビリが提供される。

２）介護保険における訪問リハビリテーション実施の仕組み

リハビリを必要とする利用者（ここでは要介護者でもあり同時に患者でもある）がかかりつけ医（または主治医）の指示によるか、ケアマネジャーが患者本人の意向を汲んでかかりつけ医に連絡し、リハビリ指示書を書くことにより、リハビリがスタートする。次の流れとしては、指示書は訪問リハビリ提供者（ＰＴ、ＯＴ、ＳＴ）にわたり、ここで指示内容に沿ってリハビリ計画書を作成し、実際のリハビリが提供される。リハビリ師は毎月主治医に報告書を提出する。リハビリ開始後３カ月後には患者本人、その家族、リハビリ師、かかりつけ医、ケアマネジャーが集まって、リハビリの状況を把握し、評価を行なって、次の目標を設定して次のサイクルに入る。しかし、実際には専門職が一カ所に集まるのは難しい場合が多く、その場合はスマホのラインを利用したテレビリハ会議で代用することもできる。

3）かかりつけ医からリハビリ師へのリハビリ指示書について

訪問リハビリ師（PT、OT、ST）がリハビリ指示医（患者の本当の主治医ではなく、リハビリを単に指示する医師という意味）の指示に従って患家に訪問してリハビリを提供するわけだが、リハビリ提供医療機関（病院や診療所）の指示医が地域の患者の医療情報を持っているとは限らず、患者が通っている、あるいは患者を訪問しているかかりつけ医がその患者の医療情報を診療情報書を使って、指示医に知らせるのである。指示医はその情報を参考にして、患者にまさに必要なリハビリを具体的なリハビリ内容を細かく指示するのである。

4）かかりつけ医からリハビリ指示医への情報提供にあたっての要点重要な項目を挙げると以下のようになる。

介護保険における訪問リハビリテーションの流れ

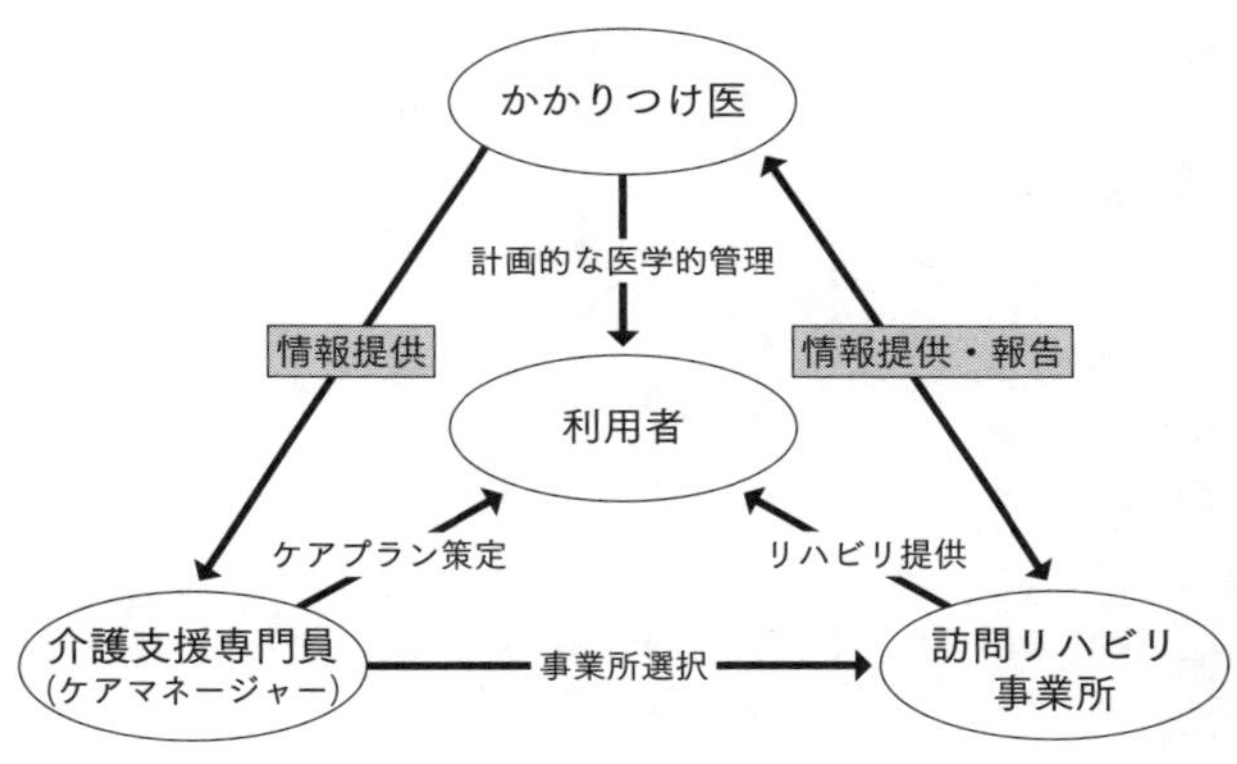

出典：厚生労働省老健局老人保健課

①傷病名、発症日、転倒リスクやリハビリ制限要因となる既往症や合併症、たとえば呼吸器疾患（ＣＯＰＤなど)、循環器疾患（心不全など)、けいれん、低血糖、起立性低血圧、骨関節の状態(骨粗鬆症の程度を含む)、転倒歴等。さらには血圧、服薬内容等。

②傷病の経過、治療状況、リハビリが必要になった背景や、それに係わる経緯についての情報。

例：障害の原因、当該障害に対する治療歴・リハビリ歴

③リハビリ提供に際しての留意点。たとえば、リハビリの目標、リハビリ実

施に起こりうるリスク（転倒、疼痛、血圧の急上昇）、リハビリ中止の条件、事故発生時の対応法、連絡先の情報など。

13．生活期リハビリテーションに関する実態調査より

生活期のリハビリテーションは、訪問リハ、通所リハ、通所介護でのリハ、短期入所療養介護でのリハ、短期入所生活介護でのリハ、老人保健施設でのリハがある。厚労省の実態調査によると、以下のようであった。

①訪問リハは、通所リハ、通所介護とくらべて要介護3～5の割合が高かった。

②訪問リハや短期入所療養介護は、他のサービスに比べて要介護5の医療処置（経管栄養など）を必要とする者の割合が高かった。

③リハによる要介護度の軽度化率（リハビリの効果があって、良くなった）は、訪問リハは15％、通所リハは14％、通所介護は11％であった。

サービス利用者の現有疾患は、訪問リハでは脳血管疾患の割合が多く（42・8％）、通所介護、短期入所療養、短期入所生活では認知症の割合が多かった

（29・6〜50・2％）。

④それぞれのリハビリにおける短期目標の設定状況は、訪問リハビリと通所リハビリでは「向上」が多く、短期入所療養と短期入所生活では「維持」を目標としている割合が多かった。

＊＊＊＊＊＊＊＊＊＊＊＊＊＊＊＊＊＊＊＊＊＊＊＊＊＊＊＊＊

【コラム⑨】 医療や連携の知識の不足したケアマネジャーの弊害

介護保険制度では、ケアマネジャー（介護支援専門員）の基本理念として、利用者の自立支援をめざし、自立支援のために的確なアセスメント（評価）を実施することとなっている。

また、介護される人は要介護状態であるが、同時に原因となる多くの病気をかかえているのが普通である。だからこそ、医療と福祉の連携が重要であると事ある毎に叫ばれているのだ。

ところが、両者の連携は簡単ではない。ケアマネからみたら敷居が高いのである。かかりつけ医の先生には連絡が取りにくく、意見が聞けないという。実際、以前はケアカンファレンスを開催するにしても、ケアマネから連絡が来ることは皆無であった。最近では、カンファレンス出席の依頼や、意見の依頼が書類で来るようになり、だいぶ良くなったと思っている。

だが、勘ぐれば、これまでは意見が聞けないのをよいことに、煙たい先生の意見を聞かずに利益誘導的にサービスを入れることが、まかり通っていたように思う。医療の知識が不足しているケアマネが多かったようにも思う。ある県のケアマネ養成試験である介護支援専門員実務研修受講試験の職種別合格者数の変遷のデータによると、平成10年の第1回試験では看護師が１４０１名で、介護福祉士が２１２名、それが年数とともに逆転し、平成24年第15回試験では看護師１３８名、介護福祉士８１７名となっている。看護師が激減したのはケアマネをやるより病院勤務のほうがはるかに給料が高いからである。

看護師資格を持ったケアマネが多ければ、医師と看護師は阿吽の呼吸も可能で、医療連携はかなりスムーズにいくと思うが、なかなか行政の思惑通りには事が運ばなかった。

さて、ケアマネとの連携がうまくいかなかった症例を、思い出してみる。

昭和55年から狭心症と脳梗塞後遺症で通院していた当時62歳の女性の患者さんは、特に大きな変化もなく順調に定期的に通院をしていた。ご本人が96歳となった平成26年2月、孫と一緒にタクシーで来院した。元気な様子だし、歩行も自立だった。しかし、その後、顔を見せなくなった。数カ月来なくなったので、どうしたのかと思ってカルテを見てみると8カ月も経(た)っていた。他の病院でも受診してしまったのかと思っていたが、そのうち忘れていた。平成26年10月、ケアマネさんから介護保険申請のため意見書をくださいと、連絡が入った。その後家族が来院し、母が寝たきりになって歩けなくなっているので、往診してくださいと言う。私は「ええ!」と驚いた。往診してみると、たしかに寝たきりとなっている、特に両足は拘縮(こうしゅく)が顕著で、両膝はくの字に折れ曲がってまったく屈伸ができなくなっていた。両腕は問題なく動かせていた。たった8カ月で何でこんなに悪化させたのだ。毎月定期的に訪問して状態を把握しているはずのケアマネさんは何を見ていたんだ、と思った。何で連絡してこないんだと、内心思った。怒りをぶつけるわけにもいかず、あとは粛々(しゅくしゅく)と、診察し、その後ケアアカンファレンスを実施。意見書を作成し、ケアマネは介護保険を申請し、サービスは訪問看護、そして訪問診療、訪問リハビリを導入することが決まった。

後日談。多職種連携でみんなが一生懸命サービス提供に励んで、本人、家族も感謝の言葉を発するも、拘縮はまったく改善せず、寝たきりのまま、褥瘡（じょくそう）ができ、夏場の猛暑で少しずつ状態が悪化し、本人はさぞかし大変だったろうと思っていたが、ついには家族の介護負担が限界に達し、平成30年8月、１００歳でついに介護施設へ紹介となった。令和（れいわ）になった5月、死亡された。百寿者だった。

＊＊＊＊＊＊＊＊＊＊＊＊＊＊＊＊＊＊＊＊＊＊＊＊＊＊＊＊

＊＊＊＊＊＊＊＊＊＊＊＊＊＊＊＊＊＊＊＊＊＊＊＊＊＊

【コラム⑩】 介護保険制度は、持続可能か

日本経済新聞（平成31年2月14日）の経済教室欄で、日本大学の中村二朗教授は2025年には団塊の世代が後期高齢者になり、介護保険利用者は実に900万人で、財政規模は20兆円（2016年は総費用は10・8兆円）に膨らむと言っていた。大きな課題として、財政規模の抑制と介護従事者の確保が必要という。

介護保険が始まった2000年では、介護サービス受給者は149万人から512万人へと3・4倍に増加し、施設サービスは52万人から90万人へ1・7倍、居宅系サービスは92万人から382万人へと3・9倍増加している。これは、政府が1人あたりの介護給付費が最も低い居宅系サービスへ誘導しているためである。

ちなみに平成30年の厚生労働省の発表したサービス種類別にみた受給者1人当たり費用は、居宅系サービスは12・1万円、地域密着サービス＊は16・7万円、施設サービスのうち、介護福祉施設は28・0万円、介護保健施設は30・0万円、介護療養施設

は18・9万円となっている。居宅系サービスを増やして、施設系を減らせば介護サービスの支出は減らすことができる。

しかし、今後数年で団塊の世代が後期高齢者に突入し、介護費用の増大が確実視されているところで、無理に居宅系サービスを選択させる政策を強制したところで、解決できるはずがない。福岡県の分析では、女性の要介護者は男性よりも人数が多く、介護期間がより長く、介護費用も男性と比べて約4割高くなる、という。

持続可能な介護保険制度を維持するために、いろいろと提案がされている。中村教授は、女性の活用や外国人の活用には懐疑的で、また現金給付を取り入れて現状の介護サービスの4~6割程度の支給に抑えれば、制度運営に益をもたらすという。

現場を眺めてみると、介護現場では、施設系では若い人がいなくてはまったく運営できなくなるし、外国人を投入しても焼け石に水であろう。家庭や施設で外国人が溢れるような介護現場を想像できるであろうか。家庭の中に外国人が入って大丈夫かと、不安になるのではないか。

女性の活用についても、子育てが一段落ついて女性は介護現場に多く入っているが、やがては親の介護に直面し、自身の健康にも不安が出てくるし、介護要員としてそれほど期待はできない。

それに、家族制度が弱体化し、女性の負担はますます増大し、子供は少なくなっていて、しかも仕事で忙しく介護に注力する余力もない。居宅介護は、要介護度が３程度、認知症が加われば、すぐにも限界となるし、経済的にも自己負担が諸費用を含めて20万円程度になると、施設入所も困難となろう。そういった介護困難事例は、身近にいくらでもある。

要介護者数の予測では、２０１８年６３０・７万人、２０３０年８７１・３万人となり、認知症患者数は２０１５年５２７万人、２０３０年８３０万人となる。これは単なる予測ではなく、現実となると思われる。高齢者数は、２０１８年で、85歳以上が５７０万人、95歳以上が５１３万人、１００歳以上が７万人となっている。施設入所系の状況は、介護老人福祉施設７８９１カ所で定員は54万２４９８人、介護老人保健施設は４３２２カ所で定員は37万２６７９人、介護療養型医療施設は１１９６カ所で定員は５万３３５２人である。定員合計は96万８５２９人、約１００万人といったところで、これに有料老人ホーム、サービス付き高齢者住宅（要介護度はせいぜい1～2程度まで）の定員は、それぞれ、34万9975人、18万5512人、それにグループホームが19万1000人で7施設の総合計としては169万4116人で170万人となる。要介護者数と認知症患者数を合計は1157万人で、要介護者と認知症が多くはだぶっていると思われるが、それにしても1000万人近くの入所のニーズには応えられないであろう。

はなはだ悲観的であるが、実態を冷静に見ることは必要である。

これに対処するために国は、ある限界点を超えたら、サービスの削減を強力に推し進めると思われる。財政状態は近年は稀にみる国難状態であり、老人ばかりに税金を投入できないであろう。

＊地域密着サービスとは、地域の特性を生かし、重度な要介護状態となっても住み慣れた地域で最後まで暮らしていけるよう、医療・介護・予防・住まい・生活支援が包括的に提供される（地域包括ケアシステム）サービスで、具体的には小規模多機能

居宅介護、定期巡回・随時対応型訪問介護看護、看護小規模多機能型居宅介護（複合型サービス）等がある。

＊＊＊＊＊＊＊＊＊＊＊＊＊＊＊＊＊＊＊＊＊＊＊＊＊＊＊＊＊＊＊＊＊＊＊＊＊＊

＊＊＊＊＊＊＊＊＊＊＊＊＊＊＊＊＊＊＊＊＊＊＊

【コラム⑪】　訪問診療雑感――在宅から施設へ、在宅介護の限界

最近、在宅医療を行なって、しばしば経験することがある。それは、在宅で診ている患者が、家族の意向により施設に入れられることである。患者本人は、けっして施設を希望しているわけでもなく、家族の意思で施設へ行くのである。家族の介護の限界が一番の原因であろうことは、容易に想像がつく。それには、家族の身体的・精神的な限界と、経済的な限界がある。

厚労省の統計（平成28年度国民生活基礎調査）では、要介護度別の介護者の介護に要する時間は、要介護度1ではほとんど終日介護に割かれる割合は14・6％で、要介護度3では32・6％に跳ね上がり、要介護度5では54・6％となり、半数の介護者は、ほぼ1日中介護に関わっている。

要介護度が高くなるほど、ストレスや不安が強くなり、その期間が長くなるほど、介護者は疲弊する。これに認知症が合併してくると、夜間の排泄の手間が急上昇し、

在宅介護の限界となり、施設入所となる。

次に、経済的な面では、要介護4~5で認知症があると、在宅介護維持のためには、およそ1カ月13万円の費用がかかるという。施設に入るには、民間の施設では1カ月15万から30万円といわれている。

結局のところ、介護者の身体・精神的な負担と、経済的な負担15万円前後を勘案して、施設入所が決まるのであろう。

在宅医療をやっていて、妙に理解できる条件である。

こんな事例がある。仮にAさんとする。24時間看護付の有料老人ホームに入所していたが、心不全や肺炎を繰り返し、そのつど病院に入院していた。徐々に体調の衰えもあり、要介護4となってしまった。夫も循環器の病気を抱え、通院していたが、前立腺肥大からとうとう、尿道留置カテーテルを入れる羽目になった。奥さんと同じ老人ホームに入所することになり、費用がかさんできたようである。

ある日息子さん夫婦が来て、相談があるという。何となく嫌な予感がしたが、息子さんの自宅から通って看れるホームに移りたいから紹介してくれという。息子さんは、場所については、まだ未定だと言い、はぐらかしている。今入所している所は、訪問診療ができる施設で月２回訪問していた。私は、場所が遠くなければ訪問診療も続けられますよと、言っておいた。その後音信なしで今に至っている。ケアマネからの情報では、サ高住（サービス付き高齢者住宅）に移ったという。おそらくサ高住なら、今の施設の料金で２人分賄(まかな)えるのであろう。

在宅介護の限界とはいっても、経済的な要因が相当大きいのではないかと思われた。

最近、新聞に在宅介護のことが載(の)っていた。現在、訪問診療を要する患者はおよそ１００万人で、２０２５年にはさらに30万人増加するという。今のままでは患者の希望する在宅療養は難しい、と。

東京都の資料を漁(あさ)ってみると、こんな具合である。すなわち、２０１３年の訪問診療患者は９万９９７６人で、２０２５年（団塊の世代が後期高齢者に突入する時期）には、14万３４２９人となり、これに療養型病床等と老人保健施設を合算した人数が５万３８４４人で合計19万７２７７人と予想されている。

都民の在宅医療に関する調査では、「在宅医療の実現は可能と思う」が26・8％、「難しいと思う」が54・7％、「分からない」が18・3％となっている、半数以上は在宅医療、即ち自宅での療養は難しいと考えていることになる。

そこで、在宅医療実現性を考えてみると、2015年4月のデータでは、在宅療養支援病院が96カ所、在宅療養支援診療所が1540カ所、訪問看護ステーションが924カ所、また、特養入所定員が4万2006人で、老健入所者定員は2万325人である。

仮に、予想訪問患者数14万3429人を在宅療養支援診療所と病院の合計の数で割ってみると、87・9人と出た。小規模在宅療養支援診療所では在宅患者数は1～9人が約30％、10～19人が約15％、20～29人が約10％で、100人以上が約10％あり、病院では1～9人が約20％、10～19人が約12％、20～29人が約9％、100人以上が約12％となっている。診療所でも病院でも100人以上の大規模医療機関がかなり存在し、多くの在宅患者を受け入れている。今後は、小規模と大規模の2分化が進み、大規模医療機関の存在が大きくなるものと思われる。

当面、在宅医療の診療報酬面でのインセンティブは続くかもしれないが、大規模化、効率化の波が打ち寄せるであろう。

＊＊＊＊＊＊＊＊＊＊＊＊＊＊＊＊＊＊＊＊＊＊＊＊＊＊＊＊＊＊

第八章

認知症を知って、みんなで支える

——まだ薬には頼れない

認知症高齢者の現状

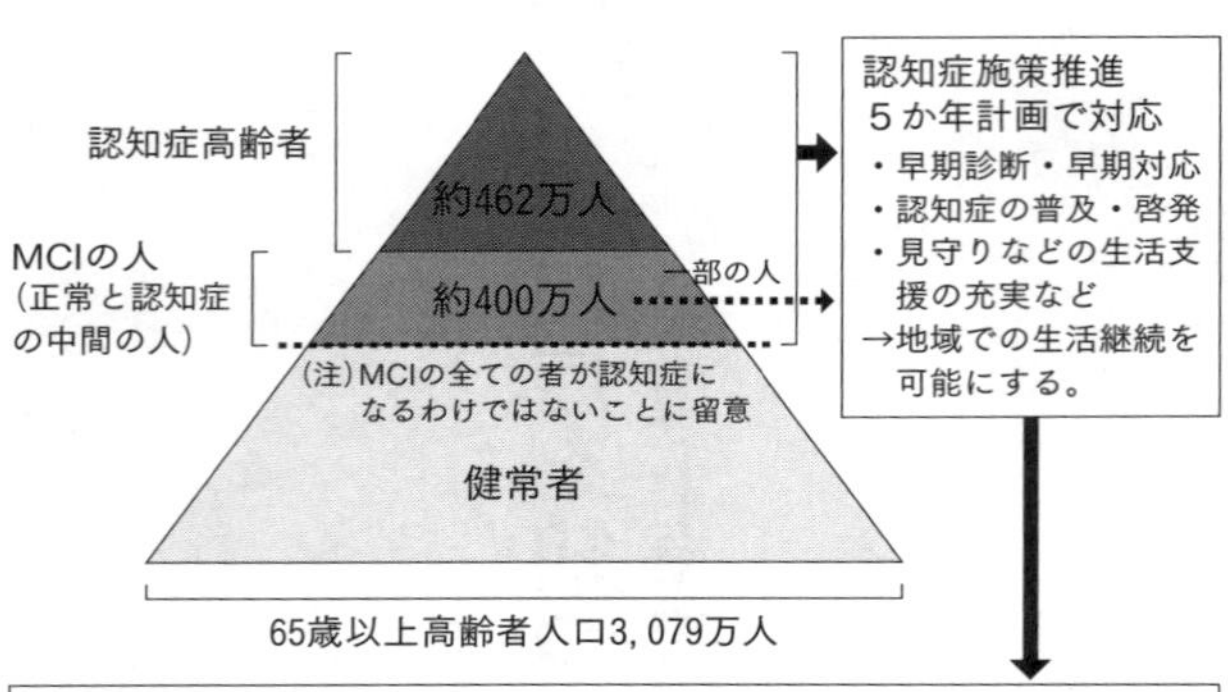

(厚生労働省資料より)

1. 認知症とは

1）認知症高齢者の現状

平成24年の日本の65歳以上の高齢者は3079万人で、認知症は15％で462万人、軽度認知障害（MCIといい、正常者と認知症者の中間にあたる）は13％で400万人と推定されている（上段の図）。

よく認知症といわれているが、基になっているのは九州大学における久山町研究で、認知症と診断される根拠は、「長谷川式簡易知能評価スケールや、その改訂版、Mini-Mental State Examination などの神経心理テストを用いて認知機能低下が疑われる者を抽出し、さらに認知症が疑われた者に対して2次調査を行ない、家族・主治医からの病歴聴取と神経・理学的所見より、DSM－ⅢあるいはDSM－ⅢRを用いて臨床的に認知症の有無、病型を判定した」となっている。

認知症高齢者の増加を見てみると、平成22年は9・5％で280万人、平成24年は305万人、平成32年は345万人、平成37年は470万人が認知症に達すると予想されている。ただしこの推定は認知症高齢者を「認知症高齢者の日常生活自立度」のⅡ以上と定義している。

2）認知症施策推進総合戦略（オレンジプラン）

新オレンジプランの基本的考え方は、認知症の人の意思が尊重され、できる限り住み慣れた地域のよい環境で自分らしく暮らし続けることができる社会の実現を目指す、というものである。さらに詳しく述べると、

①認知症への理解を深めるための普及・啓発の推進
②認知症の容態に応じた適時・適切な医療・介護などの提供

③若年性認知症施策の強化
④認知症の人の介護者への支援
⑤認知症の人を含む高齢者にやさしい地域づくりの推進
⑥認知症の予防法、診断法、治療法、リハビリテーションモデル、介護モデルなどの研究開発およびその成果の普及の推進
⑦認知症の人やその家族の視点の重視
となっている。

3）認知症の原因疾患

認知症を引き起こす原因から分類すると、以下のようになる。
①神経変性性疾患：アルツハイマー型認知症、レビー小体型認知症、前頭側頭型認知症、大脳皮質基底変性症、進行性核上性麻痺など
②脳血管障害：脳梗塞、脳出血、くも膜下出血、ビンスワンガー病
③炎症：細菌性脳炎、ウィルス性脳炎（日本脳炎、単純ヘルペス脳炎、エイズ等）、クロイツフェルト・ヤコブ病、その他の脳炎（結核、梅毒等）

④脳腫瘍：各種脳腫瘍
⑤外傷等：頭部外傷、慢性硬膜下血腫、正常圧水頭症
⑥内科的疾患：甲状腺機能低下症、肝性脳症（肝不全）、腎不全、呼吸不全、ビタミン（B_1、B_{12}、葉酸等）欠乏、中毒（薬物、一酸化炭素、アルコール認知症

4）治療可能な認知症と予防可能な認知症

治療可能な認知症として、脳腫瘍、慢性硬膜下血腫、正常圧水頭症や内科的疾患などがある。

予防可能な認知症は脳梗塞、脳出血、ビンスワンガー病などがある。

しかし、アルツハイマー型認知症などの神経変性性疾患は原因も解明されておらず、根本的な治療法もない。

5）認知症の頻度

最新の認知症病型による頻度は次ページの図のようになる。

すなわち、一番多いのがアルツハイマー型認知症で67・4％、次いで血管性認知症で18・9％、3番目はレビー小体型認知症で4・6％、4番目は混合型認知症（アル

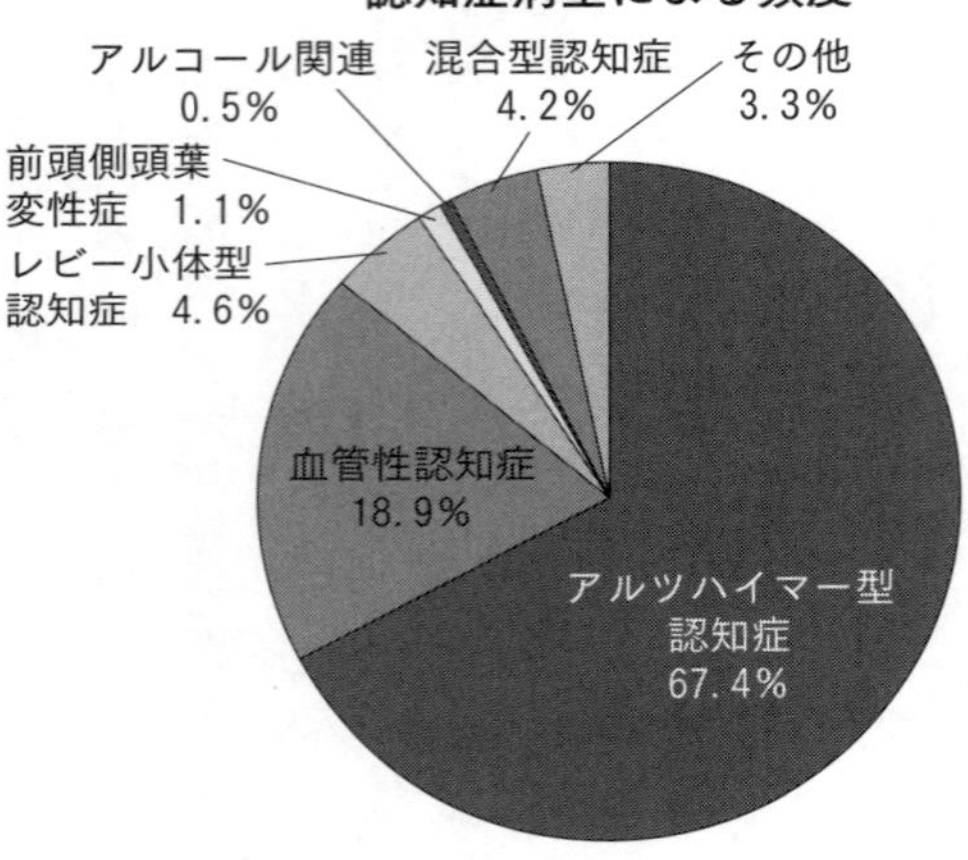

ツハイマー型認知症と血管性認知症が合併したもの）で4・2%、5番目は前頭側頭変性症（前頭側頭型認知症）で1・1%、6番目はアルコール関連による認知症で0・5%となっている。

以前は血管性認知症が多かったが、最近ではアルツハイマー型認知症が断然多くなっている。

2. 主な認知症

1）アルツハイマー型認知症

（1）アルツハイマー病は、最初に報告したアロイス・アルツハイマー博士の名前にちなんで命名された。不可逆的な進行性の脳の変性疾患で、記憶や思考能力がゆっくりと障害され、時には妄想、不安、うつ、異常行動などが出現し、最終的には日常生活が送れなくなり、生命維持に必要な呼吸、嚥下(えんげ)機能、排泄等がやられ、亡くなる病気である。多くは65歳以降に症状が現われるが、65歳未満で発症した場合は若年性アルツハイマー病といい、一部は遺伝の異常が関与しているものの、基本的にはアルツハイマー認知症と同じと言われている。

(2) 原因として考えられているのが、脳内のゴミと言われているタンパク質(アミロイドβとタウ蛋白)が脳内に蓄積することである。最初にアミロイドβが神経細胞の周囲に蓄積し、次に、タウが神経細胞の中に溜まってくる。

アミロイドβが溜まってくると老人斑といい、タウが溜まってくると神経原線維変化を起こし、神経細胞が死滅してきて、記憶などの脳の機能が低下する。

また、一方では、マウスの実験レベルであるが、アミロイド斑が原因ではなく、神経細胞が死滅した結果であるという説もある。アルツハイマー病の人に、アミロイドβを減らすワクチンを投与して脳内のアミロイドβを減少させることはできたが、脳の機能は改善しなかったという報告もあり、アミロイドβ原因説に疑問もなくはない。

（3）アルツハイマー病の危険因子

アルツハイマー病を起こしやすくする因子（危険因子）として、加齢、遺伝、女性、糖尿病等の生活習慣病、外傷性脳障害、軽度認知障害（ＭＣＩ）が挙げられる。

年齢：最大の危険因子は年齢である。65～70歳では１％だが、85歳以上では15％以上となる。

遺伝：遺伝子が原因で発症する者を、家族性アルツハイマー病という。「アポリポ蛋白ε４」という遺伝子を持つ人はアルツハイマー病になりやすいといわれている。

女性：あらゆる年齢で女性の方がアルツハイマー病が多く見られている。

軽度認知障害（MCI）：軽度認知障害は認知症の一歩手前の状態で、ＭＣＩ（Mild Cognitive Impairment）という。認知症における記憶障害が出るものの症状はまだ軽く、正常な状態と認知症の中間といえる。正常の高齢者が年間に１％ないし２％が認知症に移行していくのに対し、ＭＣＩの年間移行率は平均10％程度である（Bruscoli

Mら、2004)。

糖尿病等の生活習慣病：糖尿病ではアルツハイマー病の発症が2倍以上高くなっている。心血管疾患を引き起こす因子（タバコ、肥満、高コレステロールと高血圧）は、アルツハイマー病発症と関連があるといわれている。

外傷性脳障害：頭部外傷により、アルツハイマー病およびその他の認知症の発症が増加する。

（4）加齢に伴う物忘れと、認知症の物忘れの違い（東京都高齢者施策推進室）

（5）中核症状と周辺症状（BPSD）

認知症の症状には中核症状と周辺症状からなる。周辺症状は現在ではBPSD (Behavioral and Psychological Symptoms of Dementia：認知症の行動と心理症状）といわれている。

中核症状には直前に起きたことも忘れる記憶障害、筋道を立てた思考ができなくなる判断力の障害、予想外のことに対処できなくなる問題解決能力の障害、計画的にものごとを実行できなくなる遂行機能障害、時間・場所がわからなくなる見当識障害、

加齢に伴う物忘れと認知症の物忘れの違い

加齢による物忘れ	アルツハイマー型認知症の物忘れ
体験の一部を忘れる	全体を忘れる
記憶障害のみがみられる	記憶障害に加えて判断の障害や実行機能の障害がある
物忘れを自覚している	物忘れの自覚がとぼしい
探し物も努力して見つけようとする	探し物も誰かが盗ったということがある
見当識障害はみられない	見当識障害がみられる
取り繕いはみられない	取り繕いがみられる
日常生活に支障はない	日常生活に支障をきたす
極めて徐々にしか進行しない	進行性である

認知症の症状

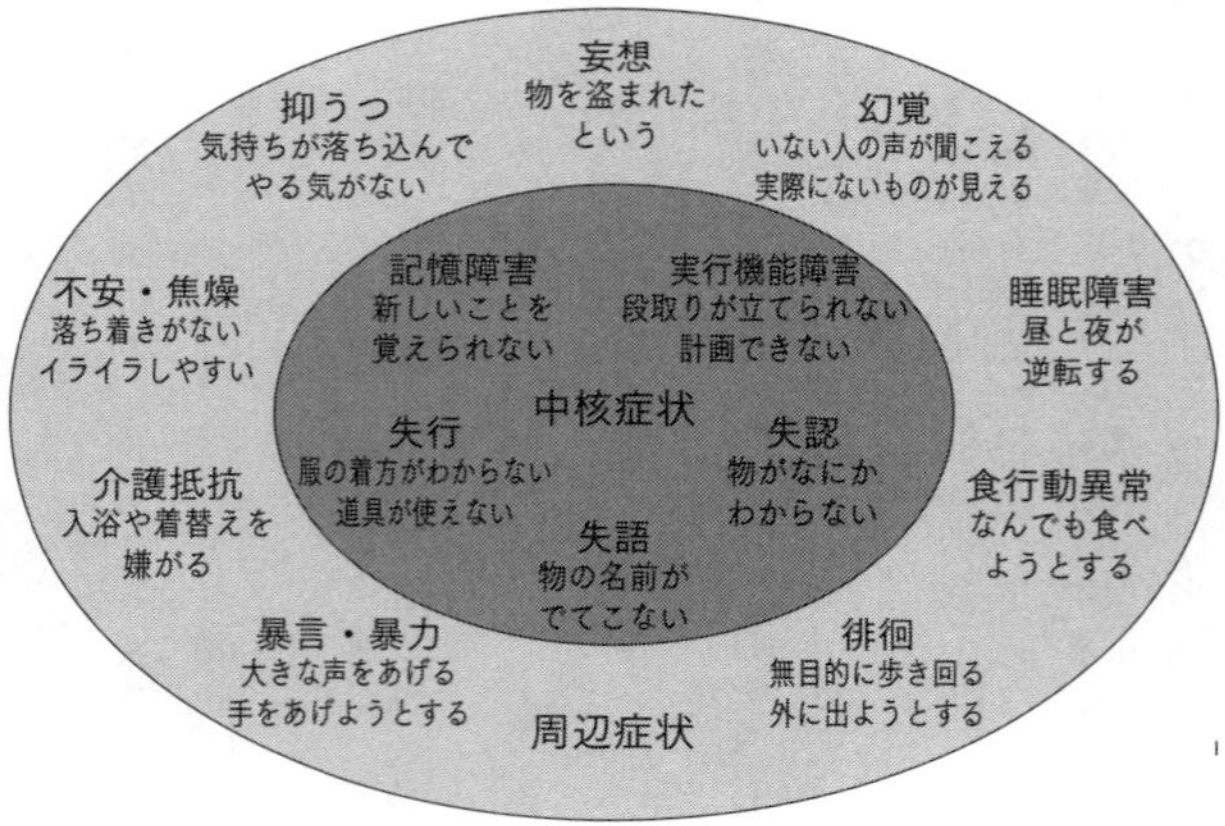

ボタンをはめられないなどの失行、道具の使い道がわからなくなる失認、ものの名前がわからなくなる失語などがある。

周辺症状には無為・無関心、異常行動、暴言や暴力、興奮、抑うつ、不眠、昼夜逆転、幻覚、妄想、せん妄、徘徊、もの盗られ妄想、弄便、失禁などがある。

（6）認知症の簡易テスト

①ＨＤＳ－Ｒ、

１９７４年に精神科医の長谷川和夫聖マリアンナ医科大学名誉教授により作成された長谷川式簡易知能評価スケールは、１９９１年に改訂長谷川式簡易知能評価スケール（ＨＤＳ－Ｒ）として改訂され、現在、認知症患者のスクリーニングテストとして日本では広く利用されている。

質問形式となっており、正解なら1点、間違えていたり質問に答えられない場合は0点となる。全問正解なら30点満点で、20点以下の場合、認知症の可能性が高いといえ、20～25点なら健常と認知症の境界領域（軽度認知障害が含まれる）と判定される。10点以下なら重度の認知症の可能性が高い。実施時間は10分から15分程度で、９

改訂長谷川式簡易知能評価スケール（HDS-R）

（検査日：　　年　　月　　日）　　　　　　　　（検査者：　　　　　）

氏名：		生年月日：　年　月　日	年齢：　歳
性別：男／女	教育年数（年数で記入）：　年	検査場所	
診断	（備考）		

1	お歳はいくつですか？（２年までの誤差は正解）		0　1
2	今日は何年の何月何日ですか？ 何曜日ですか？ （年月日、曜日が正解でそれぞれ１点ずつ）	年 月 日 曜日	0　1 0　1 0　1 0　1
3	私たちが今いるところはどこですか？ （自発的に出れば２点、５秒おいて家ですか？ 病院ですか？ 施設ですか？　の中から正しい選択をすれば１点）		0　1　2
4	これから言う三つの言葉を言ってみて下さい。後でまた聞きますのでよく覚えておいて下さい。 （以下の系統のいずれか一つで、採用した系列に○印をつけておく） 1：a）桜　b）猫　c）電車　2：a）梅　b）犬　c）自動車		0　1 0　1 0　1
5	100から７を順番に引いて下さい。（100－７は？　それからまた７を引くと？　と質問する。最初の答えが不正解の場合、打ち切る）	(93) (86)	0　1 0　1
6	私がこれから言う数字を逆から言って下さい。（6-8-2、3-5-2-9を逆に言ってもらう。３桁逆唱に失敗したら、打ち切る）	2-8-6 9-2-5-3	0　1 0　1
7	先ほど覚えてもらった言葉をもう一度言ってみて下さい。（自発的に回答があれば各２点、もし回答がない場合以下のヒントを与え正解であれば１点）　a）植物　b）動物　c）乗り物		a：0 1 2 b：0 1 2 c：0 1 2
8	これから五つの品物を見せます。それを隠しますので何があったか言って下さい。 （時計、鍵、タバコ、ペン、硬貨など必ず相互に無関係なもの）		0　1　2 3　4　5
9	知っている野菜の名前をできるだけ多く言って下さい。（答えた野菜の名前を右欄に記入する。途中で詰まり、約１０秒間待っても答えない場合にはそこで打ち切る） 0～5＝0点、6＝1点、7＝2点、 8＝3点、9＝4点、10＝5点		0　1　2 3　4　5
		合計得点	

（加藤ら 1991）

つの設問は、年齢、日時、場所、言葉、計算、数字などからなっている。

②ＭＭＳＥ

ＭＭＳＥとは、Mini Mental State Examination（ミニメンタルステート検査）を略したもので、米国のFolstein夫妻が１９７５年に開発した知能検査で、世界で最も広く利用されている。長谷川式認知症スケールと共に、現在日本でも広く活用されている認知症のスクリーニング検査である。

設問は11項目よりなり、１から6項目まではＨＤＳ-Ｒとダブる箇所が多くあるが、7項目以下は観念運動（観念運動先行では、自動運転は可能だが意図的な運動ができない状態）、実行機能や図形模写があり、異なっている。評価は27～30点は異常なし、22～26点は軽度認知症の疑い、21点以下はどちらかというと認知症の疑いが強いと判定される。

③その他の検査法として、早期発見のためのタブレット型認知テスト：タブレットに入力しながら簡単に評価ができる。

MMSEの図

		回答	得点
1 （5点）	今年は何年ですか 今日は何曜日ですか 今の季節は何ですか	年 曜日 月　日	
2 （5点）	今日は何月何日ですか ここは、何県ですか ここは、何市ですか ここは、何病院ですか ここは、何階ですか ここは、何地方ですか（例：関東地方）	県 市 病院 階	
3 （3点）	物品名3個（相互に無関係） 検者の物の名前を1秒間に1個ずつ言う その後、被検者に繰り返させる 正答1個につき1点を与える、3個すべて 言うまで繰り返す（6回まで） 何回繰り返したかを記せ　　　　回		
4 （5点）	100から順に7を引く（5回まで） あるいは「フジノヤマ」を逆唱させる		
5 （3点）	3で提示した物品名を再度復唱させる		
6 （2点）	（時計を見せながら）これは何ですか （鉛筆を見せながら）これは何ですか		
7 （1点）	次の文章を繰り返す 「みんなで 力を合わせて 綱を 引きます」		
8 （3点）	（3段階の命令） 「右手にこの紙を持ってください」 「それを半分に折り畳んでください」 「机の上に置いてください」		
9 （1点）	（次の文章を読んで、その指示に従ってください） 「眼を閉じなさい」		
10 （1点）	（なにか文章を書いてください）		
11 （1点）	（次の図形を書いてください）	得点合計	

初期認知症徴候観察リスト（ＯＬＤ）（次ページの図）：本人との問診を行ないながら観察できる具体的症状が載っており、記憶障害、失語、失見当識などが簡便にチェックできる。

ＦＡＳＴによるアルツハイマー型認知症の重症度のアセスメントを計る基準があり、アルツハイマー認知症の進行程度が正常から重度までの１～７段階が簡単なチェック項目により判断できる。

（７）アルツハイマー型認知症の治療

現在アルツハイマ型認知症の根本的な治療薬はない。症状を軽減したり、遅らせたりする薬剤はドネプジル、ガランタミン、リバスチグミン、メマンチンの４種類が保険適応となっている。ドネプジル、ガランタミン、リバスチグミンの３剤の治療効果は明確な差はない。ドネペジルのみがアルツハイマーの全病期に投与できる。ガランタミンとリバスチグミンは軽度から中等度で投与できる。メマンチンは中等度から高度で投与できる。リバスチグミンは貼付剤として使用される。ドネペジルはレビー小体型認知症でも保険適応がある。メマンチンは、他の

初期認知症徴候観察リスト(OLD)

氏名		カルテ番号		歳	診断年月日 年　月　日

分類	項目	
記憶・忘れっぽさ	1　いつも日にちを忘れている —今日が何日かわからないなど	
	2　少し前のことをしばしば忘れる —朝食を食べたことを忘れているなど	
	3　最近聞いた話を繰り返すことができない —前回の検査結果など	
語彙・会話内容の繰り返し	4　同じことを言うことがしばしばある —診察中に、同じ話を繰り返しする	
	5　いつも同じ話を繰り返す —前回や前々回の診察時にした同じ話(昔話など)を繰り返しする	
会話の組み立て能力と文脈理解	6　特定の単語や言葉がでてこないことがしばしばある —仕事上の使い慣れた言葉などがでてこないなど	
	7　話の脈絡をすぐに失う —話があちこちに飛ぶ	
	8　質問を理解していないことが答えからわかる —医師の質問に対する答えが的はずれで、かみ合わないなど	
	9　会話を理解することがかなり困難 —患者さんの話がわからないなど	
見当識障害、作話、依存	10　時間の観念がない —時間(午前か午後さえも)がわからないなど	
	11　話のつじつまを合わせようとする —答えの間違いを指摘され、言いつくろうとする	
	12　家族に依存する様子がある —本人に質問すると、家族の方を向くなど	

Observation List for early signs of Dementiaを略してOLDといい、オランダでかかりつけ医のために作成された。HDS-Rが質問式の診断方法であるのに比し、OLDは観察式の診断方法なので、患者さんが協力的でなくても患者さんの日常生活をよく知っている人からの情報で実施可能。OLDでは、12項目のうち4項目以上が明らかにあれば認知症を疑うが、チェックされた数の多い少ないにはこだわらず、OLDを意識して診察することで、認知症の早期発見につなげていくことを目的にしたチェックリストである。

アルツハイマー型認知症の治療

一般（商品名）	トネペジル（アリセプト）	ガランタミン臭化水（レミニール）	リバスチグミン（リバスタッチパッチ、イクセロンパッチ）	メマンチン塩酸塩（メマリー）
作用機序	Aee阻害	Ace阻害＋Apl作用	Ace阻害＋BuChe阻害	NMDA受容体阻害
適応	軽度—高度AD	軽度—中等度AD	軽度—中等度AD	中等度—高度AD
用法	1日1回	1日2回	1日1回	1日1回
財形	錠剤	錠剤	パッチ剤	錠剤

3剤とは作用機序が異なるため、これらと併用が可能である。

ドネプジル、ガランタミン、リバスチグミンの共通の副作用は、心臓の不整脈（伝導障害）、気管支喘息、消化器症状（食欲不振、嘔気、嘔吐、下痢、便秘）である。

メマンチンの副作用は、めまい、便秘、体重減少、頭痛、傾眠などである。

（8）自験例

症例1　アルツハイマー型認知症：Kさん、78歳、女性

病名：アルツハイマー型認知症、高血圧症

介護サービス状況：要介護2、デイサ

ービスあり

経過：従来高血圧として外来通院していたが、平成26年頃より、夫により物忘れを指摘されていた。平成26年1月、HDS−R15、MMSE18、頭部MRIにて脳室拡大、下角の拡大及びVSRAD（＊）2・29で海馬（かいば）の萎縮が著明であった。専門病院にて脳血流シンチ実施、左頭頂葉、左側頭葉に血流低下がみられ、アルツハイマー型認知症と確定した。その後、平成26年、HDS−R9、MMSE19、平成29年2月HDS−R3、MMSE11と著明に認知検査が低下した。平成28年より迷子、徘徊を繰り返すようになり、平成30年4月、徘徊で東京の板橋から神奈川県戸塚まで歩き続け警察に保護された。この時、足はまめだらけで、筋肉の損傷を示すCPK値は2万まで急上昇した。よくもこんなに歩けたもんだと驚かされた。その後、夫も物忘れが出始めてきて、在宅生活が困難となり、息子さんの近所の老人ホームに夫婦で入所した。

＊VSRAD：ブイエスラッドといい、頭部MRIにて海馬の容積を推定する検査法で2・0を超えるとアルツハイマーが疑われる。これだけでは確定はできない。

症例2　アルツハイマー型認知症で、生活習慣病、BPSDが見られた症例。

SSさん、80歳女性。

病名：アルツハイマー型認知症、高血圧症、糖尿病、脂質異常症、介護サービス状況：要介護2、デイサービスあり

平成23年から糖尿病、高血圧、脂質異常症の治療を行なっていたが、認知症が見られていた。HDS-R18、MMSE21で軽い認知症が見られた。BS（血糖値）119～137mg／dℓ、HbA1c（ヘモグロビンA1c）6・9～7・3％（糖尿病のコントロールはまずまず）、平成24年、HDS-R14、MMSE15、平成24年4月からアリセプト投与、11月からセレネース投与、平成26年HDS-R7、MMSE11、FAST4／7）（7点満点の5点で中等度の認知症）と低下してきた。平成29年HDS-R0、MMSE4で、高度認知症となる。平成29年4月、抑肝散投与、平成30年、認知症の症状として、些細なことで怒り出す、徘徊や目的のわからない行動が目立つ、ひどい物忘れ、些細（ささい）なことを心配したり恐れたりすることが顕著となる。11月、セレネースによる副作用（口の不随意運動が発生）が現われ、グラマリールに変更、

平成31年3月、暴力的になり、介護者に対し手が出るようになる。リスパダールを投与したが、副作用のパーキンソン症状が出現し中止、グラマリール倍量にしてやっと暴力的な動作が消失した。

現在、夫の献身的な介護により、入所することなく通院可能となっている。

2）脳血管性認知症

脳梗塞や脳出血のように血管の病変により脳が障害されて引き起こされる認知症のこと。原因としては、高血圧症、糖尿病、脂質異常症などの生活習慣病が関与し、さらには心房細動などの不整脈をきたす心疾患も関与している。症状は麻痺を伴い急激に現われることが多いが、小血管の閉塞によるものでは、徐々に運動障害が現われ、認知機能が低下してくる場合もある。症状の現われ方が段階的で急激なことが多く、アルツハイマー型認知症では徐々に進行するので鑑別に役立つ。

症状は、記憶障害、意欲の低下、運動領域が障害されることによる歩行障害、側頭葉などが障害されて出てくる構音障害、さらには嚥下障害、前頭葉や側頭葉の障害で引き起こされる感情失禁（感情が抑えられず、泣きわめいたり、怒ったりする）、夜間譫妄（せんもう）、パーキンソン症状、抑うつ症状などがある。

診断には、頭部CT、MRIなどの画像診断が役に立つ。認知機能と関係している脳の部位（前頭葉、側頭葉、後頭葉、海馬（かいば）、視床）の障害の有無をかなり正確に診断できる。また、MRI画像をコンピュータ処理して、脳血管の画像も得ることができ、血管の狭窄（きょうさく）、閉塞、動脈瘤なども診断できる。さらに細かい分析には、脳血流シンチグラフィーで脳の血流状態を測定し、補助診断とする。

治療は、脳卒中（脳出血や脳梗塞）が急激に起こってしまったら、急性期の治療をすることになるが、脳卒中を予防するには高血圧、糖尿病、不整脈、脂質異常症を内科的に治療することにより、さらには喫煙、飲酒、運動不足を改善することにより予防することが可能である。

混合型認知症といって、脳血管性認知症とアルツハイマー型認知症が合併する例がある。両方の病型が出てくるので診断は慎重を要するが、経過を慎重にみて、症状の現われ方、原因疾患の有無、画像診断などを組み合わせて診断する。

3）レビー小体型認知症

レビー小体型認知症は最初に1976年に横浜市立大学名誉教授の小坂憲司氏により、脳内にレビー小体という一種のごみが見られ、認知症が認められる症例が報告され、1995年に国際的に診断基準が設定され、広く知られるようになった。

ちなみに、レビー小体とは、約100年前にドイツのフレデリック・レビーがパーキンソン病の脳の神経細胞に封入体（いわば、ごみである）を見つけ命名したものである。レビー小体はアルファシヌクレインという蛋白質の塊（かたまり）であり、認知症を引き起こす原因物質と考えられている。

レビー小体型認知症は、アルツハイマー型認知症と似ていて認知症の進行も比較的緩徐（かんじょ）で、ともにパーキンソン病の症状が出やすく、専門家でも区別が難しい。主な特徴としては、認知機能障害、幻視、パーキンソン症状、自律神経症状（立ちくらみ、失神、伴ピ、尿失禁など）、睡眠障害、妄想、転倒が挙げられる。

男女の差は、アルツハイマー型認知症と違って、男性にやや多く発症する。物忘れの程度はアルツハイマー型認知症と比較して軽く、進行もゆっくりである。

アルツハイマー型認知症とレビー小体型認知症の区別については、これは専門家でも難しいが、不可能ではない。

症状の面から両者の違いを列挙すると、レビー小体型認知症では、アルツハイマー型認知症と比較して、①幻視が多い、②幻視に関連した妄想（嫉妬妄想など）が多い、アルツハイマーでは物盗られ妄想が目立つ、③パーキンソン症状が多い、④徘徊がどちらかといえば少ない、⑤レム睡眠障害が多い、⑥認知機能の変動が多い、と言える。

また、両者の鑑別を機能検査でもある程度可能である。それは、ＭＩＢＧ（メタヨードベンジルグアニジン）という心臓に取り込まれる物質が、レビー小体型認知症では心臓に取り込まれず、一方アルツハイマー型認知症では取り込まれることにより区別することも可能となっている。

ここで簡単なレビー小体型認知症のチェックリスト表に提示する10項目のうち５項目が当てはまれば、レビー小体型認知症の可能性が高くなる。

（監修：小坂憲司、水上勝義）

レビー小体型認知症の根本的な治療法はない。治療方針としては、レビー小体型認知症の多彩な症状を和らげることに重点が置かれている。脳内の刺激伝達物質であるアセチルコリン分解酵素阻害剤であるドネペジルが認知機能、精神障害、幻視、妄想に有効であり、保険適応がされている。ただし投与量を増やし過ぎると副作用が出てパーキンソン症状や頻尿などが悪化する。

パーキンソン症状に対してはパーキンソン病の治療薬（レボドパ）などを副作用に注意しながら投与する。また、幻視、興奮などには抑肝散という漢方薬が有効である。

症例3　レビー小体型認知症：Mさん、89歳、男性

病名：レビー小体型認知症

介護サービス状況：要介護2、介護サービスは利用なし

経過：平成25年、訪問診療を頼まれ、介入となる。初診時、「部屋の片隅に人が立

物忘れがある	動作が緩慢になった
頭がはっきりしているときと、そうでない時の差が激しい	筋肉がこわばる
実際にはないものが見える	小股で歩く
妄想がみられる	睡眠時の異常な行動
うつ的である	転倒や失神を繰り返す

っている」という明らかな幻視、「夜間他人が入って来て、部屋の本を盗んでいく」という妄想を年中繰り返している。時々転倒もあり、短期記憶は低下。物忘れ症状よりは、幻視が目立つ症例であり、アリセプト投与により幻視は消失した。しかし、入浴拒否、整理整頓拒否、介護サービス拒否が続く。約1年して、奥さんの介護・世話が限界に達し、平成26年12月、施設入所となった。

4）前頭側頭型認知症

分類は、前頭側頭葉変性症は前頭側頭型認知症、意味性認知症、進行性非流暢性失語よりなるが、前頭側頭葉変性症と前頭側頭型認知症は、ほぼ同意義語として理解されている。アルツハイマー型認知症やレビー小体型認知症と同様に、脳細胞が変性して発症する認知症である。脳の血管が詰まって脳細胞が機能低下する脳血管性認知症とは、メカニズムが異なっている。

原因は、前頭側頭型認知症の原因としては、最近の研究で脳の神経細胞の中にある、「タウ蛋白」および「TDP-43」という蛋白質が関与していると考えられている。βアミロイドは溜まらない。前頭葉は「人格・社会性・言語」を、側頭葉は「記憶・聴覚・言語」をつかさどっているので、前頭葉や側頭葉が侵(おか)されると、高度な判断、思考ができなくなり、理性が保たれなくなる。

症状は、反社会的行動：抑制の外れた行動がそのまま他人対して行なわれる。万引きや窃盗を繰り返しても悪いことをしたとは思わないで、繰り返すことが多い。

脱抑制：本来持っている感情の抑制や衝動がそのまま表出し、他者の迷惑も気にせずに本能の赴くままに行動に出てしまうこと。

常同行動：同じ動作、行動を時には習慣的に正確に繰り返す。アルツハイマー型認知症には見られず、区別に役立つ。同じところを散歩するとか、日常生活が時刻表通りに行なわれたりする。

感情鈍麻：感情が鈍くなり、感動がなくなり、感情移入がなくなる。

無関心・意欲の低下：病気の初期段階から見られる。周囲に関心がなくなり、配慮もしなくなり、身だしなみが乱れ、汚れても気にしなくなる。

食行動異常：アルツハイマー型認知症との区別に役立つ症状で、同じ食品にこだわって食べたり、過食や味覚の変化なども見られる。

言葉の障害：言葉の意味が分からなくなったり、名前が出なくなったりする。また、言葉が流暢（りゅうちょう）でなくなり、言葉は文章が理解できなくなる。側頭葉が侵されると、このような症状が出てくる。

診断は、まず問診を行ない、本人や家族から日頃の行動を詳しく聴き出し、分析する。アルツハイマー型認知症との区別が必要であり、頭部ＣＴ、ＭＲＩをとり、海馬の萎縮の程度を測定し、さらに前頭葉、側頭葉の血流の過多を知るためにＳＰＥＣＴという脳の血流検査を行なって診断の補助とする。

治療は、前頭側頭型認知症に対して、症状を改善したり、進行を防いだりする有効な治療方法はない。前頭側頭型認知症の特徴的な症状の改善を期待して、抗精神病薬を処方する対症療法が行なわれる。暴力的な行動や反社会的行動に対しては向精神薬が使われる。抗うつ剤のＳＳＲＩが常同行動や食行動異常に効果があるとされ、使用されてきている。

症例4　前頭側頭型認知症：Kさん、86歳、男性

病名：前頭側頭型認知症（ピック病）、狭心症、胆石症、総胆管結石症、脂肪肝、骨粗鬆症、脳梗塞

介護サービス状況：要介護5、訪問リハビリ、訪問看護、泊まり込みヘルパー

経過：平成26年頃より認知症が見られた。平成26年12月、HDS-R15、MMSE26

頭部MRIでVSRAD6・07（2・0以上だと海馬の萎縮が強いと判定される）で海馬の萎縮が著明、その後、認知機能低下し、易怒性、常同行動、暴力性があり、幻視なし、2度窃盗歴有り、平成26年、警察に捕まり、検察より捜査事項の照会があり、認知症のためと回答。裁判で執行猶予2年となった。

平成27年4月、脳血流シンチ実施、両側前頭葉、頭頂葉、両側側頭葉先端部の血流低下があり、前頭側頭型認知症あるいは進行性核上性麻痺とされ、臨床経過を考慮して前頭側頭型認知症（ピック病）と診断した。

薬剤：アリセプト、カルブロック、グラマリール、ウルソ、エンシュアリキッド、テリボン（注射）

入退院歴：平成27年9月、吐血で入院、同年11月、総胆管結石で入院、平成28年9月、脳梗塞で入院、平成30年7月、高張性脱水で入院し、胃瘻、IVH（中心静脈栄養）が必要となり、在宅での介護力に問題が生じ、施設入院を予定していたが、肺炎を繰り返すうち、退院できなくなり結局平成30年8月に肺炎で亡くなった。

問題点：脳血流シンチにより診断がついて、認知症の悪化よりは併存症の悪化により入退院を繰り返し、施設入所にならず死亡した。

5）アルコール性認知症

原因：アルコールを飲み過ぎることによって脳の血管障害がおこり、脳が萎縮し、ビタミンB_1が不足し認知症が起きてくる。

60歳以上の高齢者のアルコール存症の20％は認知症といわれている。日本では80万人がアルコール依存症と推定されている。

症状：アルコールにより、歩行が不安定になり転倒しやすくなり、性格が攻撃的になったり、物を盗んだり、行動に抑制が効かなくなったりする。ウェルニッケ脳症では、意識障害、歩行障害、眼振がみられ、コルサコフ症候群では、脳の萎縮により、記銘力低下、見当識障害、作話がみられる。

治療：日常生活に支障を来したり、家族や他人に迷惑を及ぼすようなら、専門的な治療が必要となる。予防するには、アルコールを止めるか、適量にとどめることが重要である。適量とは、日本酒なら1合、ビールなら大びん1本、ワインならグラス1杯で、肝臓を休ませる休肝日を作ることも必要である。

少量から中等量のアルコール摂取は認知症と関連はない、とされている。ビタミン不足は認知症になりやすいので、ビタミンを多く摂り、バランスの良い食事に心がけることである。

3．軽度認知障害（MCI）

軽度認知障害は、①物忘れがひどいと自覚があり、他の人からもそれを指摘されている、②記憶検査で年齢に比して異常な記憶力低下がある、③全般的な認知機能は正常（認知症ではない）で、④運転や家計など日常生活の能力は保たれている。

疫学的な面：有症率：65歳以上住民で11〜17％、

発症率：amnestic ＭＣＩ：65歳以上住民で１〜２％、

amnestic+non-amnestic ＭＣＩで５・１％、

リバート率：いったんはＭＣＩと診断されても、後日正常と判定されることがあり、これをリバージョンという。14〜44％の頻度である。

コンバート率：ＭＣＩからＡＤへ移行する率で、年間10％である。

診断は、

①確立した方法はない
②日常生活の実態を聴取する
③社会生活や家庭生活が自立しているかを確認する
④長谷川式簡易知能評価スケールで20〜25点の範囲
⑤以上より認知症が否定されたら、記憶、言語機能、遂行機能、視空間機能、推論、

注意能力を見て平均からどの程度低下（1SD～1・5SD）に位置しているかを見る

⑥記憶のテストとしては、改定ウエクスラー記憶スケールなどで評価する（浅田隆2009）

画像診断は、MCI診断における画像診断の有用性はアルツハイマー型認知症の場合と変わりはないが、MRIによる海馬傍回前方の嗅内野皮質の萎縮の有無を見るとか、SPECTによって後部帯状回、楔前部、頭頂側頭連合野における脳血流の変動を見ることにより、アルツハイマー型認知症の早期診断に役立つとされている。

語句説明

海馬は、主に記憶を作るところで、特に新しい記憶に関与している。

後部帯状回は、空間認知（どこにいるのかわからない）や記憶などに関与している。頭頂葉は、言語による表現、行動、空間認知（どこにいるのかわからない）などに関係がある。楔前部は、記憶など関与している。前頭葉は、行動を起こすこと（運動・意思など）に関係している。

4. プレクリニカル認知症

1）プレクリニカル認知症とは

MCI発症前の臨床症状はないが、画像診断などで徴候が見られる段階のことである。認知症が発症してくる以前の超早期（プレクリニカル）の段階で治療ができればアルツハイマー型認知症が減らせるのではないかという考え方があり、今、注目されている。これは「アミロイド・カスケード仮説」に基づいていて、脳の中で、アミロイドβ前駆体タンパク（APP）→アミロイドβ（Aβと略記）→Aβが凝集して毒性を発揮→Aβ沈着（老人斑）→タウタンパクの蓄積→神経原線維変化→神経細胞減少へと変化することにより認知症に至る、という考え方である。アミロイド・カスケード仮説の問題（岩田淳：神経治療34：283―287、2017）（松本信英：日薬理誌　134、59―63、2009）

2）プレクリニカル認知症が提唱された背景

そもそも、老人斑はアミロイド前駆蛋白（APP）がβ及びγクレクターゼという酵素によって切断されてAβから生成され、神経原線維変化はタウが異常リン酸化されて凝集（ぎょうしゅう）して蓄積したものである。

この二つの物質がアルツハイマー病の原因と考えられている。マウスの実験でAβを免疫することによってマウスの老人斑（はん）を減少させることができ、認知機能の改善も認められたことより、人のワクチン開発が行なわれた。しかし、Aβを免疫したワクチン療法でも脳内の老人斑を除去できても、認知機能の改善は得られなかった。

さらにまずいことに、やはりAβを強力に免疫し作成したワクチンでは、２９８人中18人に脳髄膜炎が発症して臨床試験は中止された。

専門家は老人斑の除去だけでは神経細胞死の進行を食い止められず、老人斑はおそらくアルツハイマー病の発症には関与するものの、神経細胞死には寄与していないのではないかと考えている。これでは、老人斑がアルツハイマー病の原因ではなく、単なる結果であるかもしれない。

これ以上ネガティブデータが積み重なると、アミロイド・カスケード仮説が崩れてしまうので、現在では以下のように考えられている。

すなわち、アルツハイマー型認知症では病気が完成する10～20年前から徐々にAβ

の蓄積が進行し、臨床的にアルツハイマー型認知症と診断できるときには、脳内には相当Aβが蓄積している。この10～20年を表わす概念としてプレクリニカル認知症が提唱された。

したがって、この言葉はあくまで研究レベルで使われる語句である。プレクリニカル期においてはAβの蓄積はまだ進行段階であり、Aβの蓄積をなんらかの方法で抑制できれば発症を抑えられるという考えに立つことができる。

3）プレクリニカル認知症の診断は

①認知症を発症していない健常者、②アルツハイマー病の病理変化が認められ、今後アルツハイマー病が発症する可能性が高い、と考えられる。③診断はアミロイドPET陽性または髄液のAβ42の低下、④研究的診断基準である、の4点を満たすことによって診断される。

5．認知症の診断

認知症を診断するには以下の検査を行なう。

①一般的身体検査：尿検査、血液検査、内分泌検査、血清梅毒反応、胸部X線写真、心電図検査など

②脳の検査：腱反射などの神経学的検査、脳波検査、脳脊髄液検査など

③脳画像診断検査：X線検査、コンピュータ断層撮影（CT）、電磁線を応用したMRI、アイソトープを用いて脳の血流の状態を調べるSPECT、脳糖代謝量を調べるPETなど

④知的機能を測定する心理テスト：ウエクセラ成人用知能検査第三版（WAIS-Ⅲ）、改訂長谷川式簡易知能評価スケール（HDS-R）、Mini-Mental State Examination（MMSE）、アルツハイマーアセスメントスケール日本語版（ADAS-Jcog）

⑤その他の検査：遺伝子検査、病理検査など。

6. 認知症と生活習慣病

生活習慣病は、動脈硬化が原因となっている血管性認知症ばかりではなく、アルツ

ハイマー病（ＡＤ）の発症にも関与している。生活習慣病は、特に中高年期から高血圧、糖尿病、脂質異常症、肥満などのコントロールが重要であるが、老年期においても、進行をくい止めるためにも適切な治療が必要となる。

降圧剤のうち、脳移行性の高いＣａ拮抗薬、ＡＣＥ（アンギノテンシン転換酵素）阻害薬、ＡＲＢ（アンギノテンシン受容体阻害剤）は認知症の発症を抑制したり、軽度認知症障害（ＭＣＩ）からＡＤへの移行（コンバート）を抑制する。

インスリン抵抗性改善薬（チアゾリジン）はＡＤの認知機能を一時的に改善する。スタチン（コレステロールの合成速度を制御するＨＭＡ–ＣｏＡ還元酵素を阻害する薬剤）などの中には、認知症の発症を抑制したりするが、報告によっては抑制しないこともあり、一定していない。（羽生春夫：東京医大）

したがって、高齢の認知症患者では、生活習慣病を合併していることが多く、脳血管障害により嚥下機能が低下し、誤嚥性肺炎を併発しやすくなったり、歩行機能低下により、転倒しやすくなり、さらには、高齢の女性では骨粗鬆症が見られ、骨折のリスクが高まって、寝たきりとなりやすくなるため、全身的な健康管理かつ合併症の治療が重要となってくる。

7．認知症の治療

1）現在の治療（一部前出）

薬物療法と非薬物療法に分けられる。薬物療法としては、

1）中核症状に対する治療として

(1)コリンエステラーゼ阻害薬：ドネペジル、ガランタミン、リバスチグミン

(2)N-メチル-アスパラギン酸（NMDA）受容体拮抗薬：メマンチン

2）Behavioral and psychological signs and symptoms of dementia（BPSD）に対する治療としては

（水上勝義〔筑波大学〕によれば）

①うつ：ドネペジル（AD）、SSRI、SNRI

②アパシー：ドネペジル（AD、DLB）、ドパミン作動薬
③幻覚：ドネペジル（DLB）、釣藤散（VD）、抑肝散、非定型抗精神病薬
④妄想：ドネペジル（DLB）、釣藤散（VD）、抑肝散、非定型抗精神病薬
⑤興奮、易刺激性：抑肝散、バルプロ酸、非定型抗精神病薬
⑥不安：ドネペジル（AD）、タンドスピロン
⑦せん妄：チアプリド、非定型抗精神病薬、トラゾドン、ミアンセリン、抑肝散、釣藤散

2）非薬物療法

非薬物療法の種類

（1）非薬物療法の種類　認知症の薬物療法以外を一括して、非薬物療法（non-pharmaceutical therapy/ intervention）という。

両者はともに患者の認知機能障害、behavioral and psychological symptoms of dementia（BPSD）、生活障害の改善を目指す。その内容としては、運動療法（physical exercise）、認知刺激療法（cognitive stimulation）、回想法（life review）、

現実見当識訓練（reality orientation）、光療法（light therapy）、音楽療法（music therapy）がある。これらのなかで認知症の一次予防効果の医学的なエビデンスが確立しているのは、運動だけである。

他の療法については、無効とは言えないが、調査対象数、科学的な比較の困難性、コントロールの不備等により、現時点では評価不能とされている。

（2）運動療法はまた、すでに発症した認知症の二次予防についても効果が期待されている（三重大学大学院 医学系研究科 認知症医療学、佐藤正之）

運動療法が認知症の進行抑制に及ぼす効果について、Heyn（２００４）は、65歳以上の認知機能障害を有する患者を対象としたメタアナリシスを行なった結果、運動療法は身体機能、認知機能、行動を改善したと報告した。図では10編の論文を検討した結果、Cott（２００２）の論文では運動群のほうが基準の0を超えており、運動療法が認知機能を有意に改善したと判断できた。10編全体を均しても0・57で0を超えており、運動療法が認知機能に有意に貢献したと結論できるという。

3）将来の治療

認知症患者の認識機能に対する運動療法のメタアナリンス

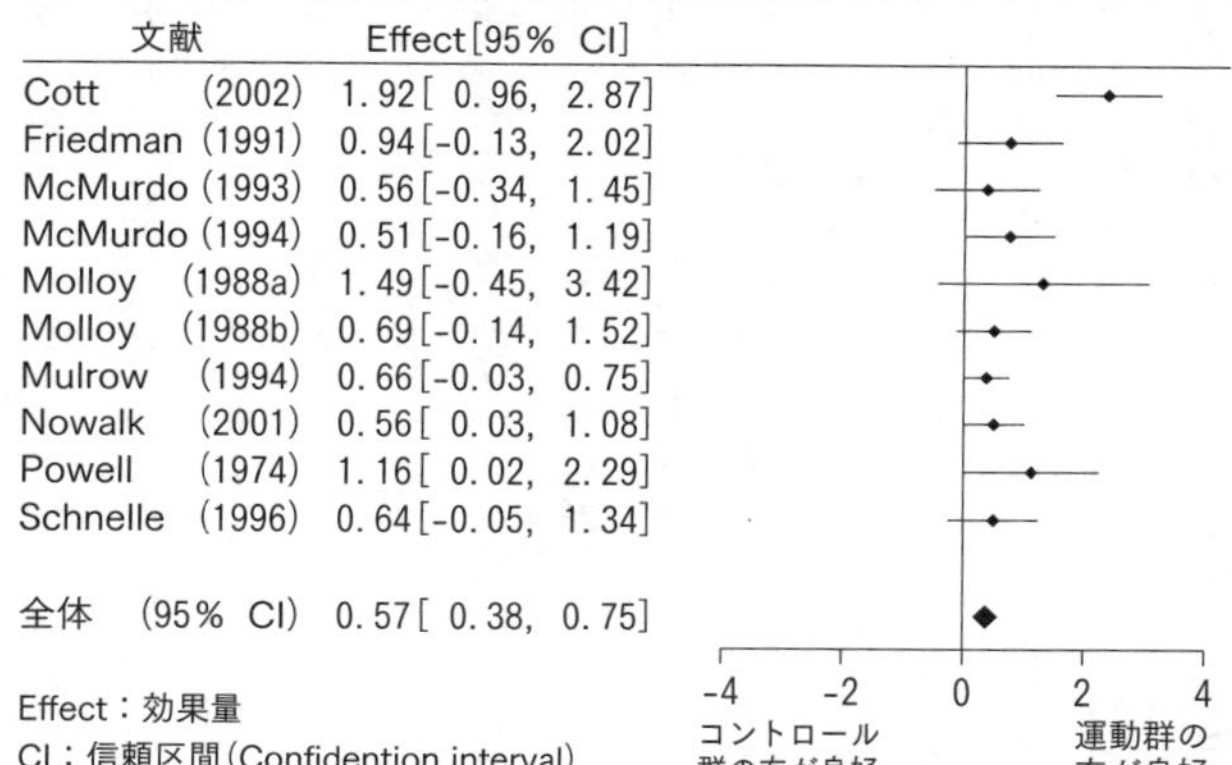

文献
Effect[95% CI]
Cott (2002) 1.92[0.96, 2.87]
Friedman (1991) 0.94[-0.13, 2.02]
McMurdo (1993) 0.56[-0.34, 1.45]
McMurdo (1994) 0.51[-0.16, 1.19]
Molloy (1988a) 1.49[-0.45, 3.42]
Molloy (1988b) 0.69[-0.14, 1.52]
Mulrow (1994) 0.66[-0.03, 0.75]
Nowalk (2001) 0.56[0.03, 1.08]
Powell (1974) 1.16[0.02, 2.29]
Schnelle (1996) 0.64[-0.05, 1.34]
全体 (95% CI) 0.57[0.38, 0.75]
-4
-2
0
2
4
Effect：効果量
CI：信頼区間(Confidention interval)
コントロール群の方が良好
運動群の方が良好

（Heyn P. Arch Phys Med Rehabil, 2004 を改変）

アルツハイマー型認知症の新しい治療法としてアミロイドβ産生抑制薬や、アミロイドβ凝集抑制薬、アミロイドβ分解促進薬などの薬剤開発、ワクチン療法、ホルモン療法、遺伝子治療などの研究が進んでいるが、現在、日本ではまだ、日常診療レベルでは実用化されておらず、今後のさらなる発展が望まれる（倉田智子ら、岡山医学会雑誌 第126巻 August 2014, pp. 155-157）。

4）認知薬・ワクチンの研究開発

現在認知症の治療薬として使われているのは、ドネペジル（アリセプト）、リバスチグミン（イクセロン、リバスタッチ）、ガランタミン（レミニール）、メマンチン（メマリー）の4種のみである。しかし、これらとて対症療法であり、脳細胞の死滅を抑える作用はない。

アミロイドβ仮説に基づく薬剤開発がなされている。アミロイド前駆蛋白からβ-セクレターゼ1とγ-セクレターゼ2により酵素分解されてアミロイドβが切り出されてくるが、これらの酵素の働きを阻止すればアミロイドβが産生されなくなり、認知症が治るのではないかと期待された。

タレンフルビル、セマガスタット、トラミプロセートが臨床治験が行なわれたが、いずれも効果が見られなかった。次に、アミロイドβのワクチンが開発され治験が行なわれたが、脊髄炎が発症し、死亡例が出たため、途中で中止された。

タウ仮説は、タウ蛋白が凝集すると神経原線維変化が起こり、リン酸化されたタウの凝集塊が神経毒性を示すというもので、この作用を阻害する薬剤が期待された。しかし現在でも期待された効果は得られていない。

アルツハイマー型認知症の患者の脳内に高レベルのアミロイドβが認められない例が30%あるという（米国Mayo Clinic, Ronald Petersen）。

「アルツハイマー型認知症を発症しても、記憶力をある程度維持したまま他の原因で死亡するまで進行を遅らせることができれば、治療は成功と言えるだろう」（米国アルツハイマー病協会：J Hendrix）。また、「アミロイドβの除去がアルツハイマー病を改善するという前提を再考する必要がある」という（米国ケンタッキー大学、Michael Murphy）。

５）薬剤による認知機能障害

高齢者の認知機能障害には、多くの原因が潜んでいる。認知障害を呈した60歳以上の患者３０８名中の35名（11・４％）に薬剤による影響が見られた（Larson,1987）。回復可能な認知症の原因として、うつ病、薬剤、正常圧水頭症、甲状腺疾患、腫瘍、慢性硬膜下血腫、アルコール等が挙げられている（Weytingh, 1995）。

アルツハイマー型認知症やレビー小体型認知症では脳内のアセチルコリン伝達系が強く障害されており、抗コリン性薬剤の影響が大きく出る。また、薬剤による認知機能の悪化を原疾患の進行と間違えやすくなる。

抗コリン作用を持つ薬剤は、鎮痙剤、抗潰瘍薬、抗パーキンソン薬、過活動性膀胱治療薬、気管支拡張薬、向精神薬、ヒスタミンＨ１受容体阻害薬（抗アレルギー薬）、循環器系薬、抗ヒスタミンＨ２受容体阻害薬（抗潰瘍薬）。

さらに、認知障害を来(きた)すことがある薬剤として、抗不安薬、睡眠薬、向精神薬、抗うつ薬、抗パーキンソン薬、Ｈ１受容体阻害薬、Ｈ２受容体阻害薬、麻酔薬、鎮痛薬、ステロイド、降圧薬、喘息治療薬、筋弛緩薬、抗がん薬などがある。

認知機能障害が認められた場合には、併用の薬剤のことを考えて、減量や中止することも重要である。

8. 認知症の予防

現在のところ、アルツハイマー型認知症を予防する方法は確立していない。これは介入試験の困難さ、特に生活習慣に関連する因子に関しては厳密な意味でのランダム化比較試験が困難であるためである。しかし、多くの観察研究の結果からは危険因子として遺伝的危険因子、血管性危険因子（高血圧、糖尿病、高コレステロール血症）、喫煙が挙げられ、防御因子としては定期的な運動、食事因子、余暇活動、社会的参加、活発な精神活動、認知訓練が挙げられている。

今後も認知症患者の増加が予想され、治療と共に予防が重要になってくると考える（倉田智子ら、岡山医学会雑誌、前出）。

9．認知症のケア（高齢者介護研究会〈2015〉より）

1）認知症高齢者の医療とケアの基本的な目標として、
①生活機能を長く維持する
②行動・心理症状（BPSD）の緩和
③家族の介護負担の軽減、が挙げられる
2）さらに認知症ケアの基本としては、
①認知症患者の尊厳を尊重するケアを実践する
②環境の変化を避け、生活の継続性を尊重する
③認知症患者のペースでゆっくりと安心感を大切に
④心身の力を最大限に引き出して充実感のある暮らしを構築する

3）認知症高齢者への支援体制としては、

（1）医療面より

①物忘れ相談

②かかりつけ医やサポート医による医療・介護の連携

③認知症疾患医療センターによる支援体制

（2）介護面より

①認知症予防のために地域支援事業

②本人のニーズにマッチした支援体制：認知症対応型通所介護、小規模多機能型居宅介護、グループホームが挙げられる。

（3）地域の面から

①認知症サポータの活躍

②生活支援サービス：見守り、配食等

③市民後見人育成、権利擁護、成年後見制度活用

④地域の人による電話相談、交流会の実施が挙げられる。

10. 認知症と運転免許

近年、認知症高齢者の重大交通事故や高速道路の逆走が社会問題となっており、その対策が急務となってきた。たとえば、高速道路の逆走の7割が65歳以上で、逆走運転者の約1割が認知症の疑いといわれている。さらに、２０１１年から２０１４年に起こった逆走による事故のうち、死亡事故は13％で事故全体と比べて約40倍と高値であった。そのため、平成29年3月12日より道路交通法の一部が改正され、高齢運転者対策の推進が規定され、「臨時認知機能検査に関する規定」、「臨時高齢者講習に関する規定」ならびに「臨時適性検査等に関する規定」が整備された。その結果以下の5点が改正された。

①満75歳以上の高齢者には、免許更新時に「認知機能検査」を受けることになる。

②満75歳以上の高齢者で、「認知機能検査」の成績が49点以上76点未満の「記憶力・判断力が少し低くなっている」と判定された場合は、「高度化講習」の受講が義務付けられた。

③「認知機能検査」の結果、「記憶力・判断力が低くなっている（得点49点未満）」と判定された人も「高度化講習」を受講が義務付けられ、さらに後日「臨時適性検査」を受けるか、または主治医の診断書の提出が必要となった。

④75歳以上の運転免許を持っている人が「認知機能が低下し、一定の違反行為（18基準行為）」をした場合には、「臨時認知機能検査」を受けなければならなくなった。

⑤75歳以上で18基準行為を行なった場合に実施される「臨時認知機能検査」の成績が49点以上76点未満と判定された場合は、「臨時高齢者講習」を受講しなければならなくなった。

しかし、いろいろな問題点も指摘されている。免許を急に取り上げられて仕事を奪われたら収入はどうするのか。認知症の程度の重い人は免許を取り上げられたことを忘れて運転してしまうのではないか。

11. 認知症の人や認知症家族への支援

物忘れがあっても住み慣れた地域で安心して暮らしができるよう、行政、医療、介護のサポートが必要である。

認知機能は徐々に低下するので、全経過を通じて本人の気持ちに配慮した対応が求められる。残された機能が十分活用されるよう工夫することも必要である。現在の能力の維持のためにも、対人交流、社会参加を促(うなが)す工夫が必要である。認知症の人は体調の悪いことを伝えることができなくなるので、医療面からの気づきや早期発見が重要である。

1) 多職種連携と、かかりつけ医

認知症を早期に発見し、適切な医療や介護に結び付けるためには、かかりつけ医の役割が近年増している。かかりつけ医は生活状況に関する情報を得やすい立場にある。独居者は健康診査や医療の面で放置されることがままあり、介護職から情報を得

ながら、医療の提供が必要である。服薬状況、副作用発生の有無を確認することが重要で、医療の提供により、家族や本人の安心感が高まる。

２）訪問看護師の役割

認知症高齢者をサポートするには、看護師の参加が欠かせない。看護師は医療的な知識と看護の経験からしてゲートキーパー的機能がある。看護師からかかりつけ医への適切な情報提供がされることは、必要である。また、医療的処置、ケア、精神面でのサポートが期待でき、本人や家族にとってありがたい存在である。

３）社会福祉士、精神保健福祉士、介護福祉士の役割

社会福祉士、精神保健福祉士は、地域包括ケアにおいて、多様な社会資源（たとえば、健康相談、歯科受診、配食サービス、いきいきサロン、介護教室等）を本人が活用できるように支援することが、任務である。具体的には、権利擁護（成年後見制度の利用、自己決定の援助）、受診援助（主治医への情報提供、主治医を紹介、ＢＰＳＤへの対応等）、家族支援（認知症の人をかかえて困っている家族に対して相談に乗る等）、地域見守り体制の構築（徘徊高齢者捜索ネットワークの構築等）、社会参加の

支援がある。

介護福祉士は、身体的、精神的障害がある人に対して、介護を提供し、助言や指導を行なう専門職である。具体的には、身体介護、服薬確認、生活リズム維持の支援、緊急時の医療への連絡等がある。介護福祉士は本人に接している機会が他の職種より多くなっており、認知症の人の直近の状況をかかりつけ医、ケアマネジャー、地域包括支援センターの職員へ伝える役割も担（にな）っている。

4）ケアマネジャーの役割と、サービス担当者会議

ケアマネジャーの役割は、要介護者または要支援者からの相談に乗り、その心身の状況等に応じ適切なサービスを利用できるよう、市区町村、サービス事業者等との連絡調整を行なう。その上で介護計画（ケアプラン）を作成し、実際の介護サービスの提供を決定し、事後適切に介護サービスが提供されているか、モニタリングをすることである。

ケアマネジャーは、認知症高齢者本人、その家族、かかりつけ医、看護師、サービス事業者等を集めて介護サービス担当者会議を主催し、出席者からの意見を集約し、

ケアプランに反映させ、ケアプランを実際のサービスとして実施させる働きをしている。

ケアマネジャーがかかりつけ医にのぞむこととして、認知症の早期発見、専門医療機関への紹介、服薬管理上の助言、ＢＰＳＤへの対応の仕方についての助言・指導、ケアプランへのアドバイスが挙げられている。

５）地域包括支援センター

これからの高齢化社会で、認知症患者の日常を支援することになる中核組織として期待されている。その役割は、地域支援事業による介護予防ケアマネジメント、地域のおける多職種ネットワークの構築、日常的個別指導・相談等があり、そのために社会福祉士、主任ケアマネジャー、保健師が常置されている。

６）地域ケア会議

地域ケア会議とは、市区町村や、地域包括支援センター等に設置され、認知症（要介護者でもよい）の人について、かかりつけ医、ケアマネジャー、サービス事業者等が一堂に会して専門的な観点から協議をすること。ケアマネジャーが主催するサービス担当者会議では解決できないような問題を検討することが多い。たとえば、地域の民生委員、自治会・社会福祉協議会、地域の医師会等の参加を得て協議すると、解決できることもでてくる。

7）認知症サポート医

厚生労働省が、国立長寿医療センターに委託し、都道府県・指定都市が実施主体となって行なっている認知症サポート医研修事業を受けた医師が認知症サポート医となる。平成18～22年度で2万9150名が研修を修了した。

かかりつけ医と認知症サポート医との違いは、かかりつけ医は、早期段階での発見・気づき、専門医療機関への受診誘導、一般患者としての日常的な身体疾患に対応、家族の介護負担、不安への理解を担っているが、認知症サポート医は、かかりつけ医研修の企画立案・講師、かかりつけ医の認知症診断等に関する相談役・アドバイザー、地域医師会や地域包括支援センターとの連携作りへの協力、認知症医療に関する正しい知識の普及を推進することとなっている。

8）認知症疾患医療センターの機能と連携

実施主体は、都道府県・指定都市で、基幹型、地域型、診療所型が３類型があり、基幹型は総合病院、地域型は単科精神科病院、診療所型は診療所となっている。

その役割は、まずは、詳細な鑑別診断、適切な治療方針の決定、急性行動心理症状（ＢＰＳＤ）への対応、身体合併症への対応であり、次に、地域への認知症に関する情報発信、普及啓発、地域住民からの相談対応・認知症サポート医、かかりつけ医や地域包括支援センター等に対する研修の実施・地域での連携体制強化のための「認知症疾患医療連携協議会」の組織化等である。

９）認知症ケアパス

認知症の人の状態に応じて適切な対処ができるようにしたサービスの流れの工程表である。市区町村が策定する。地域の認知症ケアパスと個々人のケアパスとがある。

地域ケアパスは、認知症の人が、地域で生活するための基盤整備、介護保険サービス、医療サービス、インフーマルサービスその他の社会資源の整備をするためのものである。

認知症の人やその家族が理解しやすいように説明した、パンフレットと考えてもよい。認知症の説明、若年性認知症の説明と支援体制、認知症になったときの相談窓口、生活と住まいの支援、身体の介護に関する支援、交流場所の情報提供、医療に関する支援、権利擁護に関する支援等が載っている。

12．結論

認知症は人口の高齢化とともに、爆発的に増加しており、わが国では、その治療やケアは喫緊（きっきん）の課題である。しかし、認知症の約7割を占めているアルツハイマー型認知症は原因が解明されておらず、治療薬は未だなく、症状を多少遅らせる効果があるとされているだけで、今でも認知症の治療は、背景にある生活習慣病の管理、BPSDの薬剤による改善、介護サービスを利用したケアが主体となっている。

また、アルツハイマー型認知症の原因とされているアミロイドβ仮説、タウ仮説も実証されているわけでなく、この仮説を根拠として多くの薬剤、ワクチンが開発されてきているが、残念ながらほとんどすべて失敗している。

今でも国や地方の行政の対策は後追い的で不十分であるが、平成29年12月に提唱された地域包括ケアシステムは、地域でもって医療・介護・福祉の連携により、その地域のお年寄りを支える仕組みであって、この中に認知症高齢者を支える工夫がなされている。しかし、認知症、サルコペニア、フレイル、骨粗鬆症といった高齢者が患う病態をみんなが知り、さらに予防・治療し、ケアするには、多職種連携のみならず、地域の住民の理解と協力が重要である。多くの人たちの理解と参加によって、この難題に立ち向かうことが必要である。

＊＊＊＊＊＊＊＊＊＊＊＊＊＊＊＊＊＊＊＊＊＊＊＊＊＊＊＊＊＊

【コラム⑫】　薬剤と認知機能障害

認知症には、アルツハイマー病、レビー小体型認知症、前頭側頭型認知症、脳血管性認知症があり、これ以外にも原因が分かっていて回復・改善が可能な認知症もある。

たとえば、うつ病、薬剤が原因となる認知症、正常圧水頭症、甲状腺疾患、腫瘍、慢性硬膜下血腫、アルコール、ビタミンB_{12}欠乏症、肝障害、感染症などが挙(あ)げられるが、これらは適切に治療すれば治癒可能である。

神経伝達物質は大きく分けて3つある。

1）アミノ酸（グルタミン酸、γ-アミノ酪酸、アスパラギン酸、グリシンなど）、

2）ペプチド類（バソプレシン、ソマトスタチン、ニューロテンシンなど）、

3）モノアミン類（ノルアドレナリン、ドパミン、セロトニン）とアセチルコリンである。

アルツハイマー病やレビー小体型認知症では、アセチルコリンの伝達が障害されているが、アセチルコリン伝達系は覚醒、注意、記憶機能と関係しているため、抗コリン系の薬剤はこれらの疾患の認知機能をさらに悪化させうる。

抗コリン作用を持つ代表的な薬剤は、

1）抗コリン薬：アトロピン、鎮痙薬、抗潰瘍薬、抗パーキンソン薬、過活動性膀胱治療薬、気管支拡張薬など、

2）向精神薬：三環系抗うつ薬、フェノチアジン系薬、ベンゾジアゼピン系薬、

3）Ｈ１阻害薬、

4）循環器系薬……シベンゾリン、ジソピラミド、キニジン等があり、認知症が疑われる場合には、これらの薬が含まれていないかをチェックする必要がある。

さらには、抗コリン系薬以外にも、麻酔薬、鎮痛薬、ステロイド、降圧薬、喘息治療薬、筋弛緩薬、抗がん薬などがある。

パーキンソン病でも認知症が見られることがあり、日常生活に支障を来す（きた）ようになるとパーキンソン病認知症と診断される。アルツハイマー型認知症の治療中に薬剤に

よりパーキンソン症状が出ることもあり、レビー小体型認知症では認知症の進行とともにパーキンソン症状が現われることがしばしばある。

これらの鑑別は、専門医でもなかなか難しい。専門家の間では1年ルールというのがあり、すなわち、パーキンソン病認知症では、パーキンソン症状の運動障害が認知症や幻覚・妄想に1年以上先行して出現する。これとは逆にレビー小体型認知症では認知症や幻覚・妄想が1年未満ないしは先行する。

認知症になった患者さんが特に気をつけたいのが、抗コリン薬とベンゾジアゼピン系の薬剤である。認知症では頻尿、夜間頻尿、切迫性尿失禁がしばしば見られるので抗コリン薬が投与されるが、認知機能の悪化が見られるため、注意が必要である。また、認知症では随伴(ずいはん)症状として不安、うつや睡眠障害がよく見られるが、このような場合、ベンゾジアゼピン系の薬剤、すなわち抗不安薬、睡眠薬が気楽に投与される。特に長期作用型のベンゾジアゼピンは、せん妄や認知機能障害を増悪させる危険がある。

高齢者での薬剤数と認知障害の研究では、投薬が2～3剤では認知障害発症のリスクが2・7倍に、4～5剤では9・3倍に、6剤以上では13・7倍になるという。これは、現在問題となっているポリファーマシーと繋がる。

＊＊＊＊＊＊＊＊＊＊＊＊＊＊＊＊＊＊＊＊＊＊＊＊＊＊＊＊＊＊

＊＊＊＊＊＊＊＊＊＊＊＊＊＊＊＊＊＊＊＊＊＊＊＊＊＊＊＊＊

【コラム⑬】　認知症治療薬は期待できるか

認知症の治療薬について考えてみる。

認知症で一番多いのがアルツハイマー病（アルツハイマー型認知症）で、最近の研究では約7割を占めている。

薬物治療が一番よく研究されているのもアルツハイマー病である。認知機能低下を2〜3年遅らせるのに有効とされているのがドネペジル（アリセプト）で、脳神経細胞同士の隙間（シナプス）の情報伝達にかかわっているアセチルコリンがアセチルコリンエステラーゼという分解酵素によって失活するのを阻害する作用がある。これによって、シナプス間のアセチルコリンが増えて、情報伝達が良くなる。

コリンエステラーゼ阻害薬は、このほかにもガランタミン、リバスチグミンがあり、経口投与または貼り薬として利用されている。

認知機能が落ちてくると、メマンチン（メマリー）という、ＮＭＤＡ受容体阻害剤が認知機能改善として処方される。これも、グルタミン酸神経毒仮説を根拠としている。グルタミン酸はN—メチル—D—アスパラギン酸（NMDA）型受容体に結合して受容体を活性化することで、隣の神経に情報を伝える働きがある。しかし、メマリーはアルツハイマー病の病態そのものの進行を抑制する成績は得られていないし、ドネペジルも同様である。

　それでは認知症の患者さんは困ってしまうし、研究者も認知症を治す薬を開発したくなるのは当然である。開発するにしても、アミロイド仮説に沿って行なうのが効果的と思われる。アミロイド仮説はアミロイドカスケード仮説ともいい、一番上流であるアミロイド前駆物質（アミロイドプレカーサープロテイン）が酵素により分解されAβ（アミロイドベータ）になり、これが凝集してAβ凝集老人斑となり、さらにタウ蛋白の異常リン酸化、神経原線維変化を経て神経細胞死に至るという仮説である。この一連の過程のどこかを阻止できれば神経細胞死を減らすことができる、ということである。

　現在期待されているのは、Aβ産生酵素阻害、Aβ重合阻止薬、AβワクチンA抗抗体薬、Aβ抗タウ免疫療法、タウのリン酸化・凝集阻害薬などが考えられている。タウに関してもこれがアルツハイマー病の本体なのか、単なる随伴症状なのか決着はまったくできていない。現在ではタウ仮説に留まっている。

最近Aβに対する抗体薬であるソラネツマブが、米国で2129名の患者（MMSEスコア20～26：軽症認知障害レベル）を対象として行なわれたが、効果は認められなかった（2018年1月）。また、Aβに対する選択的モノクロナール抗体（アデカヌマブ）が開発され、軽いアルツハイマー病の患者さんに投与して、脳内のAβの減少が確認でき、さらに認知機能の低下の抑制が見られた、という。とても期待されたが、つい最近（2019年3月）、期待された効果が達成されなかったため、臨床第Ⅲ相国際共同試験（ENGAGE試験、EMERGE試験）が中止された。ということは、脳内のAβを減少させても認知機能の改善は得られなかった、ということになる。

残念だが、アミロイド仮説が揺らいできているようだ。これを根拠として薬を開発しても決定的な効果が得られる薬は望めないのではないか。私見だが、アルツハイマー病の脳内にアミロイドが多く蓄積されることは最近のＰＥＴによる画像でも明らかだと思うが、これはアルツハイマー病の原因ではなくて、何らかの原因により結果として単に蓄積しているだけではないだろうか。

＊＊＊＊＊＊＊＊＊＊＊＊＊＊＊＊＊＊＊＊＊＊＊＊

第九章

脳梗塞の予防と治療

――寝たきりは嫌だ。がんよりも長くて辛い

1. 脳梗塞とは

脳梗塞とは、脳の血管が何らかの原因で細くなったり（狭窄）、血のかたまりが詰まる（閉塞）ことで発生する。脳梗塞には、脳血栓と脳塞栓があり、脳血栓は、体内の動脈内に生じた血栓が血管を閉塞させるもの。一方、脳塞栓は脳動脈硬化の病変によって血管の内壁が狭くなり、最終的には血栓（血のかたまり）によって血管が閉塞するものである。

脳卒中は、原因によって、①脳梗塞（脳の血管が詰まる）、②脳出血（血管が破れる）、③くも膜下出血（動脈瘤が破れる）、④一過性脳虚血発作（ＴＩＡ）（脳梗塞の症状が短時間で消失する）の４つに分類される。

脳梗塞の特徴として、脳梗塞の年間死亡数は、６万６０５８人、脳卒中による年間死亡者数13万人のうち、約６割が脳梗塞、介護が必要になる原因の第1位、約2割が脳梗塞などの脳卒中である。脳血管疾患の全体の患者数は、１１７万９０００人で、脳血管疾患の年間医療費は、１兆７７３０億円となっている。

わが国の主な死因別死亡数の割合（平成27年）は次ページの図のようになってい

主な死因別死亡数の割合（平成27年）

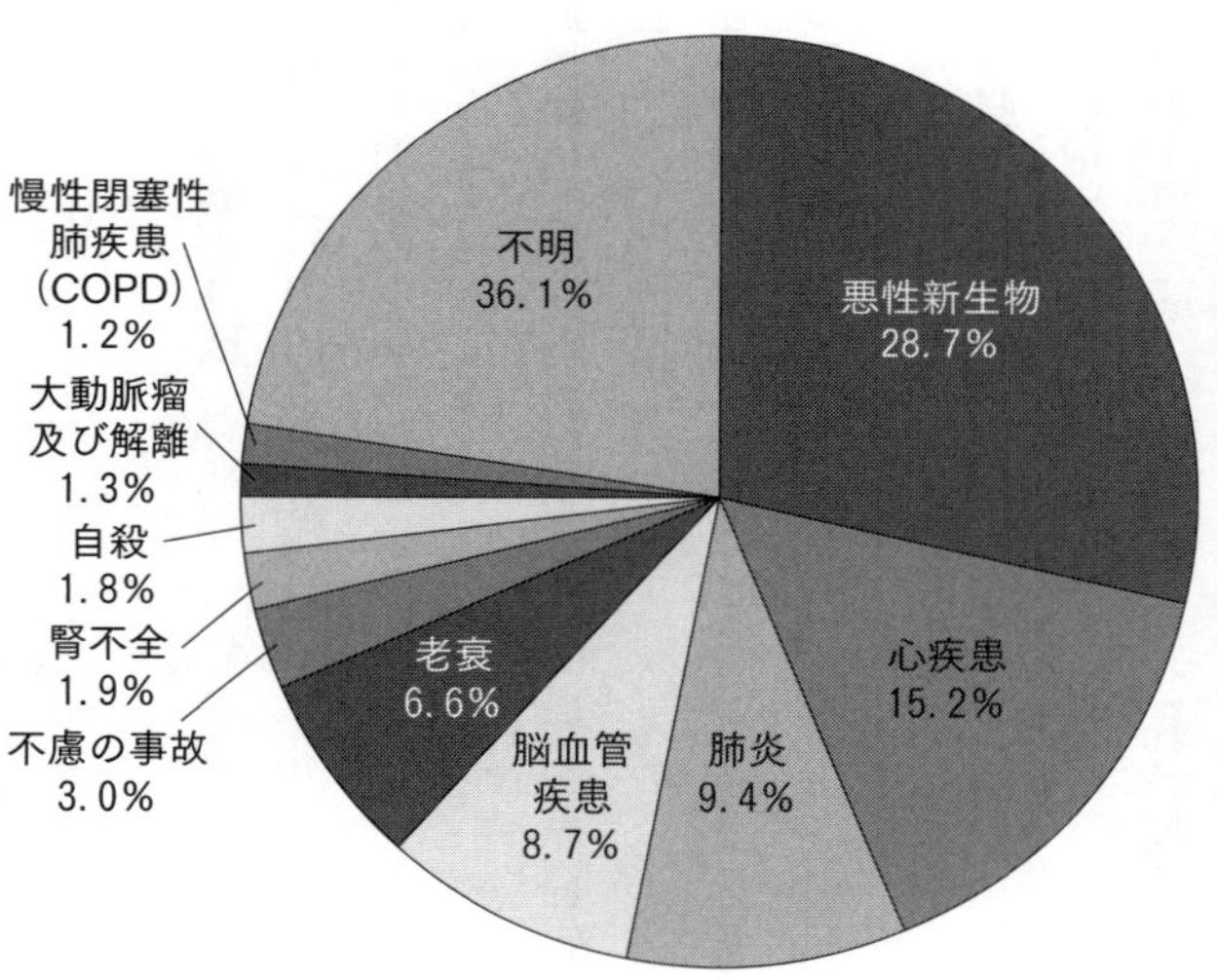

出典：平成27年人口動態統計月報年計（概数）（厚生労働省）

る。

2. 脳梗塞の原因

脳梗塞のよる原因による分類は、

①頸部の血管の動脈硬化により、小さな血栓が脳動脈又は眼動脈へ飛び、一時的に閉塞する（ラクナ梗塞）、

②動脈硬化により脳動脈が一時的に閉塞、狭窄し、流れが悪くなり、症状が出る（アテローム硬化性梗塞）、

③心房細動、弁膜症で小さな血栓が心臓より飛び脳血管が一時的に閉塞する等（脳塞栓）がある。

3. 脳梗塞の症状

脳卒中を疑う5つの典型的症状がある。

①片方の手足・顔半分の麻痺・しびれが起こる（手足のみ、顔のみの場合もある）、

②呂律が回らない、言葉が出ない、他人の言うことが理解できない、
③力はあるのに、立てない、歩けない、フラフラする、
④片方の目が見えない、物が二つに見える、視野の半分が欠ける、片方の目にカーテンがかかったように、突然一時的に見えなくなる、
⑤経験したことのない激しい頭痛がする（以上、日本脳卒中協会HPより）。

4．脳梗塞の検査

まず、次のような臨床症状（意識障害、失語、構音障害、視野欠損、片麻痺、めまい、運動障害など）を認めて、医療機関に来院し、脳卒中を疑い、診察（一般診察と神経学的診察）を受け、検尿、血液検査、血液凝固検査、胸部XP検査、心電図、血液ガス分析等を行ない、ただちに頭部CTスキャン、または頭部MRI（特に拡散強調画像（diffusion image：1～2週間以内の新しい脳梗塞がチェックできる）を行なう。
①高感度CT（コンピュータ断層撮影）：発症直後2～3時間以内の検査では病変

部位の診断が難しい。３時間以上経てば診断可能となる。特に発症直後は頻回に撮って比較することが重要（梗塞部位の正確な診断と広がりの程度、浮腫の進行の程度など）。普通のＣＴでは脳梗塞発症後12時間程度経過しないと梗塞の事実が判別できない。

②ＭＲＩ（磁気共鳴画像装置）やＭＲＡ（磁気共鳴血管撮影法）：ＣＴより早く病変を見つけられるので、早期に治療に移れる。特殊な撮影法を使用すれば、発症１時間後には梗塞巣を見つけることも可能。

③脳血流検査（ＳＰＥＣＴ）：微量の放射性同位元素を注射して脳の血流量を測定し、脳梗塞の診断や梗塞部位の診断に役立つ。

5. 脳梗塞の予防

脳梗塞の原因は、①動脈硬化、②心房細動、③睡眠時無呼吸症候群の３つが重要である。

（１）動脈硬化の予防

①高血圧症：高齢者は140/90mmHg未満、若年・中年者は130/85mmHg未満、糖尿病や腎障害合併例には130／80mmHg未満が推奨される。Ca拮抗薬、利尿薬、アンジオテンシン変換酵素（ACE）阻害薬、アンジオテンシンⅡ受容体拮抗薬（ARB）など。糖尿病、慢性腎臓病および発作性心房細動や心不全合併例、左室肥大や左房拡大が明らかな症例など、心房細動リスクが高い症例では、ACE阻害薬、ARBが推奨される。

②糖尿病：食事療法、運動療法、薬物療法：HbA1c、血糖正常化：A1c6・0%未満、合併症予防：7・0%未満、治療強化が困難例：8・0%未満

③脂質異常症：LDL-C：140以上、HDL-C：40未満、TG150以上、LH比が2以上、糖尿病や高血圧症では1・5以上ある場合には、LDLを下げる治療とHDLを上げる治療を並行して行なう必要がある。

④動脈硬化の予防と食事、サプリメント等

（a）食べ過ぎに注意。甘いお菓子、果物、ジュース類の飲み過ぎに注意。肉、バター、チーズ、マヨネーズ、クリームなどの動物性脂肪を摂(と)りすぎない。青

魚を努めて摂取する（サバ、鰯、アジ等、背の青い魚）。シソ油、ゴマ油を使う。

（b）納豆は血液サラサラ食材の代表食材と言われる納豆の酵素の一つ「ナットウキナーゼ」は血栓を溶かす作用があるが、一方、納豆には血液凝固を促進するビタミンK２も含まれているため、納豆の血栓溶解効果に関しては過大な期待はできない。納豆のネバネバ部分に含まれる市販の「ナットウキナーゼ」をサプリで１日２０００ＦＵ（日本ナットウキナーゼ協会の推奨量）摂るのが実際的」と推奨している。

（c）動脈硬化の予防→ポリフェノールを多く含む食品（チョコレート、赤ワイン、ウーロン茶、バナナ、渋柿（干し柿）、ソバ、コーヒー、玉ねぎ、茄子、小豆等）ただし、ポリフェノールは摂取後効果があるのは約3時間といわれるので食べ続けることが必要。緑茶はよい。コーヒーもよいという報告がある。

（d）タバコはもちろん禁止、アルコールは少量のみ。

（e）メタボリック症候群、肥満を防ぐこと。

（2） 心房細動の予防

①心房細動とは、正常な心臓のリズムは、安静時に規則的に1分間で60〜100回拍動する。しかし心房細動になると心房の拍動数は1分間で300回以上になり、心臓は速く不規則に拍動する。

心房細動は高齢者に多く見られる不整脈で、加齢とともに増加し、70歳代の5％、80歳代の10％程度の割合で起こる比較的起こりやすい不整脈である。日本国内に約130万人いるとされている。潜在的には200万人を超すともいわれている。

②心房細動の予防治療

（a） 脳梗塞を予防するための抗凝固療法

心房細動の合併症を予防するために、第一選択として薬物療法がある。これは心臓の中で血栓を作らないようにする療法で、抗凝固療法といわれている。心房細動に伴う脳梗塞発症を検討した大規模な研究で、当初はワーファリンという薬剤が非常に有用であると報告された。

（b） 抗不整脈薬

ワルファリン	脳梗塞予防効果は高いが、効き過ぎた時の脳出血に注意が必要（量の調節） 他の薬や納豆や青汁等の食品が効き目に影響。 価格は新薬の 1/10-1/20 と安価。 ワルファリンでうまくコントロール出来ている人は新薬に変える必要は無い。
ダビガトラン（プラザキサ）	
リバーロキサバン（イグザレルト）	効果はワルファリンと同等かそれ以上で、脳出血のリスクは低い。
エドキサバン（リクシアナ）	他の薬や食品の影響を受けにくい。 但し、腎臓の機能が悪い人は使用上注意が必要。定期的な血液検査が必要。まだ薬代が高い。
アピキサバン（エリキュース）	

心房細動の薬物治療として2つの治療がある。1つ目はレートコントロールといって、心房細動の有無（うむ）にかかわらず心拍数をコントロールし、速くなりすぎないようにする治療法である。ジキタリス、β遮断薬等が使用される。2つ目は、リズムコントロールといって、心房細動を停止させて不整脈そのものをコントロールする治療法である。

（c）その他の治療

手術などの非薬物療法：カテーテルアブレーション、心臓外科手術等。

③心房細動が起因する脳梗塞の予

防に使われる抗凝固薬

④抗凝固薬と抗血栓薬の比較

⑤抗凝固薬・抗血小板薬の副作用

種類	服用目的	薬の名前
抗凝固薬	心房細動、心原性脳塞栓症、肺塞栓症、静脈血栓症	ワーファリン、プラザキサ、イグザレルト、リクシアナ、エリキュース
抗血小板薬	心筋梗塞、狭心症、静脈硬化による脳梗塞の予防。抗血小板薬は血小板の働きを抑えることにより血の固まり（血栓）を予防し、血液をさらさらにする薬。	バイアスピリン、バファリン81mg錠、パナルジン、プラビックス、オパルモン、アンプラーグ、ペルサンチン、プレタール

これらの薬を服用中は出血に注意。身体のいろいろな場所から出血する可能性がある。鼻血、歯ぐきからの出血、皮膚の内出血、血尿など。特に注意したいのは胃、腸、脳からの出血。体調に変化があったら主治医に相談したい。

パナルジンは、肝障害（何もしていないのに全身がだるい、食欲がない、疲れやすいなど）、血液障害（発熱、のどの痛みなど（風邪などではなく原因がわからないもの〕)、皮疹(皮膚に赤い斑点がたくさん現われる)、特に、飲み始めの2カ月間にまれに重大な副作用が起こることがあるので注意すること。バファリンは消化器障害(胃が荒れる、腹痛など)、プレタールは脈が過剰に早くなる等、バイアスピリンは血栓の予防には少量のアスピリンですむので、副作用の心配はそれほどないが、服用が長期になるので、胃腸障害に注意が必要。

⑥心房細動を持った人の脳梗塞リスクを簡単に知る。

CHADS2スコアとは:非弁性の心房細動で脳梗塞の発症リスクが2〜7倍高まる。さらにCHADS$_2$スコアが高くなるといっそう脳梗塞になりやすくなる。

(3) 睡眠時無呼吸症候群

①睡眠時無呼吸症候群:「眠っている時に呼吸が止まってしまう病気」である。英語名の"Sleep Apnea Syndrome"の頭文字をとって、「SAS」という。

②診断:睡眠時無呼吸症候群の医学的な基準としては、10秒以上呼吸が止まった(気流停止)状態を無呼吸として、無呼吸状態が一晩に30回以上、または1時間あたり5回以上のいずれかで診断する。

③治療

治療法としては、３つの方法がある。

（ａ）ＣＰＡＰ療法

ＣＰＡＰ療法とは、「経鼻的持続陽圧呼吸療法」という英語の頭文字からとっている。鼻から常に空気を送り続けて気道が開いている状態にして、いつでも呼吸できる状態にする治療法である。睡眠時無呼吸症候群では、欧米、日本で最も普及している治療法である。

（ｂ）マウスピース

こちらの治療法は、マウスピースを用いて下あごを上あごより前に出るよう固定して気道を広く保ち、いびきや無呼吸の発生を防ぐ治療法である。

（ｃ）外科的手術

睡眠時無呼吸症候群の原因がアデノイドや扁桃肥大の場合は、摘出手術をすることが有効なこともある。

CHADS₂スコアと年間脳梗塞発症率との関係

CHADS₂スコア	脳卒中リスク	脳卒中発症
0	低	1.0%／年
1	低～中	1.5%／年
2	中	2.5%／年
3	高	5.0%／年
≧4	非常に高	>7.0%／年

CHADS₂：CHF（心不全）、HT（高血圧）、Age>75y（高齢）、DM（糖尿病）は、それぞれ1点、Stroke/TIA（脳卒中／TIA）は2点に計算される。

6．脳梗塞の治療

（1）脳梗塞の急性期治療

①発症したら3時間以内、遅くとも6時間以内に治療することが肝心。2005年10月、脳梗塞の治療薬として保険適用された「ｔ－ＰＡ（ティーピーエー）」という血栓溶解剤は非常に優（すぐ）れた薬で、脳塞栓やアテローム血栓性梗塞に有効。ただし、発症後4時間半以上経過した場合の血栓溶解法（再開通療法）は血流再開後弱くなった血管が破れる危険度が増すので注意が必要。受けられる患者も厳しく制限される。

②現在では、発症4時間30分以内であ

ればｔ－ＰＡという血栓溶解剤が使われるようになった。

ただし、ｔ－ＰＡは出血という副作用も強いため、使用にあたっては厳しい条件があり、脳梗塞の専門医だけが、血圧１８５ｍｍＨｇ以下、ＣＴで脳出血の危険性がないことを確認後、急性発作の患者に使用すべきであり、治療後24時間は状態を厳密に観察し、もし出血傾向が認められた場合は積極的に対処する必要がある。

患者が病院到着後、検査や準備などで１時間程度かかるので、病院には発症後３～４時間程度で着かないと、ｔ－ＰＡは事実上使えない。ｔ－ＰＡで血栓が溶ければ後遺症なく治癒する可能性も高まるが、実際に使用出来るのは５％程度にとどまっている、と言われている。

(2) 脳梗塞の慢性期治療

脳梗塞の発作から1カ月が過ぎたあたりを慢性期と言い、再発予防やリハビリの治療が主となる。

脳梗塞は再発しやすいため、画像検査、血液検査などを行なって経過観察が重要である。脳梗塞のうちアテローム血栓性脳梗塞やラクナ梗塞などに対しては、再発予防に抗血小板薬が使用し、心原性脳梗塞に対しては、ワーファリンや抗凝固薬を使用する。

また、高血圧症・糖尿病・高脂血症・肥満などは生活習慣病を継続的に治療することが必要である。その中でも最大の危険因子は高血圧で、動脈硬化を促進させ血栓ができやすい状態を引き起こすので、塩分を控えて栄養バランスのよい食事をとり、高血圧を予防することが重要である。

さらには、糖尿病や、不整脈（心房細動）なども脳梗塞の発症を高めるので、これらの危険因子を改善させることが大切である。

7．脳梗塞のリハビリ

①脳梗塞のリハビリは、病状をみながら脳梗塞発症直後〜3週間までの「急性期」、病状が安定後から3〜6カ月程度までの「回復期」、それ以降の「維持期」と進めていく。

②急性期のリハビリは病院で行なわれ、また回復期のリハビリはリハビリ病棟や専

門施設等で、集中的に行なわれるのが一般である。

③急性期のリハビリは、できるだけ早く行なうことにより、病後の寝たきりなどによる廃用症候群の予防することを目的とする。医療機関では脳梗塞の治療と並行して、この急性期に行なわれるリハビリを重要視している。

④回復期のリハビリは急性期の病棟とは違い、回復リハビリ病棟で行なわれる。日常生活で必要な身体機能（食事・歩行・排泄）の回復に力を入れ、さまざまな訓練が実施される。

8. 動脈硬化度別による脳梗塞発症に関する研究

（1）非観血的動脈硬化測定法：動脈硬化を非観血的に定量する方法がいくつか考案され臨床応用されている。主なものとして、

①頸動脈内中膜厚測定（ＩＭＴ）：超音波により直接頸動脈の動脈硬化の程度を測定する。②心臓足首血管指数（ＣＡＶＩ:cardio-ankle vascular index）：手足の血圧等を同時測定することにより大血管の動脈硬化の程度が、血圧に影響されずに定量的

$CHADS_2$スコア別の年間脳梗塞発症率

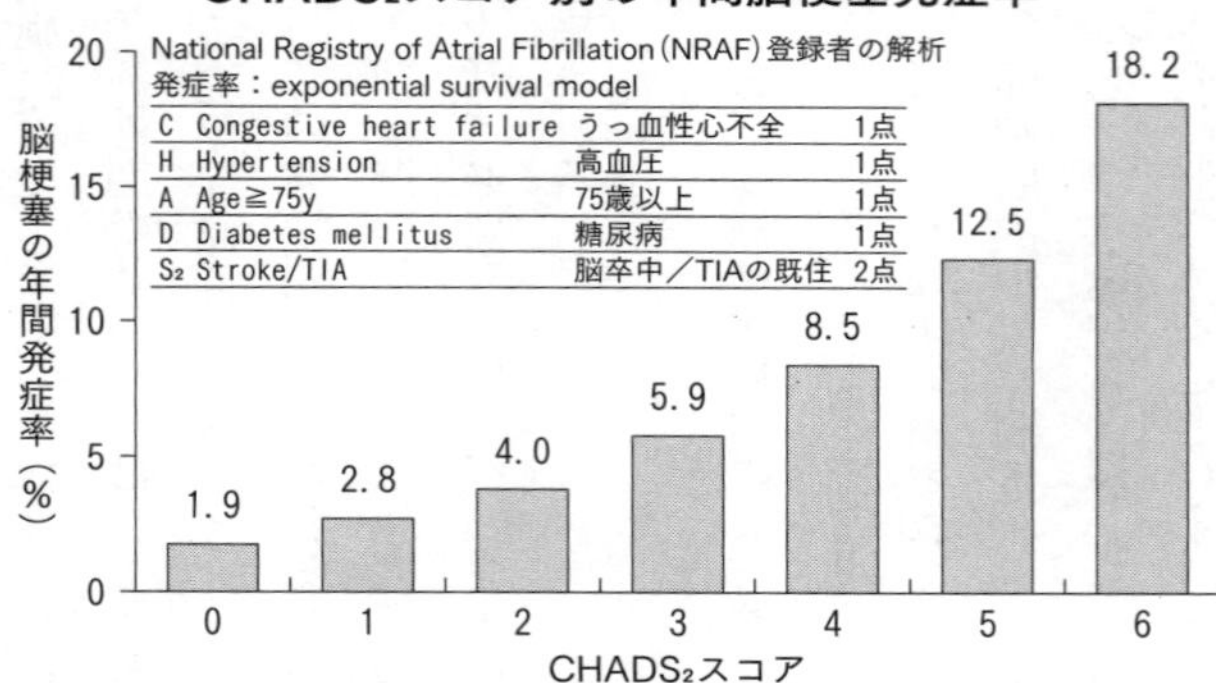

$CHADS_2$スコア：合計0〜6点で点数化される。心房細動無治療の場合における脳梗塞の年間発症率はこの合計スコアに比例して高くなり、スコア0点で1.9%、1点で2.8%、そして最高の6点では18.2%となる。

Sage BF, et al：JAMA 285: 2864-2870, 2001

に判明する。③その他として、動脈圧容積指数（ＡＰＩ：arterial pressure volume index）、動脈速度脈波指数（ＡＶＩ:arterial velocity pulse index）、脈波伝播速度（ＰＷＶ：pulse wave velocity）、足関節上腕血圧比（ＡＢＩ:ankle-brachial pressure index）がある。

（2）このうちＩＭＴ（carotid intima-media thickness）とＣＡＶＩを同時測定して動脈硬化をさらに詳しく見る方法がある。

外来通院の動脈硬化性疾患（高血圧、糖尿病、脂質異常症、虚血性心疾患など、n=284）を対象としてＩＭＴとＣＡＶＩを同時に測定し、程度により下図のようにA、B、C、Dの4つに分類できた。CAVIは9・0以上が異常値（高動脈硬化）で、IMTは1・1mm以上が異常値（高動脈硬化）である。また対象者について血液のドロドロ（血液凝固亢進状態）の指標である血漿D-dimerを測定し、一番動脈硬化の強いBはD-dimerが高くなり（血液がドロドロした状態）、下図のようにB群でD-dimerが高いと脳梗塞が多く発症する。5／16（31・3%）対0%であった。すなわち、動脈硬化が強く、血液がドロドロしていると高率に脳梗塞を発症することが分かった。

動脈硬化性疾患のIMTとCAVIによる層別化

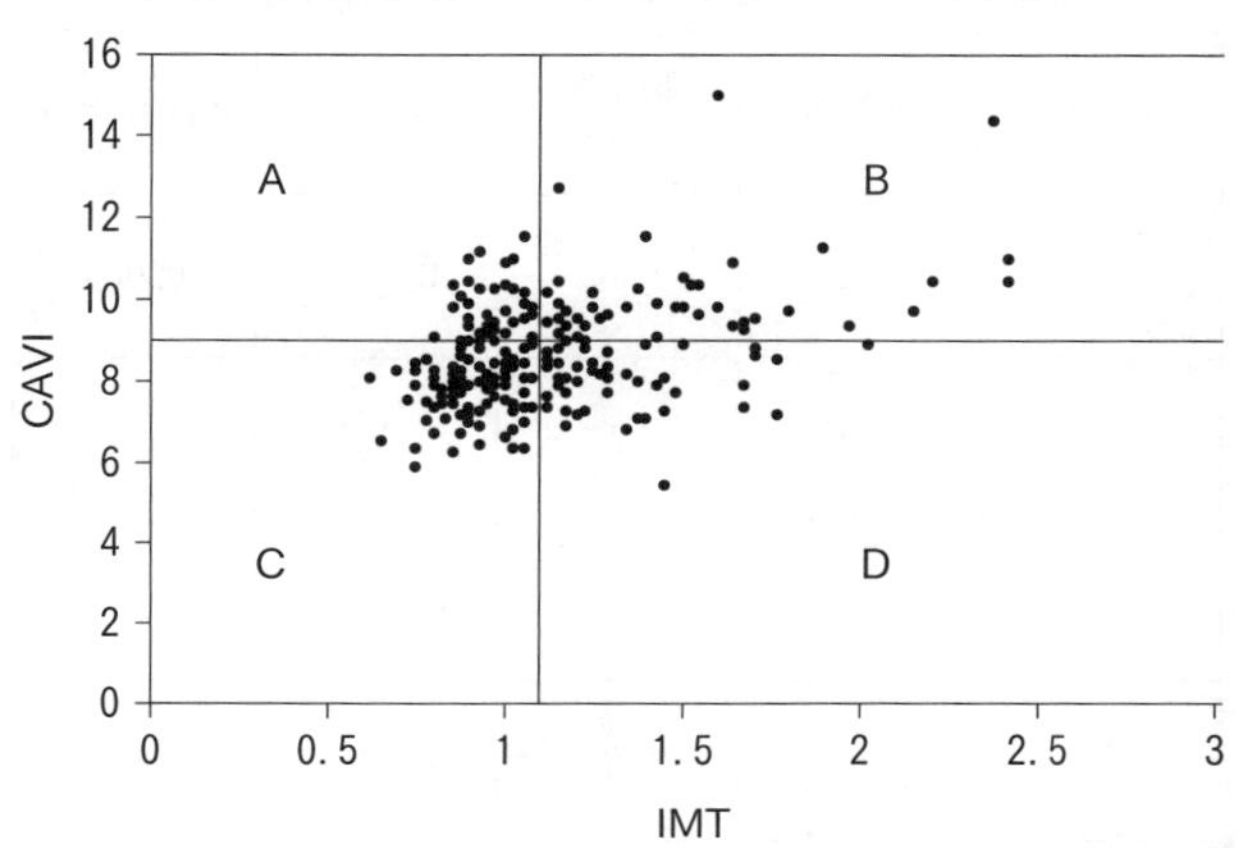

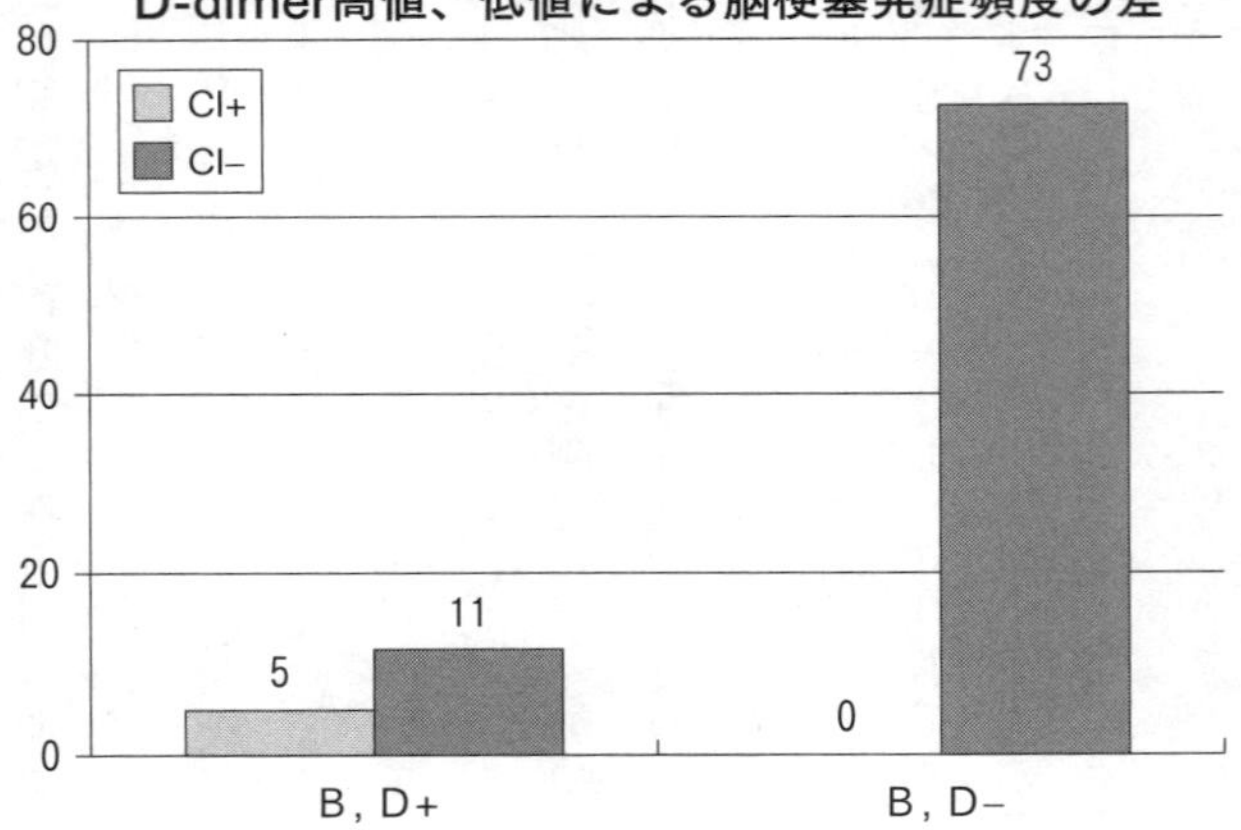

非心房細動の患者における脳梗塞発症率（6年間）

層別化群	症例数	脳梗塞発症数	発症率	年間発症率
A	42	1	0.0238	0.004
B	55	7	0.1272	0.021
C	113	0	0	0
D	55	1	0.0181	0.003

また、心房細動があると高率に脳梗塞が発症し、世界的に予防治療（抗凝固療法など）が行なわれている。しかし、心房細動のない患者については脳梗塞の発症の危険性については十分検討されていない。

そこで、非心房細動の患者における脳梗塞発症率（6年間）をA、B、C、D群について検討したところ、脳梗塞の発症はB群12・7%、C群0であった。動脈硬化が高度であるB群では脳梗塞が高率で発症した。このように、脳梗塞発症予防に非観血的動脈硬化を測定し血液のD-dimer を測定することが有用である。

表より、動脈硬化が強くなると脳梗塞が多く発症することが明らかとなった。

参考文献（拙著のみ）

① Hayashi S: Significance of plasma D-dimer in relation to the severity of atherosclerosis among patients evaluated by non-invasive indices of cardio-ankle vascular index and carotid intima-media thickness. Int J Hematol 92:76-82,2010.

② Hayashi S: Useful method to monitor cerebral infarction in atherosclerotic patients without arterial fibrillation by the combination of carotid intima-media thickness, cardio-ankle vascular index, and plasma D-dimer. Atheroscler Open Access 2:113-117,2017.

③ 林滋：中高年者および高齢者における動脈圧容積指数および動脈速度脈波指数の有用性の検討．杏林医会誌　47 153-161,2016.

④ 林滋、脇坂晟：高齢者の血栓性疾患における血漿 D-dimer と凝固・線溶・脂質因子および大動脈効果病変との関連　杏林医会誌　33: 129-135, 2002

9．東京都の脳卒中の医療連携体制

http://www.fukushihoken.metro.tokyo.jp/iryo/iryo_hoken/nousottyuutorikumi/

（1）東京都脳卒中医療連携協議会

（2）救急搬送・受け入れ態勢の構築

東京都脳卒中急性医療機関認定

① t-PA 治療実施に必要な体制が整備された医療機関

②東京都脳卒中救急搬送体制実態調査

（3）地域連携体制の構築
脳卒中地域連携診療計画書
（4）脳卒中の普及啓発

第十章　百寿者を知って、目指すには？

――百寿者は日々の生活、医療、ケアの結果です

1. 百寿者の現状

厚労省の発表によれば、２０１８年度9月で百歳になる人は6万９７８５人で、このうち男性は８３３１人、女性は6万１４５４人で、女性は88・1％であった。百歳以上の高齢者のうち、「男性」は８３３１人、「女性」は6万１４５４人で、女性が88・1％を占めている。

なお、２０１７年9月の時点では、男性の最高齢者は１１３歳、女性の最高齢者は１１５歳となっている。

百歳以上は急激に増えていて、老人福祉法が制定された１９６３年には、百歳以上の人口は全国で１５３人、１９８１年に千人を超え、１９９８年に1万人を超えた。その後は勢いを増して、２０１２年に5万人を超えている。平成時代の百寿者数の推移を見ると、女性では増加の伸びは止まっていないが、男性では平成28年頃より、多少伸びは鈍化している。

2. 百寿者の研究で分かってきたこと

2003年の百寿者1907人を対象とした研究では、日常生活自立者は男性で30・9%、女性で13・6%、認知機能保持者は男性58・1%、女性35・6%であった。別の研究では、95名のADLは、22・1%がランクJ（生活自立）、26・3%がランクA（準寝たきり）、24・2%がランクB（寝たきりではあるが座位可能）、27・3%がランクC（寝たきり）であった（尾崎章子、日本老年医学会誌、1998）。百寿者の多くは自立していないのが実態で、女性のほうが寝たきりの率が高い。

百寿者にはどんな病気があるのか。

慶応義塾大学医学部予防医療センターによれば、百寿者の病気は、高血圧（63・6%）、骨折（46・4%）、白内障（46・4%）、心疾患（28・8%）、呼吸器疾患（20・9%）、脳血管障害（15・9%）、がん（9・9%）、糖尿病（6・0%）であった。がんと糖尿病がかなり少ないことが特徴的である。

百寿者の血液データの特徴は低アルブミン値、総コレステロール、HDL-コレステロールの低値、貧血で、炎症の検査値（CRP）が高値で、頸動脈を超音波で調べると動脈硬化が少ないことが明らかにされている。最近では、体の脂肪組織から分泌されるアディポネクチンという物質が高値であることも分かってきた。アディポネクチンは、糖尿病、動脈硬化、炎症反応を抑える作用がある。やはり、糖尿病や動脈硬化になりにくいということが、長寿の条件といえる。

百寿者の性格調査によれば、外向的、几帳面、仕事熱心で、精神的に安定し、不安感が少なく、多幸感があり、自分自身を健康的と考えている。

認知症の程度は、62・6％は認知症ありで、高度認知症は20・2％に認められ、男女比では、男性は42・9％、女性は70・9％が認知症レベルで、女性に認知症の割合が明らかに高かった。百寿者の多くは認知症になっているといえる。外国の研究でも、100歳では60％以上が認知症となっている。

百寿者をまとめてしまうと上記のように、低栄養で、脂質が低く、貧血気味で炎症が見られるとなってしまうが、栄養の良い百寿者と栄養の悪い百寿者を比較した広瀬らの研究によれば、前者では、RBC（赤血球数）407（10^4／ul）、Hb（ヘモグロビン）12・4（g／dl）、Alb（アルブミン）3・9（g／dl）、ADLscore

（スコアー）13・4、一方後者では、RBC（赤血球数）350（10^4／ul）、Hb（ヘモグロビン）10・6（g／dl）、Alb（アルブミン）3・02（g／dl）、ADLscore（スコアー）7・3、で後者で低値となっていた。一方、認知症は前者で36・4%で見られ、後者で92・3%と明らかに多くなっていた。要するに栄養状態がいい百寿者は、貧血は軽度で、体の動きもよく、認知機能も保たれている、と考えられる。

百寿者は、低栄養で、脂質が低く、貧血気味で、体の動きが悪いとなるが、これはまさにフレイルである。フレイルは「加齢により生理的予備機能が低下して、さまざまなストレスに弱くなり、健康問題を起こしやすい状態」と定義される。フレイルになると百寿者だけでなく、85歳以上の高齢者の死亡率が高くなると報告されている（慶応義塾大学：新井康道）。

百寿者のBMIは19・5で幾分やせた体格である。筋肉や脂肪が少ないためであるが、死亡組織と高齢化の関係を考えてみたい。脂肪組織にはアデポネクチンというホルモンの一種が分泌されている。アデポネクチンは、糖尿病や動脈硬化、炎症反応を抑制する働きがあり、体にとっては都合のいい物質である。アデポネクチンはやせている人に多く分泌され、百寿者の女性では、若いやせた女性の2倍の高い値であることが判明した。アデポネクチンは長寿を促進する善玉因子と考えられているが、中高年者でアデポネクチンが高い群で死亡率や心疾患の罹患率がかえって高かったという、本来の作用の逆の結果が示され、アデポネクチンパラドックスといわれ、未解明として残されている。

次に、筋肉であるが、百寿者では筋力も低下し、運動能力も落ちている。骨粗鬆症も合併しており、転倒すると骨折して寝たきりになることが多い。この事実は元気な高齢者になるのは、脂肪組織や筋肉も重要であるということを意味している。このことについては、最近明らかになって注目されている健康寿命を延ばすメカニズムが明らかにされつつあり、身近な健康食品で補えるかもしれないという。

3．老化研究の基礎と臨床の共通点を探る

脂肪は老化を考えるのに重要な因子であることが最近分かってきた。ＢＭＩが22〜25ぐらいが一番死亡率が低く、疾患にかかりにくいことはよく知られている。脂肪が

あることにより老化・寿命の中枢である視床下部の神経細胞の活動を促進するのではないかという仮説を立てて、マウスを使って研究を進めている（ワシントン大学の今井眞一郎）。

この理論を理解する前に基礎的な研究を紹介する。

1）ＮＡＤ$^+$合成系

今井眞一郎教授によれば、酸化還元反応で中心的役割を果たす補酵素であるニコチンアミドアデニンジヌクレオチド（nicotinamide adenine dinucleotide: ＮＡＤ$^+$）は、代謝、炎症、分化、老化などで重要な働きをしている。

さらに、インスリン抵抗性、糖尿病、がんおよびアルツハイマー病に代表される老化関連疾患においてＮＡＭＰＴの酵素反応産物であるニコチンアミドモノヌクレオチド（nicotinamide mononucleotide：ＮＭＮ）や、ニコチンアミドリボシド（nicotinamide riboside：ＮＲ）などのＮＡＤ$^+$中間代謝産物がＮＡＤ$^+$量を増加させ、病態を改善するとしている。こうした基礎研究成果を基盤として、ＮＡＤ$^+$合成系やその主要メディエーターとして知られるサーチュインを標的とした新しいトランスレーショナル型リサーチの機運が高まっている。

ニコチンアミドアデニンジヌクレオチド（nicotinamide adenine dinucleotide: ＮＡＤ⁺）は、酸化還元反応で中心的役割を果たす補酵素である。哺乳類ＮＡＤ⁺合成系の酵素であるニコチンアミドホスホリボシルトランスフェラーゼ（nicotinamide phosphoribosyltransferase: ＮＡＭＰＴ）が環境・栄養状態に反応してＮＡＤ⁺量を調節し、サーチュイン（ＳＩＲＴ）に代表されるＮＡＤ⁺消費酵素を介して代謝、炎症、分化、老化などに重要な役割を果たすことが明らかにされてきた。さらに、インスリン抵抗性、糖尿病、がんおよびアルツハイマー病に代表される老化関連疾患においてＮＡＭＰＴの酵素反応産物であるニコチンアミドモノヌクレオチド（nicotinamide mononucleotide: ＮＭＮ）や、ニコチンアミドリボシド（nicotinamide riboside: ＮＲ）などのＮＡＤ⁺中間代謝産物がＮＡＤ⁺量を増加させ、病態を改善することも報告されている。こうした基礎研究成果を基盤として、ＮＡＤ⁺合成系やその主要メディエーターとして知られるサーチュインを標的とした新しいトランスレーショナル型リサーチの機運が、高まっている。

2）マウスの研究成果

まず、マウスを使った基礎研究を紹介する。

老年マウスでは、NAMPT蛋白質やNAD$^+$が低下している。NMNをマウス腹腔内に投与（500mg／kg：マウス体重1kg当たりNMNを500mg投与する）するとNAD$^+$が回復し、SIRT1の触媒する反応が促進し、老化に合併する耐糖能以上、インスリン抵抗性、脂質異常症が改善した。アルツハイマー病モデルマウスにNRを経口投与（250mg／kg）すると、大脳皮質NAD$^+$が増加し、アミロイド前駆体蛋白質切断酵素であるβセクレターゼが合成され、その結果βアミロイドが低下し、認知機能が改善した。また、NMNをマウスに経口投与（300mg／kg）すると、老化に伴う海馬（かいば）の神経細胞の減少が抑制され、新生神経が増加した。NMNをマウスに経口投与（500mg／kg）すると、肝臓でのDNA傷害・腫瘍形成が抑制され、発がん抑制の可能性が示唆された。腎機能では人でも加齢により低下し、一種の生理的現象ととらえられており、薬で改善することはできない。

慢性腎臓病は一種の老化現象と考えられている。糖尿病マウスでは近位尿細管

Sirt１が低下し、それによりＮＭＮが低下し、これが引き金となって、糸球体基底膜スリット膜蛋白質の異常を引き起こし、蛋白尿が出現する。Sirt1は糸球体・尿細管に対し保護的に働くことが示唆され、老化による慢性腎臓病伸展抑制が期待される。

生化学的な知識がないとかなり難解ではあるがＮＭＮを経口投与するとＮＡＤ$^+$に変換され老化に効くということである。

３）ＮＡＤワールド２・０の概念

ＮＡＤワールドの概念が２００９年に提唱され（今井眞一郎）、その後の研究によれば、哺乳類の老化・寿命制御に重要な役割を果たすと考えられる３つ部位があり、コントロール・センターとして視床下部、エフェクターとして骨格筋、モジュレーターとして脂肪組織が働いている。視床下部は交感神経系を介して骨格筋にシグナルを送り、脂肪組織はＮＡＤ$^+$合成を調節することにより視床下部の機能を遠隔的に制御する。

また骨格筋は、さまざまなマイオカイン（筋肉から分泌される生理活性物質で、若返り、血糖降下作用、脂肪分解、認知症予防などの効果があるとされている）を分泌することで他の組織・臓器の機能を調節していると考えられる。こうした組織・臓器間のコミュニケーションは、NAD$^+$依存性蛋白質脱アセチル化酵素サーチュイン1（SIRT1）と、NAD$^+$合成の鍵酵素NAMPTによって統括的に制御されている。

4）臨床的な効果は

それでは、臨床的にどんな効果が期待されるのであろうか。

NMNは野菜やフルーツに多く含まれ、特に枝豆やアボガドにかなり多く含まれている。年を取ってNMNの合成量が落ちてくると食事からのNMN補充では不十分となり、そこでNMNを補充すると体内でNAD$^+$に変換され多岐にわたる抗老化作用を示すと考えられる。NMNを摂取することにより加齢を遅らせ、加齢由来の疾病の予防になると期待されている。可能性としては、成人病、虚血性心疾患、アルツハイマー病、パーキンソン病の改善ができるかもしれない。

百寿者の研究成果や超高齢者を見ている私の経験からしても、多くの百寿者や超高齢者は、痩せており、筋肉量や脂肪も減っていて、腎機能も生理的現象として減少している。まさに老化マウスと同じような減少といえる。超高齢者の脳下垂体のサーチュインが増加すれば、男性は7～8年、女性は13～14年の寿命が期待できるのかもしれないと、早合点したくなる。

今井教授は、「なぜ小太りの人の死亡率が低いのか。脂肪がちょっと余分にあるほうが、老化・寿命の中枢である視床下部の神経細胞の活動をよく支え、そのために死亡率が低いのではないか。この仮説を実証するため、マウスの血中のＮＡＭＰＴ量を人工的に増やして老化・寿命がどうなるかを実験で確かめた」と言う。実際には多数例での臨床研究をしてみないと何とも言えないが、多いに気になる報告である。

4．超百寿者の研究

百寿者はセンチナリアンといい、１００歳以上の老人のことで、超百寿者はセミ・スーパーセンチナリアンといい、１０５歳以上の老人で、スーパー・センチナリアンは１１０歳以上の老人を意味している。

１９９５年から２０００年の間でのスーパーセンチナリアンの出現頻度の変化は、男性で50万人に一人から30～35万人に一人で頻度の増加は頭打ちとなっているのに反し、女性では16万人、11万人、６万人、２万人に一人と、確実に頻度が高くなっている。

百歳以降の死亡率の変化（大阪大学：権藤恭之）は男性では、データ数が多くないので正確さが欠けるが、０・３％台から０・５％台へと増加しているが、女性では０・３％台から０・４％台へと頭打ちの傾向で１０５歳を超えると死亡率が増加しない。

合併症に関しては（慶應義塾大学：新井康道）、85歳群と比較して、１００歳以上では糖尿病、高血圧、がんは低下していて、脆弱性骨折は１００歳以上で２～３倍に増加している。また、１０８歳を超えると、栄養状態、貧血、炎症反応が悪化してくる。１１０歳を超えてもこれらのデータが悪くならない人は、さらに長生きしているという。

5. 百寿者を目指すには

100歳まで生きる遺伝子は見つかっていないし、遺伝子によって百寿者が達成できるとしたら、ある特殊な家系に百寿者が多発するはずだが、そんなことはなく、最近の百寿者の急増は説明できない。

やはり、遺伝子以外のさまざまな要素が長寿を規定しているのであろう。経済の発展による医学の進歩、栄養状態の改善、公衆衛生の改善、さまざまな医療制度や介護保険制度の貢献(こうけん)があって初めて、百寿者増加が達成されたと考えたほうが自然である。

まずは90歳代の高齢者が転倒、骨折、肺炎、がんなどの外的要因から逃れ、栄養管理、貧血改善、認知症予防、骨粗鬆症の改善などを行ないつつ、寝たきり防止、適度の運動を継続し、人との交流や社会的参加を行なうことにより、晴れて100歳の大台に達することができるのであろう。生活習慣病により、60代から80代ぐらいまでに多くの人ががん、脳卒中、糖尿病、心疾患により命を落とし、あるいは転倒から骨折、肺炎、寝たきりとなり、亡くなっていくため、100歳のレースから脱落していくのであろう。

遺伝子だけで楽々と１００歳に達するとは思われない。百寿者になりうる遺伝子という考えではなく、生活習慣病になりやすい遺伝的素因を早期に知って、予防、治療を行なうことが重要である。

そのためには、がんは健診を受けて早めに発見し治療を受けること。治るがんも増えてきているので積極的に早期発見し治療をすること。糖尿病があるとなかなか百寿には届きにくいが、これも早めに発見し、適切に治療を受けること。脂質異常症や高血圧も治療をして、脳血管障害、心血管障害を防ぐこと。中高年から、運動をして、筋力を保持しサルコペニアを防止すること。骨折も寿命を縮めるので骨粗鬆症も治療をし、貧血、栄養（特に蛋白質）を改善することが重要となる。

精神面でも健康を保つことが重要で、うつは治療し、閉じこもりをなくし、社会的な交流、参加を行なうことが重要となるであろう。

6. セミ・スーパーセンチナリアンの自験例

百寿者の在宅訪問診療の事例を紹介する。92歳、女性。

平成14年（２００２年）４月来院、なんとなく元気がないという。血圧はやや高めで、風邪でも引いたのかなと、軽い風邪薬で様子見となった。

高齢でもあり、様子を見ていくこととなった。その後風邪や食欲不振で娘さんが薬を取りに来ていたが、徐々に元気がなくなり、平成23年（２０１１年）、定期的に訪問して様子を見ることとなった。病名は高血圧、骨粗鬆症、認知症、便秘症で、御年99歳。服薬は降圧剤、骨粗鬆症薬、認知症の薬、胃の薬、便秘薬で5種類。

貧血は軽く見られるものの、悪化はしていない。アルブミン（Alb）がやや低値のまま変動がなかった。尿素窒素は２０１５年に多少上昇したが、ほぼ正常値をキープしていた。糖尿病のＨｂＡ１ｃはまったく正常を保った。炎症のマーカであるＣＲＰは２００４年に熱が出た時に１・23と軽度上昇するも、その後は正常であった。

百寿者の血液データとよく一致している。ＡＤＬは寝たり起きたりの状態で障害高齢者の日常生活自立度Ａ１～Ａ２で、認知症高齢者の日常生活自立度はＩＩａ～ＩＩ bで家庭内でも誰かが注意していれば自立できる状態であった。

精神的にはいつも穏やかで、絶えず娘さんが介助をしていた。デイサービスには行きたがらず、在宅療養を継続した。転倒だけは十二分に気を付けていたが、１０４歳の時、室内で転倒し、痛みがあったが入院しても骨折はなく、大事には至らなかった。運も左右したようである。ただ、時々38度の熱発があり、そのつど往診をして、抗生剤の注射をしたり、これでだめなときは近くの病院で肺炎の治療を行なっていた。

ともかく、転倒と誤嚥だけは十分警戒していた。平成29年8月、ついに恐れていた誤嚥（ごえん）をして、38度の熱が下がらなくなった。いつもお世話になっている病院に入院し、手当てをしたが亡（な）くなられた。１０５歳であった。

第十一章　慢性心不全

――慢性心不全の死亡率は末期がんに近い、というのは本当なのか

1. 疫学

心不全の外来患者数は平成22年（2010）約100万人で、2030年には130万人に増加すると予想されている。心不全患者の新規発症は、2010年は28万人が2030年には35万人に増加すると予測されている。このような状況は、感染症の爆発的な拡大になぞらえて心不全パンデミックと呼ばれてもいる。

2. 慢性心不全とは

心臓を栄養している血管が詰まって血液が流れなくなり、心筋が壊死（死んでしまう）した心筋梗塞や、突然発症した不整脈などによって急激にポンプとしての働きが弱まり、短期間に悪化する場合が急性心不全で、一方、虚血性心疾患、心筋梗塞、心筋症、高血圧、心臓弁膜症などが原因で長期間にわたって心不全症状を認める場合を、慢性心不全という。

3．心不全の種類

1）急性心不全

①虚血性心不全：急性心筋梗塞や狭心症発作時に起こる

②頻脈性心不全：発作性心房細動や心室頻拍が起こった時になる

③心筋炎性心不全：風邪などのウイルス感染症がきっかけで起こる急性心筋炎に合併する

④徐脈性心不全：高度徐脈に陥（おちい）った時になる

2）慢性心不全

慢性心不全は原因によって①高血圧、②虚血性心疾患、③不整脈、④弁膜症、⑤先天性心疾患、⑥心筋症の心疾患、⑦加齢、⑧その他：慢性腎臓病、糖尿病、睡眠時無呼吸症候群、生活習慣病などからくる動脈硬化症がある。

4．慢性心不全の症状

1）代表的な症状は、動悸（ドキドキ感）、易疲労感、動作時の息切れ、呼吸困難、体の浮腫（むくみ）、体重増加、不眠、冷感、ピンク色の泡状の喀痰、喘鳴を伴う安静時の呼吸困難などがある。

2）身体所見は①黒ずんだ皮膚（低心拍出量のため）、②手足がじっとりと汗ばむ（交感神経系の亢進のため）、③手足の冷感、チアノーゼ（紫色になる：末梢動脈の収縮のため）、④頻脈、⑤交互脈（末梢動脈で脈の強弱が交互に来る）、⑥肺のラ音（ラッセル音：聴診器を当てるとぴゅーぴゅーと音が聞こえる）や喘鳴（喘息の時のようなゼーゼーという呼吸の音）、⑦胸水（肺に水が溜まる）がある。

3）心不全の重症度

いくつかあるが、最もポピュラーなＮＹＨＡ（New York Heart Association）分類がある。

Ⅰ度：心疾患はあるが身体活動に制限はない。日常的な身体活動では著しい疲労、動悸、呼吸困難あるいは狭心痛を生じない。

Ⅱ度：軽度の身体活動の制限がある。安静時には無症状。日常的な身体活動で疲労、動悸、呼吸困難あるいは狭心痛を生ずる。

Ⅲ度：高度な身体活動の制限がある。安静時には無症状。日常的な身体活動以下の労作で疲労、動悸、呼吸困難あるいは狭心痛を生ずる。

Ⅳ度：心疾患のためにいかなる身体活動も制限される。心不全症状や狭心痛が安静時にも存在する。わずかな労作でこれらの症状は増悪する。

そのほかにも、①Forrester分類（フォレスター分類）は右心カテーテル検査で得られる血行動態指標（肺毛細血管楔入圧、心係数）を用いた心不全重症度分類で、カテーテルを使うなどの観血的検査であるため慢性心不全の重症度評価などには向いていない。②Nohria-Stevenson分類（ノリア・スティーブンソン分類）は、身体所見から得られる低灌流所見および、うっ血所見から心不全患者のリスク層別化をする分類である。簡易で、非観血的に評価できる。③クリニカルシナリオ（Clinical Scenario：CS）分類は循環器専門医以外の医師が救急外来で迅速に行なえるように作られた、血圧および病態による分類である。

5．心不全の診断

1）診断の手順

まず、①問診で受診時の症状を聞く、②身体所見（聴診）・胸部レントゲン写真、心電図、③心臓超音波検査、④血液検査（ＢＮＰ）、⑤心臓カテーテル検査等を行なって、原因検索、重症度判定を行なって、初期治療が開始される。

もう少し詳しく述べると、胸部レントゲンは心臓の大きさや形をチェックし、肺に水が溜まっているかを見る。心電図検査は心臓の壁が厚くなっていないか、狭心症や心筋梗塞がないか、不整脈がないかを見る。心臓超音波検査（心エコー）は心臓の動きは十分か、駆出率（排出量がどの程度なのかなど）、拡張機能（心臓が拡張する力を見る、高齢者では低下している）、心臓の弁の状態、心房や心室のサイズ、厚さ、動きを見る。また、治療効果を見るときにも使われる。心臓カテーテル検査は足や腕の動脈からカテーテルを入れて造影剤を注入し、心臓を栄養している冠動脈の狭窄の有無や心臓の機能を評価する。

血液検査は、心臓に負荷がかかると大量に分泌されるＢＮＰ（脳性ナトリウム利尿ペプチド）という物質を測定する。これは心不全の重症度を見るには大変有用な検査である。

2）心不全のバイオマーカ

ＢＮＰとＮＴ－ｐｒｏＢＮＰがある。心室に圧負荷がかかるとＢＮＰ前駆体が増加し血中に流出する際にＢＮＰとＮＴ－ｐｒｏＢＮＰに分解される。前者は生理活性があり、後者はない。体内の半減期は前者は20分で後者は１２０分である。

３８４ページの図からわかるように治療が必要な心不全の閾値（いきち）はＢＮＰで１００ｐｇ／ｍｌ、ＮＴ－ｐｒｏＢＮＰで４００ｐｇ／ｍｌである。実際の治療では非常に参考になる（日本心不全学会ステートメントより）。

6．心不全の治療

1）安静

心不全の症状が悪化し、徴候が見られる場合は、まずは運動を制限し心臓の負担を軽減する。

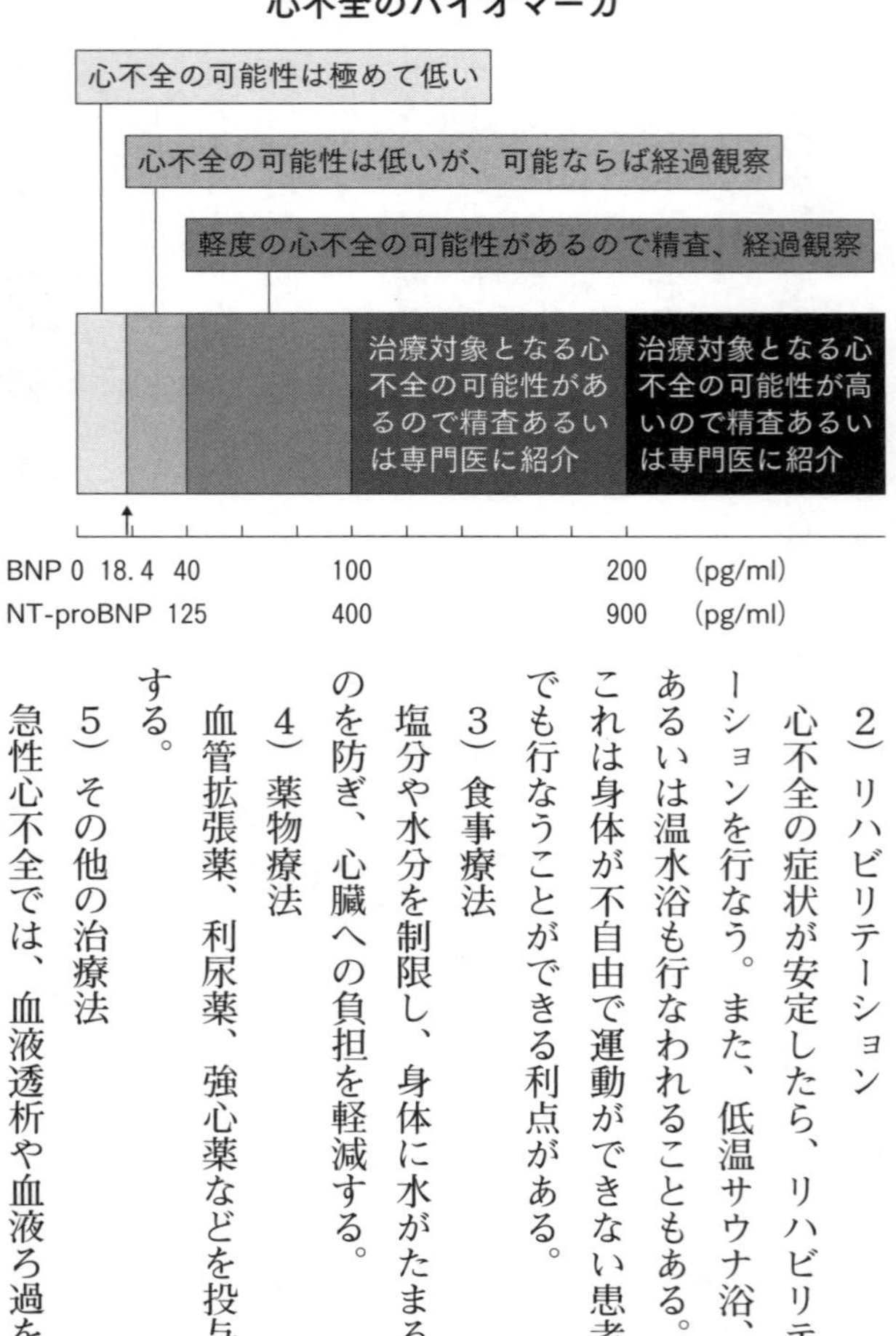
心不全のバイオマーカ
心不全の可能性は極めて低い
心不全の可能性は低いが、可能ならば経過観察
軽度の心不全の可能性があるので精査、経過観察
治療対象となる心不全の可能性があるので精査あるいは専門医に紹介
治療対象となる心不全の可能性が高いので精査あるいは専門医に紹介
BNP 0 18.4 40 100 200 (pg/ml)
NT-proBNP 125 400 900 (pg/ml)

2）リハビリテーション

心不全の症状が安定したら、リハビリテーションを行なう。また、低温サウナ浴、あるいは温水浴も行なわれることもある。これは身体が不自由で運動ができない患者でも行なうことができる利点がある。

3）食事療法

塩分や水分を制限し、身体に水がたまるのを防ぎ、心臓への負担を軽減する。

4）薬物療法

血管拡張薬、利尿薬、強心薬などを投与する。

5）その他の治療法

急性心不全では、血液透析や血液ろ過を

行なって心臓の負担を軽減する。心臓のポンプ機能が非常に弱っている場合には、人工的な補助心臓により、治療する。

6）慢性心不全の薬物療法

降圧剤＊（ＡＣＥ阻害薬、ＡＲＢ、β遮断薬等：血圧を下げることにより心臓の負担を軽減する）、血管拡張薬（心臓の負担を軽減し、心臓の働きを助ける）、利尿薬（体内の水分を腎臓を通して減らし、その結果、循環血液量が減り心臓の負担を軽減する。また、肺にたまっている水を減らし心臓の負担を軽減する）、強心薬（心筋の作用を強化し、心臓のポンプ機能を高める）

＊ＡＣＥ阻害薬：アンジオテンシンはアンジオテンシンⅠからⅡにアンジオテンシン変換酵素（ＡＣＥ）によって変換されて血管を収縮させる。この変換をＡＣＥ阻害薬によって阻害することにより、血管が拡張して血圧が低下する。

ＡＲＢ：血圧昇圧物質であるアンジオテンシンⅡがその受容体に結合することにより、昇圧作用が発揮されるが、ＡＲＢ（Anginotensin Receptor Blocker：アンジオオテンシン受容体阻害薬）はその結合を阻害して血圧上昇を阻止することにより、血圧が下がる。

β遮断薬：交感神経系の作用は、ノルアドレナリンがβ受容体に結合することによって発揮される。β遮断薬は、β受容体に結合してノルアドレナリンの結合を妨げることによって心臓の心拍数を減らし収縮力を弱めて、血圧が下がる。β受容体にはβ_1、β_2、β_3の３種類があり、心臓にβ_1が、気管支や血管にはβ_2が多く存在している。β遮断薬には、これら受容体を選択的に遮断して効果をより高いものにする工夫がされている。β_2遮断作用が強いと喘息が悪化するなどの副作用が出る。

７）心不全のステージ分類と予後

急性・慢性心不全診療ガイドライン（２０１７年改訂版）による心不全ステージ分類はA、B、C、Dに分けられ、対応する症状、身体機能、治療目標が図示されていて大変わかりやすい（３８８～３８９ページの図）。

ステージAは器質的心疾患がなく、心不全徴候なし。ステージBは器質的心疾患はあるが、心不全徴候なし。ステージCは心不全ステージで、器質的心疾患ありで、心不全徴候も認める。ステージDは治療抵抗性で末期心不全。ステージC以後になると、心不全の急性増悪を繰り返すようになり、その都度段階的に身体状態が悪化し、やがてステージDになり、治療ができなくなり、末期となり、緩和ケアの対象となる。

心不全とステージと予後の関係は390ページの表に示すとおりだが、ステージAでは5年生存率は97%、Bでは96%でほとんど減少しないが、Cとなると75%に低下し、Dでは20%と急低下する。Dの予後はきわめて悪いことが理解できるであろうが、がんのステージ分類と比較しても、たとえば大腸がんのステージ4で18・7%、肺がんのステージ3で23・7%となっている。

したがって、早い時期にしっかり診断して、適切な治療を施し、できるだけステージ進行を遅らせる必要がある。

（厚生労働省．2017より改変）

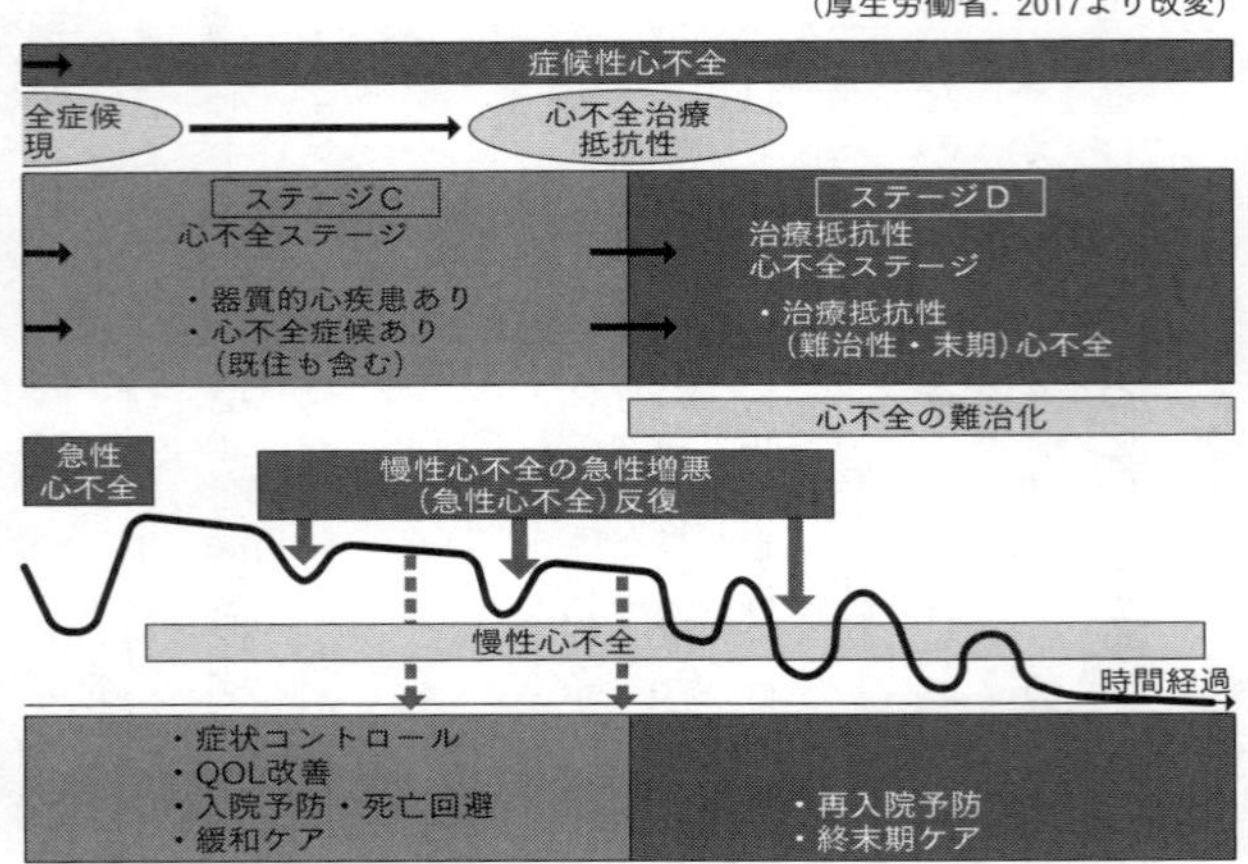

7．高齢者の心不全

1）高齢者の心不全の特徴はガイドラインによれば、

①コモンディジーズであり、絶対数が今後増加する

②根治が望めない進行性かつ致死性の悪性疾患である

③その大半が心疾患以外の併存症を有する

④半数は左室駆出率保たれ心不全＊（HFPEF）である。

⑤主要臓器や代謝栄養などを総合的に評価し、併存症を含めて全身を管理する必要がある。

心不全とそのリスクの進展ステージ

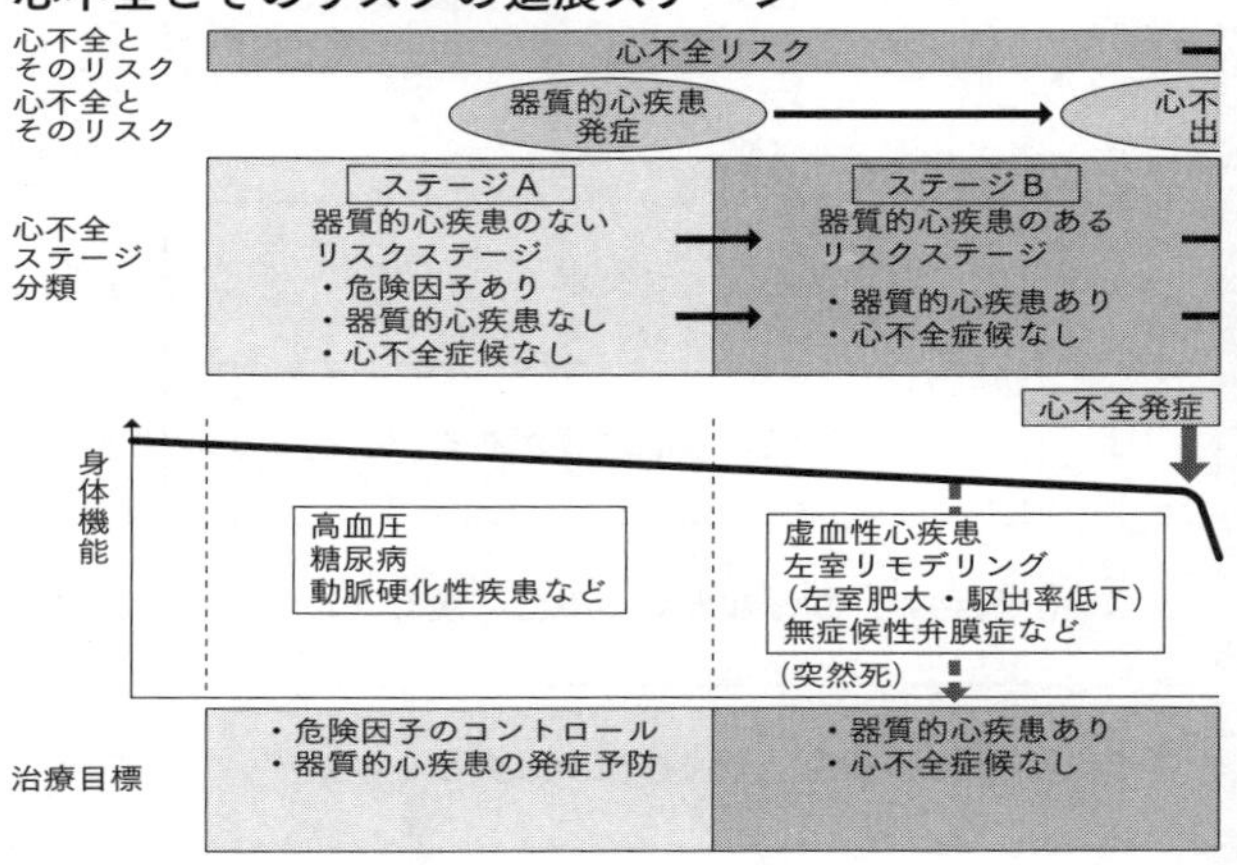

⑥患者の生活環境や社会的支援に関する配慮が必要である。

さらに追加するならば、女性が多く、高血圧や心房細動の合併が多く、基礎疾患としては、虚血性心疾患、大動脈弁狭窄症によるものが多い。症状は非定型的で、治療の安全域が狭く、増悪因子の関与が多い。増悪因子への適切な対応が求められる。誤嚥性肺炎、尿路感染症、貧血、腎不全、慢性閉塞性肺疾患などの全身管理が必要で、服薬管理、水分補給などを細かく管理する必要がある。

＊左室駆出率保たれ心不全（Heart

心不全とステージと予後の関係

心不全のステージ	症状、病気	5年生存率
A	糖尿病、高血圧・メタボ	97%
B	心肥大、軽症の心筋梗塞があるが症状はない	96%
C	息切れ、動悸などの心不全徴候あり	75%
D	重症心不全、心臓移植が必要なレベル	20%

Failure with preserved Ejection Fraction：HFpEFと略記）：高齢者の心不全の半数は、収縮力が保たれているにもかかわらず、左心室が硬くて拡張にくいために、心不全症状を呈する「拡張機能不全」と呼ばれている。このタイプの心不全は、「収縮機能の低下した心不全」（Heart Failure with reduced Ejection Fraction：HFrEF）と同じように予後が悪いということが明らかになっている。症状が現れにくいため、胸部レントゲン写真では分からず、心臓超音波検査や血中BNPの検査が必要となる。

２）高齢者心不全の在宅管理（弓野大：ゆみのハートクリニック）

高齢者心不全の在宅管理は弓野大氏によれば、①長期入院から早い段階での在宅管理、②再入院の予防・ケア、③急性増悪時の治療、④在宅での看取りまでの包括的な管理を行なうことが重要である。

高齢者の心不全管理には前記の高齢者の特性に合わせてきめ細かく行なうことが肝要である。収縮不全、拡張不全、大動脈弁狭窄症、心房細動に細かく対応し、必要なら抗凝固療法を行ない、利尿剤を適切に使用することである。

入院を繰り返し、身体能力が低下し、通院困難となれば、在宅医療に移行する。その際重要なことは、治療の目的は心不全の症状緩和であり、症状進行につれて、患者の「リビングウイル」の確認も必要となり、終末期の療養の場の選択は患者本人の意思が十分尊重される必要がある。

末期心不全では、がん末期と同様に身体的、精神的、社会的、スピリチュアルな側面からなる苦痛を和らげる工夫が必要である。

在宅看取りのポイントとして、適切な心不全治療、アドバンス・ディレクティブ＊

を導入、介護負担軽減のため、介護サービスの導入、在宅酸素療法、在宅人工呼吸管理、鎮静剤やオピオイド類の使用が必要となる。

＊アドバンス・ディレクティブ（事前指示書の作成）：心停止の場合蘇生術を実施する・しない、人工栄養管理、人工呼吸器の使用等をどうするかを予め本人や家族と話し合い、文書に残しておくこと。

8．心不全の運動療法

元来、心臓リハビリテーションとは、医学的な評価、運動処方、冠疾患危険因子の是正、教育およびカウンセリングからなる長期にわたる包括的なプログラムである。急性の心疾患になって弱った心臓に対して運動を行なうのは、肺や心臓の機能が低下しても筋肉の機能を維持・向上させることで症状を改善させることが重要であるからである。心不全による過度の安静により筋肉が萎縮し、筋力が低下し、息切れが強くなり、そのため体を動かさなくなり、肺活量の低下、起立性低血圧（立ちくらみ、ふらつき）、骨粗鬆症、さらには廃用症候群へとつながる。この悪循環を断ち切るために運動療法が重要となる。しかし、過剰な運動はかえって逆効果となるので、個々の病態、状態に合わせた包括的な運動療法のプログラムが必要となる。

心不全のリハビリテーションは、運動療法と患者教育（疾病管理＊）より成る。

1）運動療法は以下4項目がポイントである。

①運動の種類

ウォーキング、サイクリング、水中ウォーキング、エアロビクス、競技性のない卓球やテニスなどの有酸素運動がよい。また、低強度のレジスタンス運動として軽い筋力トレーニングやストレッチを併用することは、推奨される。しかし、ジョギング、水泳、エアロビクスは推奨されない。

②運動強度

息が切れない程度、会話ができる程度の強度が良い。翌日に疲労が残らない程度を目安とするとよい。

③運動時間

準備運動（ウォーミングアップ）と整理体操（クールダウン）を含め、1日30分から60分が目標。連続で行なうのが体力的に難しい場合は、午前と午後の2回に分けてもかまわない。

④運動頻度

週3日から5日位。しかし、悪天候や猛暑日の屋外の運動は避ける。

2）患者教育は服薬と減塩が、特に重要である。

心不全による入院中は医師、看護師、理学療法士、薬剤師、管理栄養士、社会福祉士などのチームによる治療が行なわれるが、退院すると、家族支援を含めた自己管理が重要となる。

心不全の再発防止のためにも、服薬の中断、水分・塩分の過剰摂取、下痢・脱水、感染症（風邪や肺炎）、アルコール多飲、禁煙、過労、ストレスなどを防止することが重要である。また、血圧、脈拍、体重、活動量（歩数）などは数値で管理することも有用である。特に食事の塩分は重要で、軽症心不全では1日の塩分は7ｇ以下、重症心不全の場合は3ｇ以下で水分制限が必要となる。

＊疾病管理：再入院予防のためには、少なくとも週1回（週3回が良い）だけでも外来に参加して看護師や医師のチェックや指導を受け、リハビリを行なうことを「心不全の疾病管理」という。外来心臓リハビリを週1回だけ受けて心不全のチェックや指導を受け、あとは自宅で運動療法を続ければ、再入院を減らせるということが実証されている。

3）運動療法の禁忌

絶対的禁忌と相対的禁忌があり、専門家による判断が必要であるが、大まかな禁忌としては、心筋梗塞の急性期、不安定狭心症、心臓弁膜症、特に重症の大動脈弁疾患、肥大型心筋症、拡張型心筋症、重症の心室性期外収縮（心室性頻拍、多源性、頻発）、症状を伴う上室性期外収縮（頻脈、徐脈、頻拍発作の頻発など）、大動脈瘤が挙げられる。βブロッカー服用中は、運動負荷でも心拍数が増えないため過度な負荷になりやすく、注意が必要である。

9. 心不全の終末期医療

高齢者の心不全の特徴として、

①高齢者心不全の予後は予測しにくい。

②アドバンスケアプランニング（ＡＣＰ＊）を取り入れることが望まれる。

③個人の人生観や希望を取り入れた緩和医療・ケアが必要である。

④終末期の意思決定はチームで決定しチームで支えることが挙げられる。

末期心不全患者の多くは、呼吸困難・倦怠感・疼痛などの身体的苦痛に加えて、精神・心理的苦痛や社会的苦痛といった問題も抱えている。また、心不全患者に対する緩和ケアの必要性に関する調査結果では、循環器専門医研修施設５３９施設のうち98％が必要と回答している。

心疾患患者の終末期における苦痛の頻度は、呼吸困難60〜88％、倦怠感69〜82％、疼痛41〜77％、不安49％、うつ９〜36％、混乱18〜32％となっている。これらの苦痛を緩和するためにも緩和ケアが必要とされている。心不全の緩和ケアには、身体的苦痛に対するケア、精神心理的苦痛に対するケア、社会的苦痛に対するケアが含まれる。また、難治性心不全となる時期の予測は困難であり、最終段階においても原疾患の治療を行なうかどうかについては、患者、家族に十分な情報を提供して、医師や看護師といった医療関係者と慎重に話し合って決めることが重要となってきている。

在宅における末期心不全の治療は、緩和ケアが中心となるが、その場合でも、多職種連携（かかりつけ医、訪問看護師、訪問薬剤師等）および地域の現状に応じた地域連携体制による支援が必要である。

＊ACP：将来の意思決定能力の低下に備えて本人が望む生き方・治療法を事前に本人、治療者、家族と対話するプロセスのこと。

10．終末期心不全の症例

87歳男性

病名：発作性心房細動、慢性心不全、慢性腎臓病（CKD）、糖尿病、陳旧性脳梗塞、前立腺肥大症（尿道カテーテル留置）、ペースメーカー装着、高脂血症経過：もともとこの病名で近くの大学病院循環器科、泌尿器科と当クリニックにも通院していたが、徐々に通院が困難となり、平成27年12月、在宅訪問診療開始。平成29年5月からは、細かいバイタルチェック、身体の保清、褥瘡（じょくそう）の有無の観察、尿道カテーテル管理のため、在宅訪問看護開始。

その後、体動時でも呼吸困難が見られてきたため、同年8月、在宅酸素療法開始。さらには、両下肢の筋萎縮が進行し歩行が不安定となり、転倒の繰り返しが見られたため、11月、訪問リハビリ開始。

その後6カ月はそれなりの安定状態であったが、酸素吸入（1～2 liter/min）でも、血中酸素飽和度は90％を超えなくなり、浮腫が強く、心不全の治療に反応しなくなり、家族とは急変時でも特別な処置は行なわないことを決め、在宅看取りを行なう方向で24時間体制とした。尿量も減少し始め、安静時の呼吸困難、不安感、焦燥感が出て、平成30年5月、緩和ケア開始。平成30年6月、血圧が数日かけて徐々に低下し始め、半分寝ているような状態が続き、最期は心不全で死亡した（血圧がまったく反応しなくなった）。

第十二章 高齢者の肺炎

――簡単に死なないために、肺炎をよく知っておこう

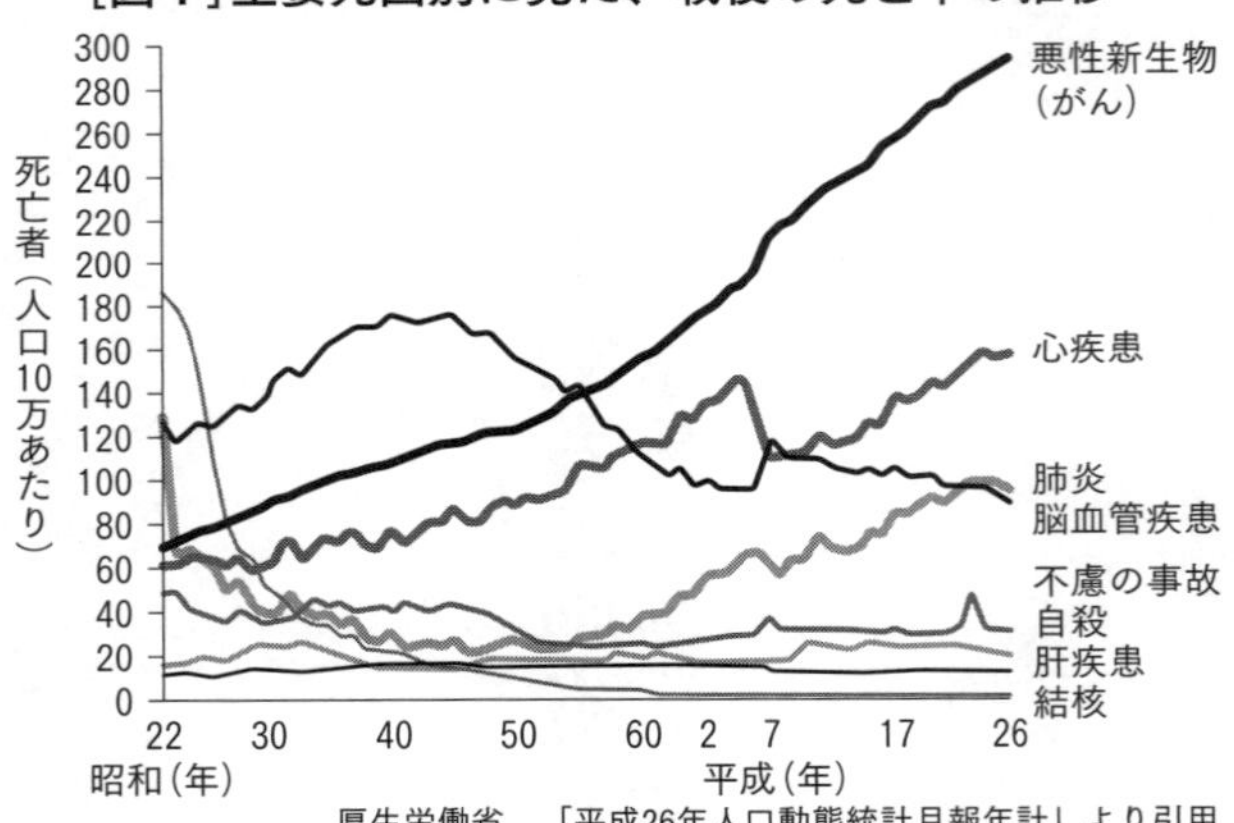

1. 主要死因別に見た死亡率の推移

戦後のわが国の病因別の死亡数の変遷（へんせん）を見ると、昭和22年では結核が1位で、2位は肺炎であった。やがて、昭和40年代には脳血管疾患が1位となり、昭和50年代にがんが1位となり、現在に続いている。平成に入り、心疾患が多くなり、2位となっている。平成26年の時点では、1位がん、2位心疾患、3位肺炎、4位脳血管疾患となっている。

2. 主要死因別死亡数の割合

平成26年の人口動態統計によると、主要死因別死亡数の割合はがんが28・9％、心

[図2]主要死因別死亡数の割合

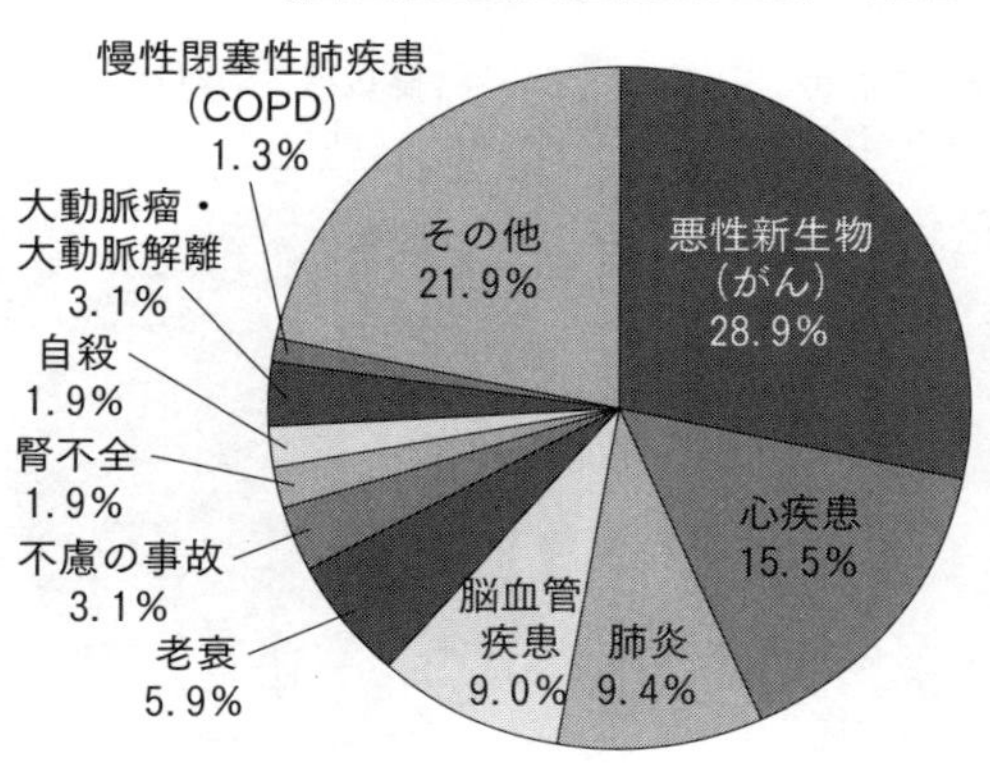

厚生労働省　「平成26年人口動態統計月報年計」より引用

疾患が15・5％、肺炎が9・4％、脳血管疾患が9・0％、老衰が5・9％となっている。

3. 要介護高齢者の死亡原因

平成18年度の要介護高齢者の死亡原因は、要介護高齢者では、肺炎が33％で1位、感染症が20％で2位、心疾患10％、腎不全10％、がん6％となっている。一方、肺炎で死んだ人の年齢別の死亡率は、0〜65歳未満が3・2％で、65歳以上が96・8％を占めていた。

[図3]要介護高齢者の死亡原因

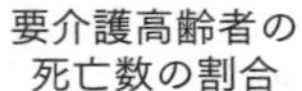

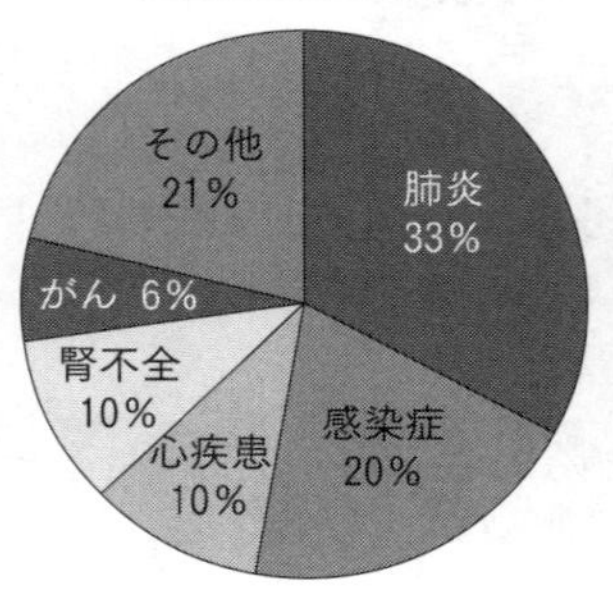

肺炎の年齢別
死亡率

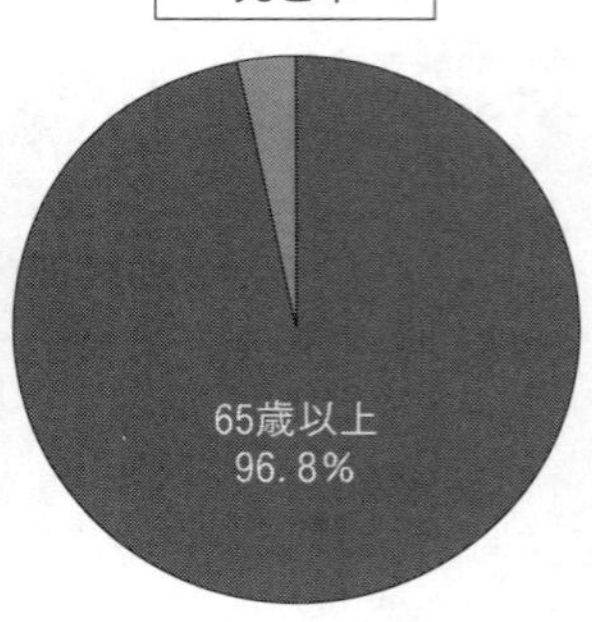

（平成18年日本大学医学部調べ）

4．65歳以上の高齢者の死亡原因順位の変遷

65歳以上の高齢者の死亡原因順位の変遷では、65〜90歳まではがんが第1位で、同じく心疾患が2位となっている。肺炎は65〜79までは4位で、80〜100歳までは3位となっている。

5．市中肺炎の原因微生物

市中肺炎の原因微生物は、肺炎球菌が28・0%で第1位で、インフルエンザ菌が7・5%で第2位で、マイコプラズマ肺炎は6・6%で第3位で、クラミジア肺炎は5・8%で第4位であった。そのあとには、ストレプトコッカス、嫌気性菌、クレブシエラが続いている。原因微生物不明が36・1％ある。

［図4］65歳以上の高齢者の死亡原因順位の変遷

65〜69歳	悪性新生物	心疾患	脳血管疾患	肺炎	不慮の事故
70〜74歳	悪性新生物	心疾患	脳血管疾患	肺炎	不慮の事故
75〜79歳	悪性新生物	心疾患	脳血管疾患	肺炎	不慮の事故
80〜84歳	悪性新生物	心疾患	肺炎	脳血管疾患	不慮の事故
85〜89歳	悪性新生物	心疾患	肺炎	脳血管疾患	老衰
90〜94歳	心疾患	悪性新生物	肺炎	老衰	脳血管疾患
95〜99歳	老衰	心疾患	肺炎	脳血管疾患	悪性新生物
100歳以上	老衰	心疾患	肺炎	脳血管疾患	悪性新生物

6．肺炎とは

一般的には、呼吸器の末端組織である肺胞を中心に起こる炎症のことである。厳密に言うと肺炎には多くの種類があり、感染症以外の原因によるもの（間質性肺炎）も含まれるが、一般に肺炎といえば細菌やウイルスなどの病原微生物の感染によって生じる肺の炎症のことをいう。

7. 肺炎の分類

1) 病因微生物による分類

①細菌性肺炎

肺炎球菌、インフルエンザ菌、黄色ブドウ球菌、嫌気性菌などの細菌が原因で起こる。湿(しめ)った咳(せき)と共に、黄色や緑色調の痰が出る。

②ウイルス性肺炎

インフルエンザウイルス、麻疹ウイルス、水痘ウイルス、重症急性呼吸器症候群(SARS：severe acute respiratory syndrome)など、さまざまなウイルスが原因で起こる。かぜ症状に続き、激しい咳、高熱、倦怠(けんたい)感などの症状が出てくる。

③非定型肺炎

マイコプラズマ、クラミジア、オウム病、レジオネラ菌など細菌や細菌とウイルスの中間的な性質を持つ微生物が原因で起こる。

痰の少ない乾いた咳が長く続くことが多い。

2) 感染場所による分類

[図５]市中肺炎の原因微生物

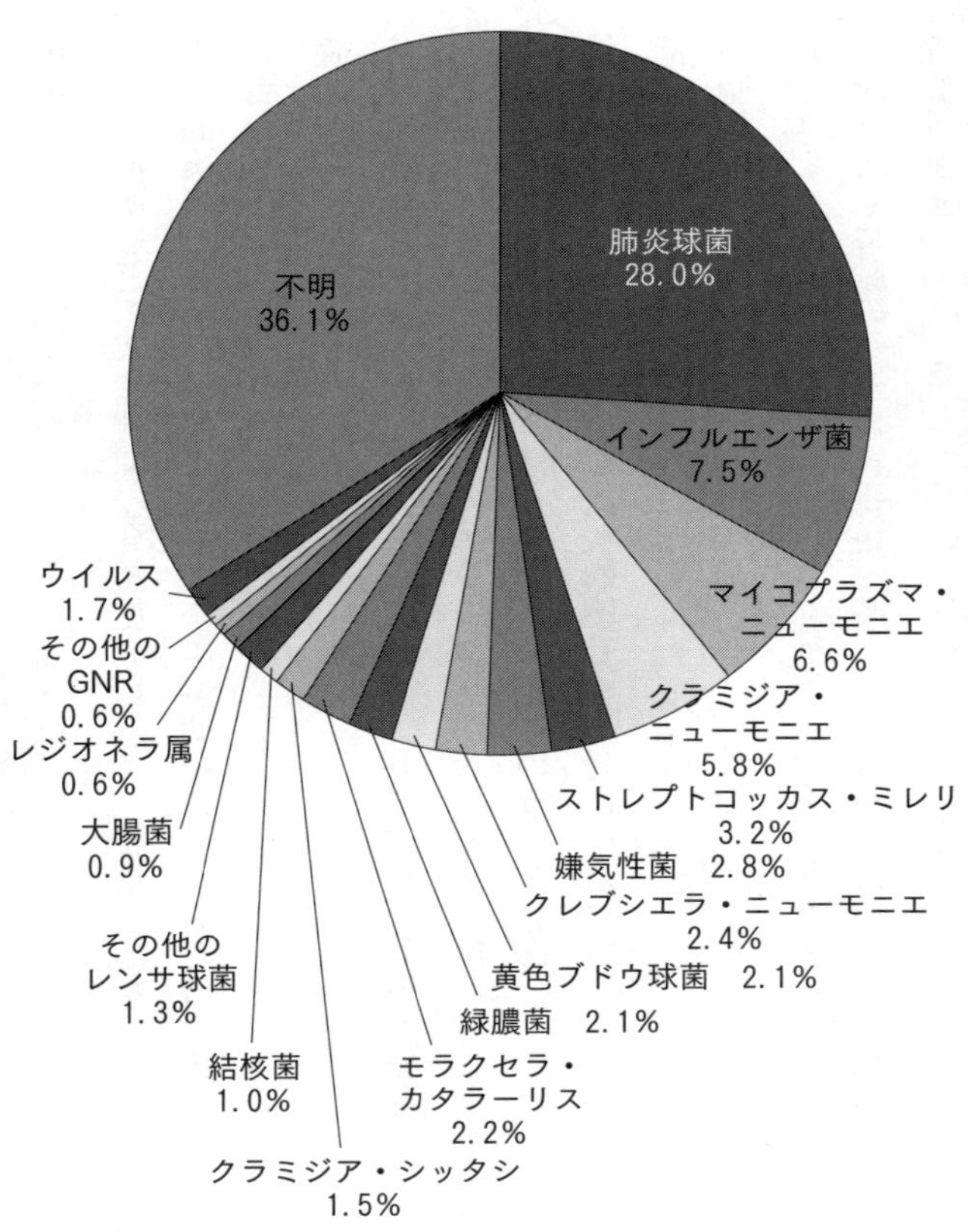

石田 直　呼吸ケア2003：1(4)：436-443. より作成

①市中肺炎

病院や診療所などの医療機関や介護施設以外で、日常生活を送っている場所で感染した肺炎のことで、風邪やインフルエンザをこじらせた時に起こる。早めに適切な治療を行なえば、完治が期待できる。

②院内肺炎

病院や診療所（施設）などに入院してから、48時間以上経過した後に発症した肺炎のことで、免疫力が低下した人や、カテーテルや人工呼吸器が原因で起こる。介護施設で良く起きる場合は介護関連肺炎ということもある。抗生物質が効かない場合が多く、予防や治療が比較的難しく、死亡率が高い。

3）感染した部位による分類

①肺胞性肺炎

肺の末端にある肺胞が細菌などの微生物により炎症を起こす肺炎で、高熱が出て、咳とともに膿のような黄緑色（時には茶褐色）の痰が多く出る。

②間質性肺炎

肺胞を構成している組織である間質が炎症を起こす肺炎。膠原病、粉塵（アスベスト・羽毛・カビなど）、薬剤（漢方薬・風邪薬・抗がん剤）や喫煙で起こる。呼吸困難や呼吸不全が特徴で、痰を伴わない乾いた咳が続く。ステロイド剤が有効である。

8．高齢者肺炎の注意すべき原因

1）かぜ（インフルエンザを含む）

インフルエンザも含めたウイルス感染により、気管の内面の繊毛細胞が傷害され、細菌やウイルスなどの微生物を排除することができなくなり、その結果、細菌やウイルスが排除されず、局所で炎症が起こって肺炎になりやすくなる。

2）誤嚥

口腔内やのど（咽頭）にあるものが気道内に入ることを誤嚥という。口腔内には多くの細菌が存在するので、誤嚥により肺炎が発症するリスクが高まる。抗生物質も効きにくい。

咳反射・嚥下反射の低下の原因として、脳出血や脳梗塞などの脳血管障害が重要である。

夜間、本人が気がつかないうちに唾液が気管支内に落ちて誤嚥性肺炎になることが、かなり多くみられる。

3）胃食道逆流

誤嚥性肺炎の原因として、胃液などの胃内容物が食道へ逆流する胃食道逆流も重要である。特に高齢者では食道下部の筋肉（下部食道括約筋）の機能が低下し、慢性的に胃食道逆流が起こりやすくなっている。また、胃がんのリスクであるピロリ菌を除菌した後に逆流性食道炎が起きやすくなるので、注意が必要である。

4）合併症

高齢者では、糖尿病、慢性の呼吸器疾患、心疾患、腎疾患などが併存していることが多く、進行が速く、重症化しやすく、抗生剤の効果が効きにくいことがあるので、注意が必要である。

9．高齢者に肺炎による死亡者が多い理由は

高齢者は慢性の呼吸器疾患（慢性気管支炎、気管支喘息、ＣＯＰＤ、肺気腫、肺線維症など）を持っていることや、体力も低下している場合が多く、通常でも気道や肺が炎症を起こしている状態のため、ウイルスや細菌が侵入すると感染しやすい状態にある。

また、肺炎になると持病の慢性疾患も悪化し、呼吸困難に陥（おちい）りやすくなる。さらに、全身疾患である心臓病、心不全、腎不全、肝硬変、糖尿病、悪性腫瘍があったり、抗がん剤を服用していたり、低栄養状態などがあり、免疫力が低下して重症化しやすくなっている。

10．肺炎の治療

1）早期に治療開始と安静を重視する

高齢者は風邪がもとになって肺炎になることがあるので、発熱があって、咳が出始めたら、安静にし早めに風邪薬を服用すること。熱が37・5～38度になったり、咳や

痰が2～3日続き、食欲が落ちるようなら、早めの医療機関受診が良い。

2）効果のある薬剤を確実に服薬する

適切な抗生物質を決めて服用することは、必ずしも楽なことではない。インフルエンザをこじらせて高熱が続くような場合、インフエルエンザによる肺炎か、細菌による肺炎が合併したのかの鑑別は難しい。それによっては投与すべき抗生剤も変わってくるし、抗インフルエンザ薬を継続する必要もある。

3）原因微生物の検索

発熱、咳嗽（がいそう）、喀痰があれば、胸部レントゲン写真を撮る。肺に陰影が見られれば肺炎の診断はつくが、病名確定のためには喀痰の細菌検査が必要である。

細菌の検査は結果が判明するのに1週間程度かかるので、その間は原因菌を予想して治療を始める。これをエンピリックセラピーというが、医師は通常当たり前にこれを行なっている。肺炎は原因がさまざまで、肺炎の分類を理解していないとなかなか適切な抗生剤の使用はできない。

4）肺炎の外来治療

A－年齢	Age：male≧70, female≧75
D－脱水	Dehydration：BUN≧21，または脱水所見
R－呼吸	Respiratory：SpO2<90％またはPaO2<60％または RR≧30/min
O－意識	disOrientation：意識障害
P－血圧	Pressure：SBP<90mmHg

A-DROP重症者による治療場所

score	重症度	治療場所
0	軽症	外来
1	中等症	外来 or 一般病棟
2	中等症	外来 or 一般病棟
3	重症	一般病棟
4	超重症	一般病棟 or ICU
5	超重症	ICU

※ショックがあれば１項目のみでも重症とする。

※意識障害に関しては、ＪＣＳ１桁程度なら認知症などで日頃から存在する場合があるため、肺炎による意識障害かどうかを検討する必要がある。

※ＪＣＳ（ジャパン・コーマ・スケール）は意識障害患者の意識レベルを評価する指標で数値が高い程意識レベルが重症である。

軽症の肺炎は、外来で治療が可能である。抗生剤の点滴も可能であるが、外来点滴を3―4日続けても熱が下がらず治癒の見込みがない場合は、入院が必要となる。服薬としては、ペニシリン系としてサワシリン、オーグメンチン、クラバモックス、セフェム系としてはフロモックス、セフゾン、メイアクト、マクロライド系としてはクラリス、ジスロマック、キノロン系としてはクラビット、ジェニナックがある。

5）肺炎の入院治療

呼吸困難、Ｓｐ02の低下、脱水、血圧低下、衰弱がある場合は緊急入院治療となる。成人市中肺炎の重症度判定表（Ａ-ＤＲＯＰシステム）があって、病院では利用されている。

11．非定型肺炎の治療

非定型肺炎は肺炎らしくない肺炎のことで、乾性咳嗽（痰のない咳、空咳）が特徴的で、頭痛、吐き気、筋肉痛など呼吸器以外の症状もみられる。市中肺炎の15％を占めている。病理的には間質性肺炎である。

非定型肺炎の原因としては、マイコプラズマ、クラミジア、レジオネラ、オウム病、百日咳菌がある。治療は、マクロライド、テトラサイクリン、ニューキノロンが効く。定型肺炎で効くβラクタム系抗生物質は効かない。

診断が確定せず、βラクタム系抗生物質を投与していると、非定型肺炎の病状が悪化してくるので、的確に診断し、適切な抗生剤を投与する必要がある。非定型性肺炎を疑った場合は、以下の次ページの表のような鑑別法が利用されている。

項目1．年齢60歳未満
項目2．基礎疾患がない、あるいは軽微
項目3．頑固な咳がある
項目4．胸部聴診上所見が乏(とぼ)しい
項目5．喀痰がない、あるいは迅速診断法で原因菌が証明されない
項目6．末梢白血球数が１００００／㎣未満である

［図7］非定型性肺炎の鑑別表

鑑別項目	非定型性肺炎疑い	細菌性肺炎疑い
1〜5までの5項目中	3項目以上	2項目以下
1〜6までの6項目中	4項目以上	3項目以下

12．肺炎の予防策

1）普段から気を付けること

（1）抵抗力を高める

①適度の運動をする

軽い運動をすると、NK細胞などの免疫細胞が活性化され免疫が高まる。

②食生活を見直す

蛋白質をしっかり摂って栄養状態を改善し、ビタミンCを多く含む果物や野菜のほか、キノコ、ヨーグルトなどもしっかり摂ること。

③腸内環境を整える

免疫細胞の60〜70％は、腸内にあり、便秘をすると、免疫細胞の働きが低下するので、便秘しないこと。また、下痢も続くと体力が落ちるのでよくない。

④よく笑う

笑うと、NK細胞などが活性化され、免疫力が高まることが知られている。

(2) 細菌やウイルスの侵入を防ぐためには

①外出時にはマスクを着用する、②手洗いを励行する、③うがいをする、④口腔ケアを実施する、⑤禁煙をすることが重要である。

(3) 誤嚥性肺炎を防ぐために

誤嚥性肺炎は重症になりやすく、何回も入退院を繰り返すと抗生物質も効かなくなり、死亡の原因となる。そのためには、①体を起こして、ゆっくり食事をすること、②少量ずつ口に入れること、③良い姿勢で食事をすること、④食べながら喋らないこと、⑤顎を上げて食べないこと。

2) 肺炎のワクチン

肺炎の原因の約28%を占めている肺炎球菌に対するワクチンが広く利用されている。肺炎球菌を包んでいる莢膜多糖体を精製し、そのまま抗原として使用した多糖体ワクチン（ニューモバックス）と精製した莢膜多糖体をキャリア蛋白を結合させた蕨甲型ワクチン（プレベナー）の2種類がある。ニューモバックスは23価肺炎球菌多糖体ワクチンで、多種類の肺炎球菌があるが、そのうちの約70%をカバーしているという。プレベナーは13価肺炎球菌蕨甲型ワクチンといい、約48%の肺炎球菌をカバーしている。平成26年10月から公費により半額が助成されていて、65歳以上の5歳ごとの節目の年齢者が適応となっている。

3）肺炎球菌ワクチンの効果

丸山貴也医師の報告によれば（2010）、高齢者施設の入所者1006例を対象として23価肺炎球菌多糖体ワクチンの効果を、肺炎球菌性肺炎発症の有無で比較したところ、64・8%の発症を抑制した。また、すべての肺炎の発症有無を比較したところ、このワクチンは44・8%の発症を抑制した。ワクチンの有効性は明らかである。

4）インフルエンザの予防ワクチン

（1）インフルエンザの種類

インフルエンザウイルスにはA、B、Cの3型があり、流行的な広がりを見せるのはA型とB型である。

［図８］肺炎球菌ワクチンの効果（丸山貴也医師）

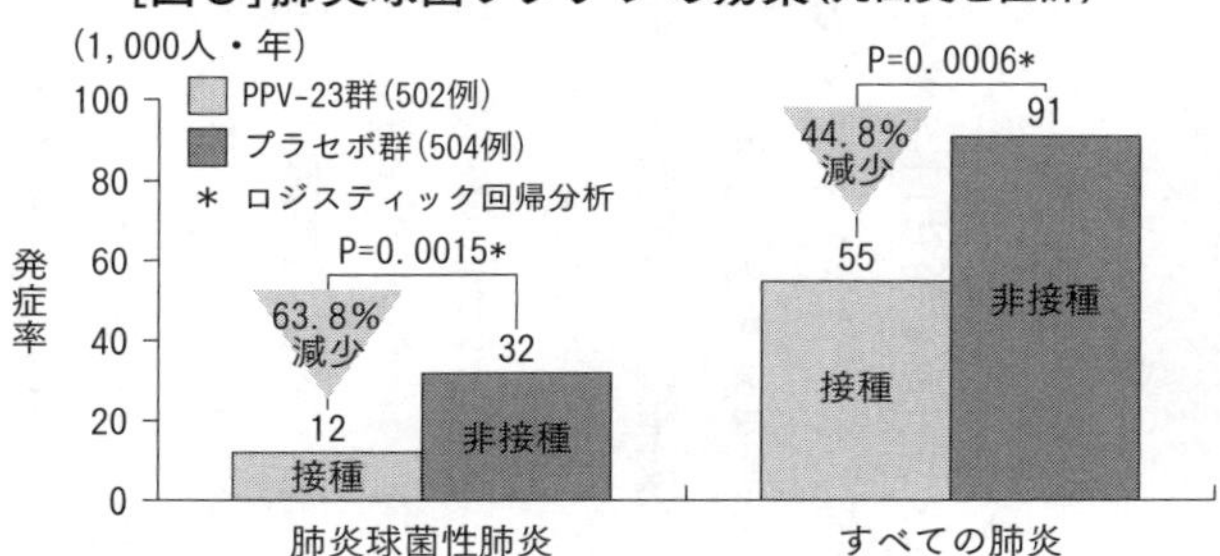

試験デザイン：多施設二重盲検ランダム化プラセボ対照試験
対象：国内高齢者施設に入所中の高齢者1,006例
試験期間：2006年３月〜09年３月
方法：23価肺炎球菌多糖体ワクチンまたはプラセボを接種後、肺炎球菌性肺炎の発症、すべての肺炎の発症、肺炎球菌性肺炎による死亡率などについて検討

(Maruyama T. et al. BMJ 2010; 340: c1004より作図)

１・A型インフルエンザ

A／H３N２（香港型）と、A／H１N１（ソ連型）の２種類が流行している。38度を超える高熱が出て、肺炎になることもある。そのほかに関節痛、筋肉痛、脳炎、脳症の合併症を引き起こすことがある。

２・B型インフルエンザ

２種類（山形型、ビクトリア型）があり、下痢などの腹部症状が出る。

３・C型インフルエンザ

C型インフルエンザは、いったん感染すると、終生その免疫が持続すると考えられている。症状は軽い場合が多い。

（2）インフルエンザハイリスクグループ

インフルエンザにかかると重症化しやすいハイリスクグループは以下のとおりである。高齢（65歳以上）、小児（5歳未満）、妊娠中、肥満、さらに次のような基礎疾患がある。慢性呼吸器疾患（喘息、慢性閉塞性肺疾患など）、慢性心疾患（先天性心疾患、冠動脈疾患など）、代謝性疾患（糖尿病など）、腎機能障害（腎不全、透析患者等）、免疫機能不全（ステロイド内服、T細胞性免疫不全〔エイズ〕など）。

（3）インフルエンザワクチンの有効性

日本小児科学会の平成16年10月の見解によると、インフルエンザワクチン接種により、①健常者のインフルエンザ発症割合が70～90％減少した、②一般高齢者の肺炎・インフルエンザによる入院が0～30％減少した、③老人施設入所者のインフルエンザによる死亡が80％減少した、④小児の発熱が0～20％減少した、ということにより、インフルエンザワクチンの有効性が担保されている。

＊＊＊＊＊＊＊＊＊＊＊＊＊＊＊＊＊＊＊＊＊＊＊＊＊＊＊

【コラム⑭】　健康寿命延長の基礎研究より

平成最後の31年４月に第30回医学会総会が開かれ、１日だけ参加してきた。そもそも医学会総会とは、明治35年、第１回が開催され、その後４年ごとに東京、大阪、京都、名古屋、福岡で行なわれ、その時代の医学会の有力者が会頭として君臨してきた。

歴史に名を残しているのは第２回会頭の北里柴三郎である。医学会の下には現在１３２の分科会（これら一つ一つが大きな学会である）に分かれている。ビッグな学会なので会場も大きく、何を聞くか迷うこともあるが、今回はせっかくの機会だから、高齢者、長寿といったテーマで探していたら、ちょうどいい題名を見つけた。「ヒトの老化は制御できるのか――抗老化研究の最前線」というメインテーマの中で「Productive　Aging の実現をめざして：哺乳類の老化・寿命制御と抗老化方法論」である。講演者はワシントン大学の今井眞一郎教授である。

さっそく会場を覗（のぞ）いてみると200名ぐらいがびっしり席を埋めていた。マウスでの研究であるが、1）哺乳類のサーチュイン（ＳＩＲＴ1）という蛋白質が哺乳類の老化・寿命制御に重要な働きをし、2）大脳の中にある視床下部が高次の老化コントロールセンターとして機能し、3）脂肪組織がＮＡＭＰＴという物質を通して視床下部の機能を制御し（モジュレータ）、4）ＮＡＭＰから生産されるＮＭＮ（ニコチンアミドモノヌクレオタイド）が顕著な抗老化作用を示し、5）ＮＭＮは小腸から吸収されて作用を示すことを証明してきた、という。

これだけ読んでも、なんだか理解できないと思われる。サーチュインは肝臓、膵臓、骨格筋などで、外から入ってくる栄養を代謝している重要な酵素であり、これを脳だけで増えるように遺伝子操作をしたマウスを作って調べたところ、健康寿命が雄で9％、メスで16％延長し、ヒトに換算すると男性は7〜8年、女性は13〜14年と計算された。老化が遅れて寿命が延び、死ぬ直前まで健康状態が保たれたことを意味する、という。

さて、脂肪は血中にＮＡＭＰＴ（ニコチンアミド・フォスフォリボシルトランスフェラーゼ）という酵素を分泌し、ＮＡＭＰＴはビタミンB_3（ニコチンアミド）を材料にしてＮＭＮを作り出し、視床下部に供給する。ＮＭＮはＮＡＤ（ニコチンアミド・アデニン・ジヌクレオチド）に変換される。ＳＩＲＴ１はこのＮＡＤを使うことによって視床下部の神経細胞を活発にし、身体のさまざまな機能を回復するという。脂肪は全身にＮＭＮを供給する組織であり、脂肪と視床下部がＮＡＤを合成するのに共同して作用している。

老化と脂肪の関連が結びついてきた。一方、臨床では、高齢になっても筋肉がないとサルコペニアとなり、寿命が短くなるし、高齢で痩せてきて、ＢＭＩ（身長体重比）が18以下になると死亡率は22～25の人よりも2倍以上になるといわれている。マウスの実験はわれわれが日常診療で良く経験する事実と符合する。

今井教授は、脂肪が余分にあるほうが、老化・寿命の中枢である視床下部の神経細胞の活動をよく支え、そのため死亡率が低下するという仮説を、提唱している。

百寿者の臨床研究でも、百寿者の特徴として、１）栄養状態がいい、２）貧血が少ない、３）動脈硬化になりにくい、４）認知症が少なく、自立している、５）独特の性格を持つ（細かく気を使う、意志が強く、依存しない）、6）家族の援助・介護関係がうまくいっている、7）糖尿病の人が少ない、といわれているが、マウスの研究とあまり矛盾しないように思われる。

＊＊＊＊＊＊＊＊＊＊＊＊＊＊＊＊＊＊＊＊＊＊＊＊＊＊

＊＊＊＊＊＊＊＊＊＊＊＊＊＊＊＊＊＊＊＊＊＊＊＊＊＊

【コラム⑮】　高齢者長寿の秘訣

高齢者の長寿を達成するためにはどうすればよいのか。

最初の取り組みとして、高齢者の死因を分析し、死亡を先延ばしにできればよいであろう。そこで、高齢者の死因の順位を調べると、４２７ページの表1のような結果が出た。

65歳から89歳までの死因の1位は悪性新生物で、90～94歳は心疾患、95～１００歳以上は老衰（ろうすい）となっている。第2位は65歳から89歳まではすべて心疾患で、90～94歳は悪性新生物、95歳から１００歳以上は心疾患である。第3位は65歳から79歳までは脳血管疾患、84歳から１００歳以上まではすべて肺炎である。第４位は肺炎、脳血管疾患、老衰となっている。65歳以上の高齢者がより長く生きられるためには、悪性新生物（すなわち、がん）、心疾患、脳血管疾患、肺炎を予防・治療すればある程度はよいことになる。89歳まで悪性新生物が1位であるということは、かなりの高齢者でもがん健診が重要であることを物語っている。

次に悪性新生物の部位別の10年生存率を見ると、428ページの表2のようになる。

部位別でも早期のがんであるⅠ期が生存率が最も高く、Ⅱ期、Ⅲ期、Ⅳ期となると低下している。部位別に生存率が低いがんは、肝臓、膵臓であり、胆のう・胆道はやや低めである。これに比して胃、大腸、喉頭、乳房、子宮体部、子宮頸部、前立腺、腎臓・尿管、膀胱、甲状腺は80％以上で、かなり希望が持てる。肝・胆・膵は多少はあきらめも必要かもしれないが、その他のがんは有望であり、積極的に検診を受けたほうが長寿達成に役立つと考えられる。企業で実施している健診や人間ドック、あるいは地域の住民健診は受けたほうが良い。

さて、具体策を考えてみる。私の住んでいる板橋区の区民一般健康診査は、検尿（糖、蛋白）血液脂質検査として……中性脂肪、ＨＤＬ-コレステロール、ＬＤＬ-コレステロール、肝機能検査として……GOT、GPT、γ-GTP、血糖関連検査として空腹時血糖、ヘモグロビンA1cがある。貧血など、赤血球数、血色素量、ヘマトクリット値、白血球数、血小板数、腎機能としてクレアチニン、痛風として尿酸がある。

さらにがん健診として、胃がん、大腸がん、肺がん、子宮がん、乳がん、前立腺がん、胃がんリスク検診、喉頭がん、骨粗鬆症、肝炎ウイルス検診がある。これらを受診していれば、かなりのがんが網羅されているし、費用も自己負担はわずかである。他の自治体も似たり寄ったりである。

悪性新生物はこれらのがん健診をこまめに受ければ、かなり有効である。心疾患は心電図のチェックや虚血性心疾患のリスク管理（高血圧、脂質異常、糖尿病）を行なえば、早めに治療も可能である。脳血管疾患は脳出血、脳梗塞、くも膜下出血であるが、これも心疾患と同様のリスク管理を行なえばかなり有効である。

肺炎も死因の3位と4位を占めている。肺炎には市中肺炎と院内肺炎があり、原因も細菌性（肺炎球菌、インフルエンザ菌等）、ウイルス性（インフルエンザ等）、非定型性（マイコプラズマ、クラミジアなど、細菌とウイルスの中間的な性質を持つ微生物による）に分けられ、複雑である。区から補助が出るのは肺炎球菌ワクチンとインフルエンザウイルスワクチンである。原因が多岐にわたっており2つでは心もとないが、ないよりはいいだろう。

身内に似たような病気で亡くなっている人がいれば気になるし、健診を受けたくなるであろう。毎年これら健診、検診を受けるのは大変かもしれないが、治癒が見込めるがんは細かく検診を受けたほうがよいであろう。

＊＊＊＊＊＊＊＊＊＊＊＊＊＊＊＊＊＊＊＊＊＊＊＊＊＊＊＊＊＊

[表1] 高齢者の死因の順位

	第１位	第２位	第３位	第４位	第５位
65〜69歳	悪性新生物	心疾患	脳血管疾患	肺炎	不慮の事故
70〜74歳	悪性新生物	心疾患	脳血管疾患	肺炎	不慮の事故
75〜79歳	悪性新生物	心疾患	脳血管疾患	肺炎	不慮の事故
80〜84歳	悪性新生物	心疾患	肺炎	脳血管疾患	不慮の事故
85〜89歳	悪性新生物	心疾患	肺炎	脳血管疾患	老衰
90〜94歳	心疾患	悪性新生物	肺炎	老衰	脳血管疾患
95〜99歳	老衰	心疾患	肺炎	脳血管疾患	悪性新生物
100歳以上	老衰	心疾患	肺炎	脳血管疾患	悪性新生物

（厚生労働省の資料より）

[表2] 部位・病期別の10年生存率

（%、1999〜2002年に診断した患者）

部位	I期	II期	III期	IV期	全症期
食道	64.1	36.9	15.4	4.8	29.7
胃	95.1	62.7	38.9	7.5	69
大腸（結腸・直腸）	96.8	84.4	69.6	8	69.8
肝臓	29.3	16.9	9.8	2.5	15.3
胆嚢・胆道	53.6	20.6	8.6	2.9	19.7
膵臓	29.6	11.2	3.1	0.9	4.9
喉頭	93.9	63	53	54.1	71.9
気管、肺	69.3	31.4	16.1	3.7	33.2
乳房	93.5	85.5	53.8	15.6	80.4
子宮頸	91.3	63.7	50	16.5	73.6
子宮体	94.4	84.2	55.6	14.4	83.1
卵巣	84.6	63.2	25.2	19.5	51.7
前立腺	93	100	95.6	37.8	84.4
腎臓・尿管	91.3	76.4	51.8	13.8	62.8
膀胱	81.4	78.9	32.3	15.6	70.3
甲状腺	100	100	94.2	52.8	90.9
全体	86.3	69.6	39.2	12.2	58.2

病期は４段階（I〜IV）で表示され、値が大きいほどがんが広がっていることを表す

（国立がん研究センター資料より）

＊＊＊＊＊＊＊＊＊＊＊＊＊＊＊＊＊＊＊＊＊＊＊＊＊＊＊＊＊＊＊＊＊＊＊＊

【コラム⑯】　生活習慣病と遠隔診療

遠隔診療（医療）はテレメディシンともいい、医師と患者が距離を隔（へだ）てたところでインターネットなどの通信技術を用いて診療を行なう行為である。オンライン診療とは、ICTを活用し、医師と患者が離れた場所でありながら、患者の状態を把握し、診療を行なうものであり、患者の外来通院あるいは医師の訪問診療など、対面による診療行為を補完するものである。すなわち、遠隔診療＝オンライン診療である。

１９４８年に制定された医師法には第20条に無診察診療の禁止規定があって、長い間実際に患者を対面で診察しなければ診療行為とはみなされなかった。１９９７年、離島や僻地での患者の治療に例外的にITを使った遠隔診療が認められ、２０１７年、規制改革実施計画の閣議決定により、テレビ電話、電子メール、SNS等を組み合わせた遠隔診療が部分解禁され、２０１８年４月に、オンライン診療と医学管理が正式に診療報酬に設定された。生活習慣病管理料以外に小児科療養指導料、認知症地域包括診療料、てんかん指導料等が認められ、直近の6カ月の対面診療を行なっていること、オンライン診療計画書を作成すること、4回目ごとに対面診療を受けることなどの制限が設けられた。

私も、昨年から、興味があったので細々と遠隔診療を始めたが、PCに慣れるまで相当なストレスだった。一方患者さんも、年配の人はスマホを扱って遠隔診療を利用するのは、まだ難しい印象がある。ただ、在宅診療ではかなり威力を発揮することは間違いない。

遠隔診療が普及すれば医療が大きく変わることは十分予想されるが、医療現場に混乱が起きる心配もある。日本医師会と内閣府の規制改革会議とのせめぎ合いが今後も続くと思うが、平成15年、内閣府の総合規制改革会議で「医薬品の一般小売店における販売」の解禁に見るように、徐々に遠隔診療の条件が緩められ、普及することは間違いないであろう。これから、多くのIT企業がこの業界に参入するであろう。

一方、私は産業医をしているが、過重労働による健康障害を防止するために、毎回長時間勤務の労働者を対象に呼び出して、面接指導を行なっている。しかし、忙しい労働者はなかなか面談に応じない場合が、多く見受けられた。本年4月から、わざわざ面接に本社まで来なくても、ラインによるテレビ面接が解禁された。

これで、多少の面接頻度の向上が得られた。

さらにまた、私は、医療機関から訪問リハビリを提供しているが、訪問リハビリの介護・医療報酬を削減するために、訪問リハビリの指示書を書く医師の3カ月ごとの訪問と、その後の多職種による会議が義務化された。これが実行できなければ、報酬がカットされる仕組みである。これでは医師に負担があまりにも多くなりすぎると国は心配したのか、テレビ会議で代用してもよいとされた。実際には多職種を集めてテレビ会議するのも大変な労力だが、やむを得ない。

今年の4月から3つの分野でテレビ電話が導入されたのは偶然ではあるまい。医療のIT化はもうそこまで来ているのである。

＊＊＊＊＊＊＊＊＊＊＊＊＊＊＊＊＊＊＊＊＊

＊＊＊＊＊＊＊＊＊＊＊＊＊＊＊＊＊＊＊＊＊＊＊＊

【コラム⑰】　生活習慣病と過重労働

日本医師会による産業医制度が発足したのは平成2年で、私はその時講習を受けて、資格を取得した。企業の産業医活動を診療の合間に行なってきたが、最近では過重労働が問題とされてきて、残業時間の規制が強まってきている。

少し関連の法律を調べてみると、過労死で亡くなられた遺族や支援する弁護士等の団体の活動から始まって、平成20年に全国組織が立ち上がり、紆余曲折を経て平成26年、過労死等防止対策推進法が施行された。

過労死等の防止のための対策に関する大綱（平成30年）によれば、国の責務として、（1）長時間労働の削減に向けた取り組みの徹底、（2）過重労働による健康障害の防止対策、（3）メンタルヘルス対策・ハラスメント防止対策を重点的に取り組む、ことになった。

実際には、過重労働者を早期に見つけ出し、面接指導を実施するようになっている。面接対象者は、少なくとも時間外・休日労働時間が「1カ月当たり100時間を超える労働者」と「2カ月ないし6カ月の平均で1カ月当たり80時間を超える労働者」の条件を満たす労働者となっている。

ただ、実際には、忙しい労働者をいちいち呼び出しては効率が悪いので、昨年4月からはテレビ電話を利用した面接も可能となって、面接指導の実績が向上した。

過重労働だと、どんな病気になりやすいのだろうか。ある研究によると、1週間当たり55時間以上の長時間労働によって脳卒中のリスクが通常勤務に比べて33%上昇するという。また、別の研究では、1週間当たり55時間以上の長時間労働では冠動脈疾患（狭心症や、心筋梗塞）の発症が通常の勤務に比べて13%上昇するという。

ある会社の産業医での経験だが、過去3カ月連続して残業時間が80時間を超えた労働者に対して、呼び出しをかけて面接を実施している。100時間を超える社員は少なくないが実情を聞きだすと、建設関連の会社なので、マンションの竣工間際になると、どうしても残業が多くなるという。顧客に対しての説明や、役所との対応、客のクレームの対応などがあり、決められた通りには退社はできないという。

たしかにその通りなので、こちらが困るわけである。あまり強く言えば、業績にも響いてくるし、そこで多少の妥協というか、適当なところでお茶を濁（にご）すことになる。毎回これが続くと、麻痺（まひ）してきて、判子（はんこ）を押して書類が整えば良しとなる。

以前、別の会社で、まだ過重労働についてやかましくない頃に、健康診査で糖尿病、高血圧、脂質異常症があって、きちんと治療されていない社員がいたが、そのうち軽い脳梗塞を起こして入院した、と報告を受けた。過重労働だけが原因ではなかろうが、残念な思いをした。

それ以後、健診で要精査、要治療となった社員は、必ず医療機関を受診するよう徹底し、さらに、総務に対して本人が受診したか確認するよう指示をした。

＊＊＊＊＊＊＊＊＊＊＊＊＊＊＊＊＊＊＊＊＊＊＊＊＊＊＊＊＊＊＊

＊＊＊＊＊＊＊＊＊＊＊＊＊＊＊＊＊＊＊＊＊＊

【コラム⑱】　生活習慣病と認知症

生活習慣病には、主に高血圧症、糖尿病、脂質異常症があり、認知症には、主にアルツハイマー型認知症、脳血管性認知症、レビー小体型認知症がある。

最近、生活習慣病が認知症と関わっていることが分かってきた。血管性認知症は、脳梗塞や脳出血により後遺症として認知症が発症してくる病気だ。脳出血や脳梗塞は脳の動脈硬化が原因であり、それは高血圧が第一の原因であることはよく知られている。

ところが、糖尿病も動脈硬化症を悪化させるので、脳血管性認知症を起こしやすくなることは容易に理解できるが、最近の研究では、糖尿病がアルツハイマー型認知症にもかなり関係していることが分かってきた。糖尿病だとアルツハイマー型認知症や血管性認知症の発症するリスクが2〜4倍に上昇する。糖尿病の治療薬であるチアゾリジン系の薬剤（アクトス）が認知機能の改善を示したという報告もある。

高血圧と認知症との関係は、高血圧の研究では有名な、九州大学が行なった久山町研究でも、密接な関係があると報告されている。高血圧とアルツハイマー型認知症との関係は、血管性認知症ほど関連性は明確でないが、老年期の重症高血圧ではアルツハイマー型認知症を含む認知症の発症に関与していると指摘されている。

また、降圧剤として広く使用されているCa拮抗薬（ニトレンジピン）は認知症の発症を50％低下させ、アンジオテンシン変換酵素（ACE）阻害薬やアンジオテンシンⅡ受容体拮抗（ARB）薬は、アルツハイマー型認知症の発症や進行を抑制した。

脂質異常症とアルツハイマー型認知症との関係は、増悪させたり、抑制させたりで、まだ一定の見解は得られていない。しかし、脂質異常症として広く使用されているスタチンという薬剤は、アルツハイマー型認知症や認知症の発症を抑制したという。

これらの知見は、生活習慣病を予防したり、治療することにより、アルツハイマー型認知症の発症を抑えたり、進行を抑制することが期待できることを教えてくれている。

アルツハイマ型認知症を予防する5つの対策は、

①ウォーキングなどの運動を続ける
②体と脳を同時に使う
③魚・野菜・果物・大豆を十分に食べる
④人とのコミュニケーションをとる
⑤アルコールを飲み過ぎない、

といわれているが、これに生活習慣病の治療を加えれば、より安心が得られるであろう。

＊＊＊＊＊＊＊＊＊＊＊＊＊＊＊＊＊＊＊＊＊＊＊＊＊＊

＊＊＊＊＊＊＊＊＊＊＊＊＊＊＊＊＊＊＊＊＊＊＊＊＊＊＊

【コラム⑲】　地域医療連携を考えさせられる症例

地域医療連携とは、地域の医療機関が自らの施設の実情や地域の医療状況に応じて、医療機能の分担と専門化を進め、医療機関同士が相互に円滑な連携を図り、その有する機能を有効活用することにより、患者が地域で継続性のある適切な医療を受けられるようにするものである。検査機器の共同利用や医療情報の共有といった効用があり、医療費の軽減にも役立つとされている。

さて、最近こんな症例を経験した。医療連携の難しさの事例としたい。

平成31年の2月のある日のこと。強化型在宅療養支援診療所として日々在宅診療に従事している筆者のところに、一本の電話がかかってきた。それはケアマネジャーからで「褥瘡の酷い患者さんがいるから往診で診てほしい」と。早速往診日を打ち合わせて、患者さん宅にお伺いした。ケアマネジャーも同席である。

患者さんは、78歳の男性である。往診時、血圧122／60、脈拍72で不整脈なし、意識もまったく清明で、発熱なく、呼吸苦なし。診察すると胸部、腹部はおおむね異常なし、右大転子部と左仙骨部に中等度の褥瘡があり、右手指周囲の化膿性皮膚病変がみられ、褥瘡部や手指には多少の痛みを訴えていた。

家族の話では、高血圧症、脂質異常症、高尿酸血症、慢性胃炎、糖尿病があり、近くのかかりつけ医から投薬されていた。しかし、3カ月前に体調を崩し、近くの基幹病院を受診し、特発性血小板減少性紫斑病と診断され、治療としてステロイドが投与されていた。主治医は基幹病院の血液内科医。糖尿病があるのにステロイドを投与すると糖尿病が悪化するのは自明なのでとても心配になり、すぐに持参の血糖測定器で血糖値を測ってみたら488㎎／dlであった。

大変な高血糖である。糖尿病が悪化していると褥瘡はかなり難治性になるので家族にその旨を話すと心配になってきた。3日後の褥瘡の状態を見るために往診すると血糖値は529㎎／dlに上昇していた。インスリン注射が必要だと話すと、家族は不安というか不信になり（大病院で治療されているので急遽往診した医師から説明されても納得がいかないのであろう）、４日目に３度目の往診をし、訪問看護による褥瘡治療の指示を出し、再度糖尿病が心配であると家族に説明すると、兎にも角にも病院で受診したいという。早速主治医宛てに診療情報提供書（紹介状に相当）を作成し、受診日を聞くと11日後という。これ以上待てないので、６日目に救急車で基幹病院を受診した。

ところが、血糖値は４１８㎎／dlで大きく変化していないとのことで（おそらく病状も重くないと判断か）入院できず、自宅へ返されてしまった。家族が納得したかどうかはわからないが、病院の医師の判断を優先したのであろう。次の血液内科医の受診までは、訪問看護で褥瘡のケアを続けた。

２月28日、５回目の往診。昨日、基幹病院主治医を受診したが、血糖は４００台で安定とのことで、プレドニンを徐々に減量し、褥瘡は往診で診てもらいたいとの結果であった。

しかし、褥瘡が徐々に悪化しているので、この場で訪問看護を強化することを決定。３月２日、６回目の往診で、ケアカンファレンスを緊急で実施し、今後の対応を協議した。本人の痛みも強くなっており、家族もいよいよ不安になっており、（やっと基幹病院では頼りにならないとなってきたか）、これ以上往診医としても手をこまねいているわけにもいかず、家族と本人の判断で主治医変更を決断（最終的には、家族または患者さん本人の意思がないと、基幹病院の主治医を外すのは難しく、連携体制がひび割れる）。早速、医師会病院に電話し、緊急入院となった。これで、患者さん、家族、筆者もとりあえず安心した。

ところが後日談。3月18日、ケアマネから連絡が入ってきた。患者さんは3月17日に死亡した。入院先の医師会病院からの報告でその後の病状が判明。入院後インスリンを始めるも十分反応せず、病状はどんどん悪化。両下肢の動脈硬化が悪化し、下肢は閉塞状態になり、腎不全が進行し、高カリウム血症（腎不全が進行すると出てくる、血中カリウム値が7～8㎎／dl位になると心臓が止まってしまう危険性が出てくる）、さらには、横紋筋融解症も併発し、最期は敗血症となり万事休す。

基幹病院の主治医は病院常勤医ではなく、パートの医師であったと後で知った。主治医が糖尿病医に連絡し、入院させればよかったのは明らかであるが、病室が満室だったのかもしれない。このような情報は外からはブラックボックスで分からない。私の思いとしては、2回目の往診で、糖尿病でステロイドが切れないのなら即入院でインスリン等の治療を行なうべきである。私に一切を任せてくれたらすぐにいつもお世話になっている病院に入院させたであろう。

だが、そこには遠慮があった。何の遠慮か。現在の医療、特に在宅医療はかかりつけ医一人でこなせるようにはなっていない。介護保険が入ってくると、多職種連携が基本で、ケアマネジャー、看護師、ヘルパー、薬剤師等が介入し（これは悪いことではない）、会議を開催し、主治医やかかりつけ医は一歩引いて意見を言うことができるようになっている。会を主催するのはケアマネジャーである。さらには、多職種との電話連絡、看護師への指示書の作成、病院主治医への紹介状（診療情報提供書）とかかりつけ医の自由度を縛りつける作業が満載である。

基幹病院は地域の医療に対して大きな責任を負っている。病院内の医療（専門医療）の質向上への努力、救急医療へ対応、地域医療連携体制の維持向上、医学研究等である。

しかし、大きな病院は小回りが利かず、在宅医療のサポート体制には向いていない。連携室はしっかり対応しているようだが、これから患者が精査目的で入院するような場合には連携室はよく機能する。在宅患者または、往診を頻繁に繰り返す患者には、十分対応できないシステムである。

今回の経験は決して珍しいことではなく、今後の在宅医療改善の糧にしたい。

＊＊＊＊＊＊＊＊＊＊＊＊＊＊＊＊＊＊＊＊＊＊＊＊＊＊

＊＊＊＊＊＊＊＊＊＊＊＊＊＊＊＊＊＊＊＊＊＊＊＊＊＊＊

【コラム⑳】 超高齢社会到来に対するそなえ――いかに白寿を迎えるか

元気な高齢者が巷（ちまた）に溢れているといっても過言でなくなった。最近の専門学会での定義は、准高齢者（65～74歳）、高齢者（75～89歳）、超高齢者（90歳以上）と区分されている。

また、医療制度の面からは前期高齢者は65～74歳、後期高齢者は75歳以上となっている。従来の老人保健制度が立ち行かなくなって、平成20年から新たな後期高齢者医療制度が創設され、今に至っている。一時は後期高齢者という言葉にも非難が浴びせられたが、今では定着している。

地域医療を担（にな）う多くの開業医はかかりつけ医と呼ばれ、医療の高度化・専門化が進んで、一人の医師ではとうてい賄いきれなくなり、かかりつけ医―専門医、診療所―病院での相互連携が脚光を浴びてきた。さらには、医療だけでは、高齢者を支えることは不十分で、看護や介護も新たなパートナーとなって存在感を増している。

また、高齢社会の到来で、虚弱老人、認知症老人、がん患者が多く見られ、その対策は、焦眉の急となっている。最近送られてきた日本内科学会誌の目次を見ても、「老年症候群と高齢者機能総合評価」、「健康寿命延伸のための簡便なスクリーニング検査」、「高齢者のポリファーマシー」、「フレイル、サルコペニア」、「骨粗鬆症と骨折」、「加齢に伴う認知機能の低下と認知症」、「高齢者と社会」、「高齢者と在宅医療」となっている。

巷では、開業医や、病院医のための研修会、講習会が盛んで、ここ５〜６年で、高齢者に対する知識、医療技術、連携システム、行政のサポートは間違いなく向上している。

準備ができつつあるが、一番の心配は財政面で崩壊しないかという点である。国家のＧＤＰが伸び悩んでいる現状では、十分な医療、介護が行きわたるか不安である。直近５年間の主要国の経済成長率を見ても、中国（13・２％）、インド（４・０％）、米国（３・８％）、イギリス（３・４％）、ドイツ（０％）、フランス（マイナス１・５％）、イタリア（マイナス２・８％）、日本（マイナス５・２％）となっている。嘆かわしい限りである。

当NPO法人（著者の設立したNPO法人・国際生活習慣病センター）でも、生活習慣病を謳っているが、よくよく考えてみれば、生活習慣病が改善され、その行きつく先は今のような、高齢化社会である。いや超高齢化社会であろう。

私の周りにも、90歳を超える超高齢者は珍しくなくなってきている。たまに元気な90歳の方も見受けられる。70～80歳の高齢者をこれから何とかして、元気超高齢者として送り出すのが私たちに課せられた課題である。

私は、地域での取り組みとして「あるこもーね温楽隊（おんらくたい）」活動を、地域の高齢者に声掛けして、超高齢化社会を生き抜くための話題を提供し、体組成計を使った個別リハビリを理学療法士と一緒に実践している。地域の輪を広げていきたいと思っている。

＊＊＊＊＊＊＊＊＊＊＊＊＊＊＊＊＊＊＊＊＊＊＊＊＊＊＊＊＊

林 滋　はやし・しげる

1947年、東京都生まれ。慶應義塾大学医学部卒業後、都内板橋区で「林クリニック」を開業。40年にわたり、医療と介護の機能的な連携を目指して、地域医療に取り組む。特に生活習慣病、高齢者の血栓に関する疾患、認知症治療に力を入れ、訪問診療のパイオニアでもある。日本血管血流学会理事、日本血栓止血学会代議員、日本血液学会専門医・指導医、NPO法人国際生活習慣病フォーラム理事長、板橋区もの忘れ相談医など多くの役職を持ちながら、日々診療をつづけている。

「元気高齢者」のための最新医療

林 滋

2019年12月10日　初版第1刷発行

発行者……………辻 浩明
発行所……………祥伝社 しょうでんしゃ
〒101-8701　東京都千代田区神田神保町3-3
電話　03(3265)2081(販売部)
電話　03(3265)2310(編集部)
電話　03(3265)3622(業務部)
ホームページ　http://www.shodensha.co.jp/

装丁者……………盛川和洋
印刷所……………萩原印刷
製本所……………ナショナル製本

Printed in Japan　ISBN978-4-396-11547-0　C0247